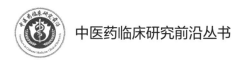 中医药临床研究前沿丛书

U0152702

中医药治疗糖尿病临床研究

主审◎【美】杨观虎

主编◎ 张秦宏　岳金换

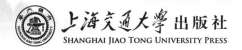

上海交通大学出版社
SHANGHAI JIAO TONG UNIVERSITY PRESS

内容提要

本书是一部系统、全面整理与研究糖尿病中医药治疗的学术专著。全书系统梳理了中医药治疗糖尿病及其并发症的临床研究成果,为临床中医药治疗糖尿病及其并发症提供了非常有价值的参考治疗方案。

本书共有 4 章,包括现代医学对糖尿病的认识,中医学对糖尿病的认识,中医药治疗糖尿病临床研究,中医药治疗糖尿病并发症临床研究,重点阐述了中医药治疗糖尿病及其并发症的临床研究。本书内容科学实用,文字通俗易懂,充分体现了中医药治疗糖尿病的优势。

本书可供临床医生、医学生以及中医药相关科研人员学习参考。

图书在版编目(CIP)数据

中医药治疗糖尿病临床研究/张秦宏,岳金换主编
.一上海:上海交通大学出版社,2024.1
ISBN 978 - 7 - 313 - 29856 - 0

Ⅰ.①中⋯ Ⅱ.①张⋯②岳⋯ Ⅲ.①糖尿病-中医治疗法-研究 Ⅳ.①R259.871

中国国家版本馆 CIP 数据核字(2023)第 219211 号

中医药治疗糖尿病临床研究
ZHONGYIYAO ZHILIAO TANGNIAOBING LINCHUANG YANJIU

主　　编:	张秦宏　岳金换		
出版发行:	上海交通大学出版社	地　　址:	上海市番禺路 951 号
邮政编码:	200030	电　　话:	021 - 64071208
印　　制:	上海颛辉印刷厂有限公司	经　　销:	全国新华书店
开　　本:	710mm×1000mm　1/16	印　　张:	16.25
字　　数:	265 千字		
版　　次:	2024 年 1 月第 1 版	印　　次:	2024 年 1 月第 1 次印刷
书　　号:	ISBN 978 - 7 - 313 - 29856 - 0		
定　　价:	88.00 元		

版权所有　侵权必究
告读者:如发现本书有印装质量问题请与印刷厂质量科联系
联系电话:021 - 56152633

主审简介

杨观虎 浙江中医药大学学士,南京中医药大学硕士,日本金沢医科大学呼吸内科学博士,美国辛辛那提儿童医疗中心呼吸生理学博士后。现为美国俄亥俄大学医学院临床教授,澳门科技大学教授、博士研究生导师;同时兼任北京中医药大学等 11 所医学院校的客座教授,温州医科大学中美联合针灸康复研究所美方所长,世界中医药学会联合会古典名方研究会副会长,世界中医药学会联合会消化委员会副会长,世界中医药学会联合会内分泌委员会副会长,世界中医药学会联合会方药量效研究会副会长及世界中医药学会联合会态靶辨治专委会副会长,美国络病学会会长等。在美国俄亥俄州拥有两个中医诊所。担任《Frontiers in Immunology》《Frontiers in Neuroscience》等 8 个 SCI 杂志专刊客座副主编,《International Journal of Clinical Acupuncture》副主编,《中国针灸》和《世界针灸杂志》编委,《eBiomedicine》《 Pharmacological Research》等多个 SCI 杂志审稿专家。主编和参编 13 本医学著作,发表以 SCI 收录论文为主的各类论文 100 余篇。

主编简介

张秦宏　医学博士,教授,深圳市高层次专业人才(地方领军人才),斯坦福大学访问学者,美国加州执业针灸师。担任世界中医药学会联合会态靶辨治专业委员会常务理事。现任《Systematic Review》副主编,《Frontiers in Neuroscience》《Frontiers in Neurology》《Frontiers in Medicine》等客座副主编;《MEDICINE neurology section》负责编辑;《Alternative Therapies in Health and Medicine》《Medical Acupuncture》和《African Journal of Traditional, Complementary and Alternative medicines》等杂志学术编辑。担任《International Journal of Stroke》《Trials》《Internal Medicine Journal》《Acupuncture in Medicine》《BMJ Open》《International Journal of Oncology》等 20 余种 SCI 杂志的审稿专家。担任国家自然科学基金和香港特别行政区医疗卫生基金评审专家[Health and Medical Research Fund under the Government of the Hong Kong Special Administrative Region (HKSAR)]。主持和参与国家级、省部级、厅局级等各级科研项目 19 项。发表论文 90 余篇,其中在《Cochrane Database of Systematic Reviews》《Frontiers in Aging Neuroscience》《Frontiers in Neuroscience》《Frontiers in Oncology》《Frontiers in Neurology》《Systematic Reviews》《BMJ Open》《Acupuncture in Medicine》等发表的 50 余篇论文被 SCI 收录。获国家发明专利 1 项。参与编写英文教材 3 部,包括《Chinese Medicine》(副主编),《Professional English for Medicine》(编辑)和《Acupuncture》(编辑)。获黑龙江省科学技术进步一等奖 1 项;美国旧金山湾区东方医学最佳学术成果奖 1 项;第七届中国针灸学会科学技术奖二等奖 1 项;黑龙江省自然科学技术学术成果奖一等奖 1 项。

岳金换 医学博士,教授,斯坦福大学访问学者,美国加州执业针灸师。担任世界中医药学会联合会态靶辨治专业委员会理事。现任《Frontiers in Neurology》《Frontiers in Medicine》客座副主编;《Medicine》学术编辑;担任《Acupuncture in Medicine》《Medicine》《PloS One》《Frontiers in Neuroscience》《Frontiers in Oncology》《Frontiers in Neurology》《BMJ Open》等 10 余种 SCI 杂志的审稿人。主持和参与国家级、省部级、厅局级、区级等各项科研项目共 18 项。研究成果获省、市级科研奖励 3 项。发表论文 80 余篇,其中在《Cochrane Database of Systematic Reviews》《Frontiers in Aging Neuroscience》《Frontiers in Neuroscience》《Frontiers in Neurology》《Systematic Reviews》《BMJ Open》《Trials》《Acupuncture in Medicine》等发表的 40 余篇论文被 SCI 收录。

编委会

主　审　[美]杨观虎

主　编　张秦宏　岳金换

副主编　张钰莹　闫世艳　池　浩　安　超　常佳怡

编　委（以姓氏笔画排序）

于珊珊　万冰艳　王丹凝　王胜男　卢雪莲

史　越　闫世艳　朱洧仪　庄晟坚　刘明玉

池　浩　安　超　孙　悦　孙一同　李超然

张洁瑛　张秦宏　张钰莹　张家辉　陈　丽

岳金换　周　围　周文君　徐虹云　常佳怡

蔡桂玲　缪美琪

前言

　　近年来,随着糖尿病患者数量的不断增加,中医药作为一种传统的治疗手段在糖尿病临床研究中引起了广泛的关注。中医药治疗糖尿病的研究旨在深入探讨中医药治疗的机制、疗效和安全性,为糖尿病患者提供更加全面、个性化的医疗选择。

　　在临床研究中,中医药治疗糖尿病的方案通常基于中医的整体观念和辨证施治的理念。研究者根据患者的体质、病情特点以及症状表现,设计个性化的中药方案。这些方案可能包含一系列中药成分,如胡芦巴、苦瓜、黑种草籽等,这些中草药被认为具有调节胰岛功能、改善气血循环、提高免疫力的作用。

　　在临床研究中,中医药治疗糖尿病的效果不仅关注血糖水平的调控和症状改善,还关注了糖尿病并发症的改善、生活质量的提升以及患者整体健康的维护。通过临床研究、实验室检测和利用先进的影像学技术,研究者努力揭示中医药治疗在调整胰岛素敏感性、抑制慢性炎症反应、改善代谢紊乱等方面的临床疗效、安全性和作用机制。

　　这些研究的成果有望为中医药治疗糖尿病提供更加科学、系统的理论基础,为将中医药融入糖尿病综合治疗体系提供有力支持。中医药治疗糖尿病的临床研究不仅丰富了治疗手段,也为糖尿病患者提供了更多选择,促进了中西医结合的发展。

　　本书共包括4章,分别为:现代医学对糖尿病的认识,中医学对糖尿病的认识,中医药治疗糖尿病临床研究,中医药治疗糖尿病并发症临床研究,重点是中医药治疗糖尿病及其并发症临床研究。

　　本书是关于中医药治疗糖尿病临床研究方向的一部较为完整的研究专著。全书详细介绍了糖尿病在中西医学方面的定义、内涵和外延,涉及中医学、中西医结合、神经科学、代谢学、内分泌学、药理学等医学领域的知识,以及流行病学知识。这本综合了多学科知识的专著的出版,有助于规范和加强研究中医药治疗糖尿病这一复杂课题,同时促进培养中西医结合复合型人才。我们相信本书的出版将推动中医药治疗糖尿病临床研究领域的创新发展，也将在中西医结合临床和学术方面发挥示范作用。

本书作为"中医药临床研究前沿丛书"的第一本学术著作，可供中医学、中西医结合、内分泌学、老年医学、临床医学等相关专业的研究和临床人员参考。此外，本书还可作为医科大学、中医院校本科和研究生中医、中西医结合专业的参考书籍；也可作为国内外有关现代中医药治疗糖尿病研究的培训教材。

本书的出版凝聚了编者们的智慧和辛劳，杨观虎教授在百忙之中对本书进行了审读，并提出了宝贵的修改意见，在此向杨教授及各位编委表示衷心的感谢。此外，本书在编写过程中参考和借鉴了大量的国内外同行研究成果，在此也向各位专家、同行表示诚挚的谢意！

由于中医药治疗糖尿病的研究资料浩如烟海，加之编写时间仓促及编者水平的局限，书中可能存在不足及疏漏之处，恳请广大读者和同道批评指正。

主　编
2023 年 12 月

目录

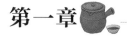

第一章

现代医学对糖尿病的认识

第一节 概 述

一、定义

糖尿病(diabetes mellitus, DM)是一种由多种病因引起的,以慢性高血糖为特征的代谢性疾病,是由于胰岛素分泌减少和(或)利用缺陷所致。长期糖类以及脂肪、蛋白质代谢紊乱可引起多系统损害,导致眼、肾、神经、心脏、血管等组织器官发生慢性进行性病变,甚至引起器官功能减退及衰竭;病情严重或应激时可发生急性严重代谢紊乱,如糖尿病酮症酸中毒、高渗高血糖综合征[1]。

二、分类

糖尿病按照发病年龄分类,可分为幼年发生型及成年发生型。1979 年,美国国立卫生研究院糖尿病资料组及 1985 年世界卫生组织(World Health Organization, WHO),建议将糖尿病按照患者对外源性胰岛素是否依赖,而分为胰岛素依赖型糖尿病(insulin-dependent diabetes mellitus, IDDM),又称 1 型糖尿病,及非胰岛素依赖型糖尿病(non-insulin-dependent diabetes mellitus, NIDDM),又称 2 型糖尿病。1 型糖尿病患者病情较重,若不予胰岛素治疗,会出现酮症酸中毒,甚至死亡。发病年龄主要为幼年及青少年,偶见于非肥胖的成年人。2 型糖尿病患者病情较轻,多于成年发病,但也可以在儿童期发病。2 型糖尿病具有显著的异质性,即临床类型多种多样。若患者发病慢,平时可不依赖外源性胰岛素,即不需用胰岛素来维持生命,但有部分患者因病情控制不满意,需用胰岛素治疗。1 型糖尿病与 2 型糖尿病的鉴别见表 1-1。

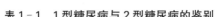

表 1-1 1 型糖尿病与 2 型糖尿病的鉴别

	1 型糖尿病	2 型糖尿病
别称	胰岛素依赖型糖尿病	非胰岛素依赖型糖尿病
发病机制	胰岛 β 细胞破坏,导致胰岛素绝对缺乏	胰岛素抵抗,胰岛 β 细胞功能缺陷
起病年龄(峰值)	多<30 岁	多>40 岁
起病方式	多急剧,少数缓慢	缓慢且隐匿
起病时体重	多正常或消瘦	多肥胖
"三多一少"症状	典型	不典型或无症状
并发酮症酸中毒	易发生	不易发生(>50 岁已发生高渗性昏迷)
并发肾病	发生率 35%～40%(主要死因)	发生率 5%～10%
并发心血管病	较少	>70%(主要死因)
并发脑血管病	较少	较多
胰岛素治疗及反应	生存依赖外源性胰岛素,对胰岛素敏感	生存不依赖胰岛素,对胰岛素抵抗

三、流行病学

2021 年 12 月 6 日,国际糖尿病联盟(International Diabetes Federation, IDF)正式发布了第 10 版《全球糖尿病地图》。其最新数据显示,截至 2021 年,全球 20～79 岁的成年人中有 5.37 亿糖尿病患者,即差不多每 10 个人中就有 1 个糖尿病患者。糖尿病患者总人数预计到 2030 年将增至 6.43 亿,2045 年将增至 7.83 亿。

(一) 1 型糖尿病

近年来,1 型糖尿病的发病率稳步升高,在学龄前期以及青春期前后 1 型糖尿病的发病率达高峰。全球约有 540.2 万例儿童患 1 型糖尿病,而到 20 岁以后,1 型糖尿病的发病率下降。1 型糖尿病的发生还有非常明显的季节性,大多数发生在秋季和冬季,而春季和夏季则相对较少。引起这种现象的可能性推测为 1 型糖尿病的发生与这些季节高发的病毒感染有关。一些学者提出,这可能与人体内"节约基因"的适宜性改变有关。此"节约基因假说"认为:在食物供应时有时无的人群中,人体内的基因就会有所改变,以节约的方式消耗能量,以适应环境的改变,在无充分食物供应时能更有效地储存能量,相对较少以热能的形式消耗热量,以便在饥荒时可以延长生命,经过几代的遗传,就会产生所谓的"节约基因",这种基因在食物供应欠缺时具有保护作用,但是在食物供应充足时就易引起肥胖、高胰岛素血症及 2 型糖尿病。这种"节约基因"可能在经过几代的丰富食物供应之后,又可以转为正常基因。此时糖尿病的高发生率可能会有所下降。尽管该假说有很大的说服力,但目前尚无可信的证据证实人类存在"节约基因"[2]。

据推算,我国糖尿病总体人群中 1 型糖尿病的比例应小于 5%。中国预防医学科学院开展的 WHO DiaMond 项目是基于 1990 年人口普查数据对全国22 个地区超过 2 000 万小于 15 岁儿童进行回顾性分析,结果显示,1 型糖尿病总的确定校正发病率为 0.51/10 万人年(95%CI:0.49~0.52),该结果显示,中国是全球 1 型糖尿病发病率最低的国家之一。2010—2013 年覆盖全年龄段的中国 1 型糖尿病研究显示,中国全年龄段 1 型糖尿病发病率为 1.01/10 万人年(95%CI:0.18~1.84),其中 0~14 岁、15~29 岁、30 岁及以上人群发病率分别为 1.93/10 万人年(95%CI:0.83~3.03)、1.28/10 万人年(95%CI:0.45~2.11)和 0.69/10 万人年(95%CI:0.00~1.51)。0~14 岁儿童青少年1 型糖尿病发病率与纬度显著相关($r=0.88, P<0.001$),北方比南方发病率高,但在 15 岁以上人群发病率与纬度变化无关。虽然中国仍是全球 1 型糖尿病发病率最低的国家之一,但在过去 20 年间,15 岁以下儿童发病率增加近 4倍,且新诊断的成人 1 型糖尿病患者数也有所上升,需引起重视[3]。

(二) 2 型糖尿病

相对于 1 型糖尿病,在全世界范围内 2 型糖尿病的发病更加广泛。这种现象与生活方式的改变和社会经济的发展密切相关,尤其在由贫穷向富裕转换的群体中表现得更加明显。随着我国经济的快速发展及人民生活水平的提高,我国居民的饮食结构也随之发生了变化,从传统的低脂、低糖、低热量转变到高脂、高糖、高热量,高热量饮食会严重影响身体的能量代谢,如血糖、血脂代谢等[4]。

近年来,我国 2 型糖尿病患病率显著增加。2010 年,中国疾病预防控制中心和中华医学会内分泌学分会调查了中国 18 岁及以上人群糖尿病的患病情况,显示糖尿病患病率为 9.7%。2013 年,根据我国慢性病及其危险因素监测显示,18 岁及以上人群糖尿病患病率为 10.4%[5]。据 2006 年人口计算,我国糖尿病总数达 9 240 万,其中农村约 4 310 万,城市约 4 930 万;糖尿病前期年龄标化的患病率为 15.5%,总人数达 1.48 亿,其中孤立糖耐量降低者占 70.7%。该调查还发现,我国糖尿病患者中未诊断率为 60.7%,经口服葡萄糖耐量试验诊断的新发糖尿病,有 46.6% 糖尿病患者仅存在单纯负荷后 2 h 血糖水平升高,这种高血糖类型明显有别于西方糖尿病及前期的血糖特点。同时糖尿病和糖尿病前期患病率随年龄增长而显著增加,男性显著高于女性,城镇显著高于农村。2010 年,中国国家疾病预防控制中心和中华医学会内分泌学分会再次调查了我国 31 省市 9 万多 18 岁以上成人的糖尿病流行情况,应用 WHO 1999 年的诊断标准,结果显示糖尿病患病率为 9.65%,男性略高于女性,城市明显高于农村。若应用美国糖尿病学会(American Diabetes Association, ADA) 2010 年诊断标准,同时纳入糖化血红蛋白(glycosylated hemoglobin, HbA1c)≥6.5% 为糖尿病诊断标准,则糖尿病患病率为 11.6%,糖尿病前期患病率 50.1%[3]。

有调查显示,糖尿病及糖尿病前期患病率各民族有较大差异,各地区之间也存在差异,相对经济中等发达和不发达地区,发达地区的糖尿病患病率较高,且糖尿病的知晓率、治疗率和控制率仍处于低水平[6]。研究发现,我国糖尿病流行与城市建设明显加快、人口老龄化、肥胖或超重、中国人的糖尿病易感基因等有关,应对此加以重视[7]。目前,全球已经定位超过 100 个 2 型糖尿病易感基因位点,其中仅 30% 在中国人群中得到验证,另外在中国人中发现 PAX4、NOS1AP 等多个 2 型糖尿病易感基因,这些基因可增加中国人 2 型糖尿病发生风险达 5%~25%。与中国人 2 型糖尿病显著相关的 40 个易感位点构建的遗传评分模型可应用于预测中国人 2 型糖尿病的发生,且主要与胰岛 β 细胞功能减退有关[8]。2 型糖尿病高危人群中不同民族、文化程度、职业和家族史均有差异。进一步说明糖尿病防控知识知晓率低,会增加糖尿病发病率,应加强对 2 型糖尿病的防控知识宣传。

四、病因

糖尿病的病因和发病机制极为复杂,至今尚未完全阐明。不同类型其病因不尽相同,即使在同一类型中也存在异质性。总的来说,遗传因素及环境因素共同参与其发病。胰岛素由胰岛 β 细胞合成和分泌,经血液循环到达体内各组织器官的靶细胞,与特异受体结合并引发细胞内物质代谢效应,在此过程中任何一个环节发生异常均可导致糖尿病[9]。

1型糖尿病绝大多数是自身免疫性疾病,遗传因素和环境因素共同参与其发病。某些外界因素(如病毒感染、化学毒物和饮食等)作用于有遗传易感性的个体,激活 T 淋巴细胞介导的一系列自身免疫反应,引起选择性胰岛 β 细胞被破坏和功能衰竭,体内胰岛素分泌不足进行性加重,最终导致糖尿病的发生。近年来证实,随着儿童青少年超重和肥胖发病率的升高,部分 1 型糖尿病也存在胰岛素抵抗,后者在 1 型糖尿病的发病和(或)加速病情恶化中也起到一定作用。1 型糖尿病的发病环节和临床表现具有高度异质性。2 型糖尿病也是由遗传因素及环境因素共同作用而引起的多基因遗传性复杂病,是一组异质性疾病,目前对 2 型糖尿病的病因和发病机制仍然认识不足[9]。

(一)遗传因素

在同卵双生子中 1 型糖尿病同病率达 30%~40%,提示遗传因素在 1 型糖尿病发病中起重要作用。1 型糖尿病遗传易感性涉及 50 多个基因,包括 *HLA* 基因和非 *HLA* 基因,现尚未被完全识别。已知位于 6 号染色体短臂的 *HLA* 基因为主效基因,贡献了遗传易感性的 50%,其他为次效基因。近年还发现许多调节 β 细胞凋亡和胰岛素分泌的基因也参与从胰岛炎进展为糖尿病的过程。同时,表观遗传学调控影响基因表达和功能也可能在 1 型糖尿病的发病中起重要作用[9]。1 型糖尿病存在着遗传异质性,遗传背景不同的亚型其病因、发病机制及临床表现不尽相同。通过调查糖尿病患者家族史获得的大量证据已提示糖尿病的遗传基础[10]。但不同于罕见变异在糖尿病特殊表型(如新生儿短暂性糖尿病)中发挥的主导作用,已知的基因变异位点仅能解释 2 型糖尿病全部遗传风险的 0%~20%[11,12],仍可能有大量与个体效应相关的变异信号在各种研究的严格统计学标准下未被发现[13]。

(二)环境因素

过去 30 年中,全世界的 1 型糖尿病的发病率上升了数倍,提示环境因素在糖尿病发病中起重要作用,环境因素包括年龄增长、现代生活方式、营养过剩、体力活动不足、子宫内环境以及应激、化学毒物等。此外,睡眠不足、内分泌干扰和吸烟也可能与之相关[14,15]。

1. 病毒感染

已知与 1 型糖尿病发病有关的病毒包括风疹病毒、腮腺炎病毒、柯萨奇病毒和巨细胞病毒等,近年肠道病毒也备受关注。病毒感染可直接损伤β细胞,迅速并大量破坏β细胞或使细胞发生微细变化,数量逐渐减少。病毒感染还可损伤β细胞而暴露其抗原成分、打破自身免疫耐受,进而启动自身免疫反应,现认为这是病毒感染导致胰岛β细胞损伤的主要机制。同时,基于1型糖尿病动物模型的研究发现胃肠道中微生物失衡也可能与该病的发生有关[9]。

2. 化学毒物

链脲佐菌素和四氧嘧啶糖尿病动物模型以及灭鼠剂砒甲硝苯脲所造成的人类糖尿病属于非免疫介导性β细胞破坏(急性损伤)或免疫介导性β细胞破坏(小剂量、慢性损伤)。但目前尚未识别出明确的致病因素。吸烟时产生的有害化学物质易引起脂肪聚积,可导致胰岛素抵抗和代偿性胰岛素分泌不足。

3. 饮食与运动因素

不良的现代生活方式可能导致饮食不当、营养过剩、便秘或腹泻;运动不足或过度都可能引发血糖波动,进而诱发或加重糖尿病及各种并发症。荟萃(Meta)分析发现,吸烟支数与糖尿病患病风险存在剂量-效应关系,吸烟人群比不吸烟人群糖尿病患病率增加45%[16]。此外,适度饮酒可降低糖尿病的患病风险[17]。一项在绝经后妇女中开展的随机对照试验结果表明,为期6周适度饮酒(乙醇25 g/d)可增加胰岛素敏感性[18]。一项前瞻性研究显示,有氧运动和抗阻训练均可预防糖尿病[19],适度增加中等强度和高强度体力活动可有效预防胰岛素抵抗[20],而久坐将增加糖尿病的患病风险[21]。

(三) 胰岛素抵抗和β细胞功能缺陷

β细胞功能缺陷可导致不同程度的胰岛素缺乏和组织(特别是骨骼肌和肝脏)的胰岛素抵抗,这是2型糖尿病发病的两个主要环节。不同患者其胰岛素抵抗和胰岛素分泌缺陷在发病中的重要性不同,同一患者在疾病进程中两者的相对重要性也可能发生变化。在存在胰岛素抵抗的情况下,如果胰岛β细胞能代偿性增加胰岛素分泌,则可维持血糖正常;当胰岛β细胞功能无法代偿胰岛素抵抗时,就会发生2型糖尿病[9]。

1. 胰岛素抵抗

胰岛素降低血糖的主要机制包括抑制肝脏葡萄糖产生、刺激内脏组织(如肝脏)对葡萄糖的摄取以及促进外周组织(骨骼肌、脂肪)对葡萄糖的利用。胰岛素抵抗是指胰岛素作用的靶器官(主要是肝脏、肌肉和脂肪组织)对胰岛素作用的敏感性降低。胰岛素抵抗是 2 型糖尿病的特性,现认为可能是多数 2 型糖尿病发病的始发因素,且产生胰岛素抵抗的遗传背景也会影响 β 细胞对胰岛素抵抗的代偿能力。但胰岛素抵抗的发生机制至今尚未被完全阐明。目前主要有脂质超载和炎症两种论点:脂肪细胞增大致血液循环中游离脂肪酸及其代谢产物水平增高以及在非脂肪细胞(主要是肌细胞、肝细胞、胰岛 β 细胞)内沉积,从而抑制胰岛素信号转导;增大的脂肪细胞吸引巨噬细胞,分泌炎症性信号分子[如肿瘤坏死因子- α、抵抗素、白介素(interleukin, IL)- 6 等],通过 c - Jun 氨基端蛋白激酶阻断骨骼肌内的胰岛素信号转导;两者相互交叉,互有补充[9]。

2. 胰岛 β 细胞功能缺陷

在 2 型糖尿病的发病中起关键作用,胰岛 β 细胞对胰岛素抵抗的失代偿是导致 2 型糖尿病发病的最后共同机制。从糖耐量正常到糖耐量降低,再到 2 型糖尿病的进程中,胰岛 β 细胞功能呈进行性减退。胰岛 β 细胞功能缺陷主要表现为:①胰岛素分泌量的异常:2 型糖尿病早期空腹胰岛素水平正常或升高,葡萄糖刺激后胰岛素分泌代偿性增多;随着疾病进展,胰岛素最大分泌水平降低。②胰岛素分泌模式异常:静脉注射葡萄糖后(静脉葡萄糖耐量试验或高糖钳夹试验)第一时相胰岛素分泌减少或消失;口服葡萄糖耐量试验中早时相胰岛素分泌延迟、减弱或消失;疾病早期第二时相(或晚时相)胰岛素分泌呈代偿性升高及峰值后移。病情进一步发展则对葡萄糖和非葡萄糖刺激反应均减退。③胰岛素脉冲式分泌缺陷:胰岛素快速分泌减弱及昼夜节律紊乱。④胰岛素分泌质的缺陷:胰岛素原/胰岛素的比例增加。目前造成胰岛 β 细胞缺陷的病因和易感因素以及导致胰岛 β 细胞损害的启动因素和加重机制仍不明确,可能涉及多因素,且可能主要是由基因决定的[9]。

(四) 胰岛 α 细胞功能异常和肠促胰素分泌缺陷

胰岛 α 细胞分泌胰高血糖素在保持血糖稳态中起重要作用。正常情况下,进餐后血糖升高刺激早时相胰岛素分泌和胰高血糖素样多肽- 1(glucagon-like peptide-1, GLP - 1)分泌,抑制胰岛 α 细胞分泌胰高血糖素,从而使肝糖原输出减少,防止出现餐后高血糖。2 型糖尿病患者由于胰岛 β 细胞数量明显减少,胰岛 α/β 细胞比例显著增加;同时胰岛 α 细胞对葡萄糖的敏感性下降,从而导致胰高血糖素分泌增多,肝糖原输出增加。肠促胰素 GLP - 1 由肠道 L 细胞分泌,主要生物作用包括刺激 β 细胞葡萄糖介导的胰岛素合成和分泌、抑制胰高血糖素分泌。其他生物学效应包括延缓胃内容物排空、抑制食欲及摄食,促进β细胞增殖和减少凋亡,改善血管内皮功能和保护心脏功能等。GLP-1在体内迅速被二肽基肽酶Ⅳ降解而失去生物活性,其血浆半衰期不足2 min。已证实,2型糖尿病患者负荷后GLP-1的释放曲线低于正常个体;提高2型糖尿病患者GLP-1水平后,可观察到葡萄糖依赖性的促胰岛素分泌和抑制胰高血糖素分泌,并可恢复胰岛α细胞对葡萄糖的敏感性。胰岛α细胞功能异常和GLP-1分泌缺陷在2型糖尿病发病中也起重要作用[9]。

(五) 自身免疫

许多证据支持1型糖尿病为自身免疫性疾病:①遗传易感性与HLA区域密切相关,而HLA区域与免疫调节以及自身免疫性疾病的发生有密切关系;②常伴发其他自身免疫性疾病,如桥本甲状腺炎、艾迪生病等;③早期病理改变为胰岛炎,表现为淋巴细胞浸润;④已发现近90%新诊断的1型糖尿病患者血清中存在针对β细胞的单株抗体;⑤动物研究表明,免疫抑制治疗可预防小剂量链脲佐菌素所致的动物糖尿病;⑥同卵双生子中有糖尿病的一方从无糖尿病一方接受胰腺移植后迅速发生胰岛炎和β细胞破坏[9]。

1. 体液免疫

已发现90%新诊断的1型糖尿病患者血清中存在针对胰岛β细胞的单株抗体,比较重要的有多株胰岛细胞抗体、胰岛素抗体、谷氨酸脱羧酶抗体、蛋白质酪氨酸磷酸酶样蛋白抗体(IA-2A及IA-2BA)、锌转运体8抗体等。出现两种自身抗体阳性,今后发生1型糖尿病的可能性达到70%。因此胰岛细胞自身抗体检测可预测1型糖尿病的发病及确定高危人群,并可协助糖尿病分型及指导治疗[9]。

2. 细胞免疫

细胞免疫常在1型糖尿病发病中起更重要作用。细胞免疫失调表现为致病性和保护性T淋巴细胞比例失衡及其所分泌细胞因子或其他介质相互作用紊乱,其间关系错综复杂,一般认为发病经历3个阶段:①免疫系统被激活;②免疫细胞释放各种细胞因子;③胰岛β细胞受到激活的T淋巴细胞影响,或在各种细胞因子或其他介质单独或协同作用下,受到直接或间接的高度特异性的自身免疫性攻击,导致胰岛炎。1型糖尿病胰岛β细胞可因坏死或凋亡而被破坏,其中凋亡更为重要[9]。

（六）肠道

近年研究表明,2 型糖尿病患者肠道菌群结构及功能与健康人不同,肠道菌群可能通过干预宿主营养及能量的吸收利用,影响体重和胆汁酸代谢,促进脂肪的合成及储存,影响慢性低度炎症反应等机制参与 2 型糖尿病的发生与发展[9]。近期研究发现,肠道菌群组分及其多样性变异,在一定程度上反映了个体抗生素暴露史和饮食习惯,与糖尿病发病风险或患病率的增加显著相关[22,23]。通过研究宿主遗传变异与肠道微生物组分及其多样性的相关性,研究者将更加明确基因变异如何通过直接、间接途径作用于肠道菌群,进而影响糖尿病的发病风险[24,25]。

近年来,越来越多的研究发现 lncRNA 可通过表达的上调或抑制、基因多态性、甲基化等多种途径参与糖尿病及其并发症的发生与发展过程[26]。最近的研究强调了循环外泌体微 RNA(microRNA, miRNA)在 1 型糖尿病中的临床意义,强调了它的生物标志物价值和新的治疗潜力。Frrup C 等[27]在研究中对 52 名产后 5 周左右的哺乳期妇女(26 名 1 型糖尿病患者和 26 名年龄匹配的对照组)的血浆中提取的富含外泌体的胞外囊泡进行了微 RNA 测序,发现从 1 型糖尿病患者和对照文库的囊泡中共有 2 289 个 miRNA,其中有 176 个在 1 型糖尿病哺乳期妇女的血浆中差异表达(167 个上调和 9 个下调)。在 2 型糖尿病中,Fluitt 等[28]的研究结果显示,在成人糖尿病前期发现了 3 个改变的 miRNA(miRNA - 15a、miRNA - 15b 和 miRNA - 499)。相关研究证实妊娠糖尿病患者外周血中 miRNA - 125b 和 miRNA - 144 显著改变,与妊娠糖尿病的发病率呈正相关,可作为妊娠糖尿病的潜在生物标志物[29]。到目前为止,许多研究都集中在 miRNA 上,已经有各种研究探讨了妊娠早期母体血浆和尿液中的 miRNA 作为妊娠糖尿病潜在预测因子的情况[30]。近年来,越来越多的研究发现,胱天蛋白酶介导的细胞凋亡在糖尿病的发生与发展中起着重要作用,提示因胱天蛋白酶的致炎作用使其有望成为治疗糖尿病的新靶点[31]。

参考文献

[1] 葛均波,徐永健,王辰. 内科学[M]. 9 版. 北京:人民卫生出版社,2018:725.

[2] 叶山东. 临床糖尿病学[M]. 2 版. 安徽:中国科学技术大学出版社,2017:20 - 23.

[3] 杨文英. 中国糖尿病的流行特点及变化趋势[J]. 中国科学:生命科学,2018,48(8):

812 - 819.

［4］韩春霞,李欣,李元宾,等.糖尿病饮食疗法的健康教育［J］.中国药物与临床,2018,18（10）:1847 - 1849.

［5］潘长玉,金文胜.2 型糖尿病流行病学［J］.中华内分泌代谢杂志,2005,21（5）:491 - 495.

［6］LI Y, TENG D, SHI X, et al. Prevalence of diabetes recorded in mainland China using 2018 diagnostic criteria from the American Diabetes Association: national cross sectional study ［J］. BMJ, 2020（369）:m997.

［7］中华医学会糖尿病学分会.中国 2 型糖尿病防治指南（2020 年版）［J］.中华糖尿病杂志,2021,13（4）:315 - 409.

［8］中华医学会糖尿病学分会.中国 2 型糖尿病防治指南（2017 年版）［J］.中国实用内科杂志,2018,38（4）:292 - 344.

［9］葛均波,徐永健,王辰.内科学［M］.9 版.北京:人民卫生出版社,2018:821.

［10］Almgren P, Lehtovirta M, Isomaa B, et al. Heritability and familiality of type 2 diabetes and related quantitativetraits in the Botnia study ［J］. Diabetologia, 2011, 54（11）:2811 - 2819.

［11］Locke A E, Kahali B, Berndt SI, et al. Genetic studies of body mass index yield new insights for obesitybioloay ［J］. Nature, 2015, 518（7538）:197 - 206.

［12］DIAbetes Genetics Replication and Meta-analysis (DIAGRAM) Consortium, Asian Genetic Epidemiology Network Type 2 Diabetes (AGEN - T2D) Consortium, South Asian Type 2 Diabetes (SAT2D) Consortium, et al. Genome-wide transancestry meta-analysis provides insight into the genetic architecture of type 2 diabetessusceptibility ［J］. Nat Genet, 2014, 46（3）:234 - 244.

［13］Yang J, BakshiA, Zhu Z, et al. Genetic variance estimation with imputed variants finds negligible missingheritability for human height and body mass index ［J］. NatGenet, 2015, 47（10）:1114 - 1120.

［14］Ning G, BiY, Wang T, et al. Relationship of urinary bisphenol a concentration to risk for prevalent type 2diabetes in Chinese adults: a cross-sectional analysis ［J］. Ann Intern Med, 2011, 155（6）:368 - 374.

［15］Keith S W, Redden D T, Katzmarzyk P T, et al. Putative contributors to the secular increase in obesity. exploringthe roads less traveled ［J］. Int J Obes（Lond）, 2006, 30（11）:1585 - 1594.

［16］Wili C, Bodenmann P, Ghali W A, et al. Active smoking and the risk of type 2 diabetes: a systematic review andmeta-analysis ［J］. JAMA, 2007, 298（22）:2654 - 2664.

［17］Baliunas D O, Taylor B J, Irving H, et al. Alcohol as a risk factor for type 2 diabetes a systematic review andmeta-analysis ［J］. Diabetes Care, 2009, 32（11）:2123 - 2132.

［18］Joosten M M, Beulens J W, Kersten S, et al. Moderate alcohol consumption increases insulin sensitivity and ADIPOQ expression in postmenopausal women: a randomised, crossover trial [J]. Diabetologia, 2008,51(8):1375－1381.

[19] Grontved A, Rimm E B, Wilett WC, et al. A prospective study of weight training and risk of type 2 diabetesmellitus in men [J]. Arch Intern Med, 2012,172(17):1306－1312.

[20] Ekelund U, Brage S, Griffin S J, et al. Objectively measured moderate-and vigorous-intensity physical activitybut not sedentary time predicts insulin resistance in high-risk individuals [J]. Diabetes Care, 2009,32(6):1081－1086.

[21] Rockette-Wagner B, Edelstein S, Venditti E M, et al. The impact of lifestyle intervention on sedentary time inindividuals at high risk of diabetes [J]. Diabetologia, 2015,58(6):1198－1202.

[22] Ussar S, Griffin N W. Bezy O, et al. Interactions between gut microbiota, host genetics and diet modulate thepredisposition to obesity and metabolic syndrome [J]. Cell Metab, 2015,22(3):516－530.

[23] Cox L M, Yamanishi S, Sohn J, et al. Altering the intestinal microbiota during a critical developmental windowhas lasting metabolic consequences [J]. Cell, 2014,158(4):705－721.

[24] Franks P W, McCarthy M I. Exposing the exposures responsible for type 2 diabetes andobesity [J]. Science, 2016,354(6308):69－73.

[25] Goodrich J K, Waters J L, Poole A C, et al. Human genetics shape the gut microbiome [J]. Cell2014,159(4):789－799.

[26] 段秋婷,周晋宇,尹冶,等. lncRNA 和 microRNA 在糖尿病中的研究进展[J]. 重庆医学,2020,49(6):1012－1017.

[27] Frrup C, Mirza A H, Yarani R, et al. Plasma exosome-enriched extracellular vesicles from lactating mothers with type 1 diabetes contain aberrant levels of miRNAs during the postpartum period [J]. Front Immunol, 2021(12):744509.

[28] Fluitt M B, Mohit N, Gambhir K K, et al. To the Future: The Role of Exosome-Derived microRNAs as Markers, Mediators, and Therapies for Endothelial Dysfunction in Type 2 Diabetes Mellitus [J]. J Diabetes Res, 2022,2022:5126968.

[29] Zhang L, Zhang T, Sun D, et al. Diagnostic value of dysregulated microribonucleic acids in the placenta and circulating exosomes in gestational diabetes mellitus [J]. J Diabetes Investig, 2021,12(8):1490－1500.

[30] 司惠玲,张琦,刘亚倩,等. 循环外泌体 miRNAs 在各型糖尿病及其并发症中的研究进展[J]. 医学理论与实践,2023,36(2):216－218.

[31] 孟智敏,张瑞霞. Caspase 介导的细胞焦亡在糖尿病及其并发症中的研究现状[J]. 中国高原医学与生物学杂志,2023,44(1):69－72.

第二节 糖尿病诊断与鉴别诊断

在临床工作中要善于发现糖尿病,对糖尿病患者来说,早期诊断和早期治疗是十分必要的。糖尿病诊断以血糖异常升高作为依据,血糖的正常值和糖代谢异常的诊断点是依据血糖值与糖尿病和糖尿病特异性并发症(如视网膜病变)发生风险关系来确定的。若单纯检查空腹血糖,糖尿病漏诊率最高,应加验餐后血糖,必要时进行口服葡萄糖耐量试验。诊断时应注意是否符合糖尿病诊断标准、分型、有无并发症(及严重程度)和伴发病或加重糖尿病的因素是否存在等[1]。

一、诊断线索

(1)"三多一少"症状:多饮、多尿、多食及体重减轻。

(2)糖尿病各种急慢性并发症或伴发病首诊的患者。

(3)高危人群:有糖调节受损史;年龄≥45岁;超重或肥胖;2型糖尿病的一级亲属;妊娠糖尿病史;多囊卵巢综合征;长期接受抗抑郁症药物治疗等。

此外,45岁以上进行健康体检或因各种疾病及手术住院时均应常规检测糖尿病各项指标以排除糖尿病。

二、诊断标准

根据2022年美国糖尿病学会(ADA)《糖尿病的分类和诊断:糖尿病的医疗护理标准(2022)》[2]提出的诊断和分类标准,要点如下:

1. 糖尿病的诊断标准

糖尿病的诊断可根据血糖标准,即空腹血糖或75g口服葡萄糖耐量试验2h血糖,或糖化血红蛋白标准[3]。

1)静脉血糖

表1-2 ADA糖尿病诊断标准

诊断项目	诊断标准(mmol/L)
(1)糖尿病症状加随机血糖 或	≥11.1

续　表

诊断项目	诊断标准（mmol/L）
（2）空腹血糖 或	≥7.0
口服葡萄糖耐量试验 2 h 血糖	≥11.1

注：①若无典型"三多一少"症状，需再测一次予以证实，诊断才成立。②随机血糖不能用来诊断空腹血糖受损或糖耐量降低。③空腹血糖定义为至少 8 h 没有热量摄入。④急性感染、创伤或其他应激情况下可出现暂时性血糖升高，不能以此时的血糖值诊断糖尿病，须在应激消除后复查，再确定糖代谢状态。

2022 年美国临床内分泌协会（American Association of Clinical Endocrinology，AACE）更新的糖尿病诊断标准，与 ADA 的诊断标准基本一致（表1-2）。

表 1-3　AACE 糖尿病诊断标准[4]

诊断项目	诊断标准（mmol/L）
（1）空腹血糖 或	≥7.0
（2）口服葡萄糖耐量试验 2 h 血糖 或	≥11.1
（3）高血糖症状和随机（非禁食）血糖浓度 或	≥11.1
（4）糖化血红蛋白水平	≥6.5

注：诊断糖尿病需要 2 个异常的测试结果，要么来自同一个样本，要么是在不同时间抽取的样本上的两个异常结果。然而，一个在有糖尿病症状的情况下，葡萄糖水平为 11.1 mmol/L，则可确认糖尿病的诊断。

2）口服葡萄糖耐量试验

方法：3 d 无限制的、富含糖类的饮食，适当运动，检测当天不服药，禁食 8～14 h，禁烟、禁酒；75 g 无水葡萄糖（儿童 1.75 g/kg，最多至 75 g）溶解于 250 mL 水中；受试者在检测期间安静端坐；在口服葡萄糖试验开始前（0 min）和试验开始后 120 min，采血进行血糖检测，取血时间不超过 5 min；仅在怀疑肾糖阈明显改变时，才有必要每隔 30 min 进行一次尿检。

3）糖化血红蛋白（糖化血红蛋白≥6.5％）

糖化血红蛋白测试应在实验室进行,所使用的方法应是经过美国国家糖化血红蛋白标准化计划(NGSP)认证并与糖尿病控制和并发症试验检测方法标准化的方法。在没有明确的高血糖的情况下,诊断需要同一样本或两个独立的测试样本的两个异常测试结果。

一般来说,空腹血糖、随机血糖、75 g 口服葡萄糖耐量试验期间的 2 h 血糖是诊断糖尿病的主要依据,没有糖尿病典型临床症状时必须重复检测以确认诊断。此外,糖化血红蛋白也同样适用于诊断性筛查,可以作为糖尿病的补充诊断标准[5]。应该注意的是,这些筛查方法不一定能在同一个人身上发现糖尿病。

2. 无症状成人糖尿病或糖尿病前期筛查标准

糖尿病前期是指血糖水平正常和糖尿病之间的状态,包括空腹血糖受损和糖耐量降低。糖尿病前期本身不应视为一个临床实体,而应视为发展为糖尿病和心血管疾病的风险因素。糖尿病前期与肥胖(尤其是腹部或内脏肥胖)、高甘油三酯和(或)高密度脂蛋白胆固醇的血脂异常和高血压有关。糖尿病前期的存在应促使对心血管危险因素进行全面筛查[2]。

无症状成人糖尿病或糖尿病前期筛查标准:

(1) 超重或肥胖(体重指数≥25 kg/m^2)且有 1 个或多个以下风险因素的成年人应考虑进行检测:

A. 一级亲属患有糖尿病。

B. 有心血管病史。

C. 高血压[≥140/90 mmHg(1 mmHg=0.133 kPa)或正在接受高血压治疗]。

D. 高密度脂蛋白胆固醇<35 mg/dL(1.94 mmol/L)和(或)总胆固醇>250 mg/dL(13.89 mmol/L)。

E. 患有多囊卵巢综合征的妇女。

F. 身体不运动。

G. 其他与胰岛素抵抗有关的临床状况(如严重肥胖、黑棘皮病)。

(2) 糖尿病前期患者应每年进行检测。

(3) 被诊断为妊娠糖尿病的妇女应至少每 3 年进行一次检测。

(4) 其他患者,应从 35 岁开始检测。

(5) 如果检测结果正常,应至少每隔 3 年重复检测一次,并根据最初的检测结果和风险状况考虑增加检测频率。

（6）艾滋病患者。

3. 儿童和青少年的糖尿病前期和 2 型糖尿病的筛查和测试

在过去的 10 年中，儿童和青少年 2 型糖尿病的发病率和流行率急剧增加。适用于儿童、青少年和成人的糖尿病和糖尿病前期的诊断标准分别见表 1-2～表 1-3。

表 1-4 糖代谢状态分类

糖代谢状态分类	静脉血浆葡萄糖（mmol/L）	
	空腹血糖	糖负荷后 2 h 血糖
正常血糖	<5.6	<7.8
空腹血糖受损	5.6～7.0	<7.8
糖耐量降低	<7.0	7.8～11.1
糖尿病	≥7.0	≥11.1

注：WHO 和其他许多糖尿病组织将空腹血糖受损的下限定义为 6.1 mmol/L。

在临床环境中对无症状的儿童和青少年进行基于风险的 2 型糖尿病或糖尿病前期筛查[6]：对于超重（体重指数为 24～27.9 kg/m^2）或肥胖（体重指数≥28 kg/m^2）的青少年，应考虑进行筛查，并且根据其与糖尿病的关联强度，有 1 个或多个额外的风险因素：①母亲在孩子孕期有糖尿病或妊娠糖尿病史；②一级或二级亲属中有 2 型糖尿病的家族史；③胰岛素抵抗的迹象或与胰岛素抵抗相关的条件（黑棘皮病、高血压、血脂异常、多囊卵巢综合征或小于胎龄的出生体重）。

4. 单基因糖尿病的诊断

年轻的成年发病型糖尿病（maturity-onset diabetes of the young, MODY）的特点是在早期就开始出现高血糖（通常在 25 岁之前，尽管诊断可能发生在更大的年龄）。对于患有 MODY 的人来说，其治疗意义相当大，需要进行基因检测[6]。诊断出 3 种最常见的 MODY 形式之一，包括 GCK - MODY（MODY2）、HNF1A - MODY（MODY3）和 HNF4A - MODY（MODY1），可以使治疗更具成本效益（GCK - MODY 无须治疗；HNF1A - MODY 和 HNF4A - MODY 的一线治疗为磺酰脲类）。对于患有非典型糖尿病和多个家庭成员患有非 1 型或 2 型糖尿病的个体，应考虑诊断为 MODY。不过，由于缺乏一套明确的糖尿病检测方法，"非典型糖尿病"越来越难以被准确定义[7]。怀疑有单基因糖尿病的人,如果有条件,应转诊到专科医生处做进一步评估,也可以到相关的中心进行遗传咨询,以确保受影响的人了解疾病的遗传模式以及明白进行正确诊断和解决综合心血管病风险的重要性。正确诊断单基因形式的糖尿病至关重要,因为这些患者可能被错误地诊断为 1 型或 2 型糖尿病,导致治疗方案不理想,甚至可能有害,并延误对其他家庭成员的诊断[8]。

单基因糖尿病诊断标准:在成年早期诊断为糖尿病的儿童和成人,如有以下发现,应考虑诊断为单基因糖尿病[2]:①出生后 6 个月内诊断的糖尿病(偶尔有后来出现的病例,主要是胰岛素基因和 ABCC8 突变);②无 1 型或 2 型糖尿病的典型特征(糖尿病相关的自身抗体阴性,无肥胖,缺乏其他代谢特征,特别是无明显的糖尿病家族史);③稳定的、轻度的空腹高血糖升高(5.5～8.5 mmol/L),稳定的糖化血红蛋白升高(5.6%～7.6%),特别是在没有肥胖的情况下。

5. 妊娠糖尿病诊断标准

妊娠糖尿病对孕产妇、胎儿和新生儿都有风险。对高血糖和不良妊娠结局研究[9]是一项大规模的跨国队列研究,由 23 000 多名孕妇完成。研究表明,母体、胎儿和新生儿不良结局的风险随着妊娠 24～28 周母体血糖的增加而持续增加,甚至这些风险值在以前可被认为是在正常的妊娠范围之内。这些结果导致了对妊娠糖尿病诊断标准的仔细重新评估。

妊娠糖尿病的诊断可以通过以下两种策略中的一种来完成:①源自国际糖尿病妊娠研究组协会标准的"一步法",75 g 口服葡萄糖耐量试验;②根据 Carpenter 和 Coustan 对旧的 O'Sullivan[10]标准的解释,采用较早的"两步法"。

1)"一步法"策略

在妊娠 24～28 周时,对以前未被诊断为糖尿病的妇女进行 75 g 口服葡萄糖耐量试验,在患者空腹时和 1 h,2 h 内测量血浆葡萄糖。口服葡萄糖耐量试验应在一夜禁食至少 8 h 后的次日早晨进行。当满足或超过以下任何一项血浆葡萄糖值时,就可以被诊断为妊娠糖尿病。①空腹血糖:5.1 mmol/L;②1 h 血糖:10.0 mmol/L;③2 h 血糖:8.5 mmol/L。

2)"两步走"策略

第一步:在妊娠 24～28 周时,对以前未被诊断为糖尿病的妇女进行 50 g 胰高血糖素负荷试验(非空腹),并在 1 h 内测量血糖。如果负荷后 1 h 测量的血糖水平≥7.2、7.5 或 7.8 mmol/L,则继续进行 100 g 口服葡萄糖耐量试验。

第二步:100 g 口服葡萄糖耐量试验应在患者空腹时进行。当满足或超过以下 4 项血糖水平(空腹和口服葡萄糖耐量试验期间 1、2、3 h 测量)中的至少 2 项(美国妇产科医师学会指出,一个升高的数值可以用来诊断[11]),就可以诊断为妊娠糖尿病(Carpenter-Coustan 标准)[12]:

- 空腹:95 mg/dL(5.3 mmol/L)
- 1 h:180 mg/dL(10.0 mmol/L)
- 2 h:155 mg/dL(8.6 mmol/L)
- 3 h:140 mg/dL(7.8 mmol/L)

6. 糖化血红蛋白诊断标准

糖化血红蛋白可以稳定和可靠地反映患者的预后。2011 年,WHO 建议在条件具备的国家和地区采用糖化血红蛋白诊断糖尿病,诊断切点为糖化血红蛋白≥6.5%。为了与 WHO 诊断标准接轨,推荐在采用标准化检测方法且有严格质量控制(美国国家糖化血红蛋白标准化计划、中国糖化血红蛋白一致性研究计划)的医疗机构,可以将糖化血红蛋白≥6.5%作为糖尿病的补充诊断标准。急性感染、创伤或其他应激情况下可出现暂时性血糖升高,不能以此时的血糖值诊断糖尿病,须在应激消除后复查,再确定糖代谢状态。在上述情况下检测糖化血红蛋白有助于鉴别应激性高血糖和糖尿病。但是,在以下情况下只能根据静脉血糖水平诊断糖尿病:镰状细胞病、妊娠(中、晚期)、葡萄糖-6-磷酸脱氢酶缺乏症、艾滋病、血液透析、近期失血或输血、红细胞生成素治疗等。此外,不推荐采用糖化血红蛋白筛查囊性纤维化相关糖尿病[5]。

三、诊断程序

建议的诊断程序见图 1-1。

四、鉴别诊断

注意鉴别其他原因所致尿糖阳性。

甲状腺功能亢进、胃空肠吻合术后,因糖类在肠道吸收快,可引起进食后 0.5~1 h 血糖过高,出现糖尿,但空腹血糖和 2 h 血糖正常。严重肝病时,肝糖原合成受阻,肝糖原贮存减少,进食后 0.5~1 h 血糖过高,出现糖尿,但空腹血糖偏低,餐后 2~3 h 血糖正常或低于正常[1]。

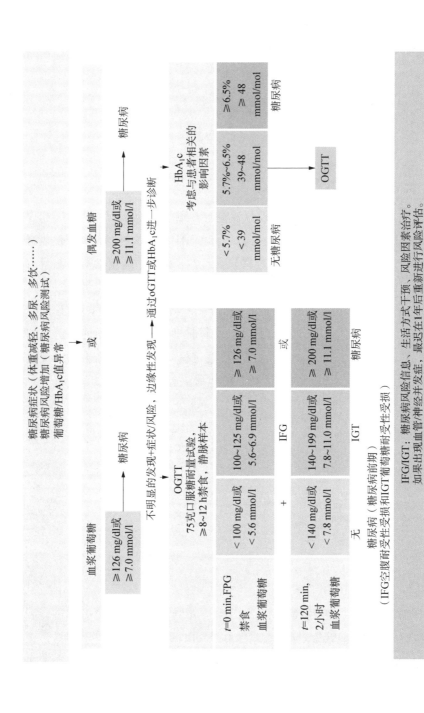

图 1 - 1　糖尿病的诊断流程[3]

参考文献

［1］ 葛均波,徐永健,王辰. 内科学[M].9 版. 北京:人民卫生出版社,2018:733.

［2］ American Diabetes Association Professional Practice Committee. Classification and diagnosis of diabetes: standards of medical care in diabetes-2022 [J]. Diabetes Care, 2022,45(S1):S17 – S38.

［3］ Petersmann A, Müller-Wieland D, Müller U A, et al. Definition, classification and diagnosis of diabetes mellitus [J]. Exp Clin Endocrinol Diabetes, 2019,127(S1):S1 – S7.

［4］ Blonde L, Umpierrez G E, Reddy S S, et al. American Association of Clinical Endocrinology clinical practice guideline: developing a diabetes mellitus comprehensive care plan-2022 update [J]. Endocr Pract, 2022,28(10):923 – 1049.

［5］ 中华医学会糖尿病学分会. 中国 2 型糖尿病防治指南(2020 年版)(上)[J]. 中国实用内科杂志,2021,41(8):668 – 695.

［6］ Arslanian S, Bacha F, Grey M, et al. Evaluation and management of youth-onset type 2 diabetes: a position statement by the American Diabetes Association [J]. Diabetes Care, 2018,41(12):2648 – 2668.

［7］ Awa W L, Schober E, Wiegand S, et al. Reclassifification of diabetes type in pediatric patients initially classifified as type 2 diabetes mellitus: 15 years follow-up using routine data from the German/Austrian DPV database [J]. Diabetes Res Clin Pract, 2011(94):463 – 467.

［8］ Hattersley A, Bruining J, Shield J, et al. The diagnosis and management of monogenic diabetes in children and adolescents [J]. Pediatr Diabetes, 2009,10(S12): 33 – 42.

［9］ HAPO Study Cooperative Research Group, Metzger B E, Lowe L P, et al. Hyperglycemia and adverse pregnancy outcomes [J]. N Engl J Med, 2008,358(19): 1991 – 2002.

［10］ O'Sullivan J B, Mahan C M. Criteria for the oral glucose tolerance test in pregnancy [J]. Diabetes, 1964(13):278 – 285.

［11］ Committee on Practice Bulletins—Obstetrics. ACOG practice bulletin No. 190: gestational diabetes mellitus [J]. Obstet Gynecol, 2018,131(2):e49 – e64.

［12］ Carpenter M W, Coustan D R. Criteria for screening tests for gestational diabetes [J]. Am J Obstet Gynecol, 1982,144(7):768 – 773.

第三节　糖尿病的治疗方案

由于糖尿病的病因和发病机制尚未被完全阐明,目前仍缺少针对病因的治疗。

国际糖尿病联盟(IDF)提出糖尿病综合管理的 5 个要点(即"五驾马车"治疗原则):糖尿病教育、医学营养治疗、运动治疗、血糖检测和药物治疗[1]。

一、治疗目标

2 型糖尿病的综合治疗包括降血糖、降血压、调节血脂、抗血小板聚集、控制体重和改善生活方式等。综合控制目标参见表 1-5。对健康状态差的糖尿病患者,可以酌情放宽控制目标,但应避免高血糖引发的症状及可能出现的急性并发症[3]。

表 1-5　糖尿病综合控制目标[2]

检测指标	目标值
毛细血管血糖(mmol/L)	
空腹	4.4~7.0
非空腹	<10.0
糖化血红蛋白(%)	<7.0
血压(mmHg)	<130/80
总胆固醇(mmol/L)	<4.5
高密度脂蛋白胆固醇(mmol/L)	
男性	>1.0
女性	>1.3
甘油三酯(mmol/L)	<1.7
低密度脂蛋白胆固醇(mmol/L)	
未合并动脉粥样硬化性心血管疾病	<2.6
合并动脉粥样硬化性心血管疾病	<1.8
体重指数(kg/m^2)	<24.0

注:1 mmHg=0.133 kPa。

二、糖尿病教育和管理

糖尿病是一种长期慢性疾病,患者的日常行为和自我管理能力是影响糖尿病控制状况的关键因素之一,因此,糖尿病的控制不是传统意义上的治疗而是系统的管理。要点如下[2]:

(1)糖尿病患者均应接受糖尿病自我管理教育,以掌握自我管理所需的知识和技能。

（2）糖尿病自我管理教育应以患者为中心,尊重和响应患者的个人爱好、需求和价值观,并以此来指导临床决策。

（3）糖尿病自我管理教育和支持可改善临床结局和减少花费。

（4）医护工作者应在最佳时机为糖尿病患者提供尽可能个体化的糖尿病自我管理教育。

（5）评估糖尿病相关心理压力,并采取有效的应对措施,改善患者的心理问题。

糖尿病治疗的近期目标是通过控制高血糖和代谢紊乱来消除糖尿病症状和防止出现急性并发症,其治疗的远期目标是通过良好的代谢控制达到预防慢性并发症、提高患者生活质量和延长寿命的目的。糖尿病健康教育是重要的基础管理措施,是决定糖尿病管理成败的关键。健康教育包括糖尿病防治专业人员的培训、医务人员的继续医学教育、患者及其家属和公众的卫生保健教育。每位糖尿病患者均应接受全面的有关糖尿病的教育,充分认识糖尿病并掌握自我管理技能[1]。

三、医学营养疗法

糖尿病医学营养疗法是临床条件下对糖尿病或糖尿病前期患者的营养问题采取特殊干预措施,参与患者的全程管理,包括进行个体化营养评估、营养诊断、制订相应营养干预计划,并在一定时期内实施及监测的一种方法。通过改变膳食模式与习惯、调整营养素结构、由专科营养师或医师给予个体化营养治疗,可以降低2型糖尿病患者糖化血红蛋白值,并有助于维持理想体重及预防营养不良。近年来的研究证实,对肥胖2型糖尿病患者采用强化营养治疗可使部分患者的糖尿病得到缓解。营养治疗已经成为防治糖尿病及其并发症的重要手段。

（一）目标

参考国内外卫生行业标准和指南的要求,确定营养治疗的目标如下[1]：

（1）促进并维持健康饮食习惯,强调选择合适的食物,并改善整体健康。

（2）达到并维持合理体重,使血糖、血压、血脂获得良好的控制以及延缓糖尿病并发症的发生。

（3）提供营养均衡的膳食。为满足个人背景、文化等需求,可选择更多类型的营养丰富的食物,并能够促进行为改变。

(二) 膳食营养因素

1. 合理控制总能量摄入

(1) 糖尿病前期或糖尿病患者应当接受个体化能量平衡计划,既要达到或维持理想体重,又要满足不同情况下患者对营养的需求。

(2) 对于所有超重或肥胖的糖尿病患者,应调整生活方式,控制总能量摄入,应至少减轻体重 5%。

(3) 建议糖尿病患者每天总能量根据身高、体重、性别、年龄、活动量、应激状况等进行系数调整(表 1-6)。标准体重参考 WHO(1999 年)计算方法:男性标准体重＝[身高(cm)－100]×0.9(kg);女性标准体重＝[身高(cm)－100]×0.9(kg)－2.5(kg)。不推荐糖尿病患者长期接受极低能量(<800 kcal/d)的营养治疗。

表 1-6　成人糖尿病患者每日能量供给量(kcal/kg 标准体重)

体力活动量	体重过低	正常体重	超重或肥胖
重体力	45～50	40	35
中体力	40	30～35	30
轻体力	35	25～30	20～25
极轻体力	25～30	20～25	15～20

注:根据我国体重指数的评判标准,≤18.5 kg/m² 为体重过低,18.6～23.9 kg/m² 为正常体重,24.0～27.9 kg/m² 为超重,≥28.0 kg/m² 为肥胖。

2. 营养物质分配

1) 脂肪

一般认为,膳食中脂肪提供的能量应占总能量的 20%～30%。如果是优质脂肪(如单不饱和脂肪酸和 n-3 多不饱和脂肪酸组成的脂肪),脂肪供能比可提高到 35%。应尽量限制饱和脂肪酸、反式脂肪酸的摄入量。优质脂肪(如鱼油、部分坚果及种子)有助于改善血糖和血脂,可适当增加。参考《中国居民膳食指南(2016)》,应控制膳食中胆固醇的过多摄入[2]。

2) 糖类

建议我国大多数糖尿病患者膳食中糖类所提供的能量占总能量的 50%～65%。餐后血糖控制不佳的糖尿病患者,可适当降低糖类的供能比;不建议长期采用极低糖类膳食;在控制糖类总量的同时应选择低血糖生成指数糖类,可适当增加非淀粉类蔬菜、水果、全谷类食物(应占总谷类的 50% 以上),减少精加工谷类的摄入,有利于控制血糖和体重;进餐应定时定量,注射胰岛素的患者应保持糖类摄入量与胰岛素剂量和起效时间相匹配;增加膳食纤维的摄入量(成人每天应>14 g/1 000 kcal);严格控制蔗糖、果糖制品(如玉米糖浆)的摄入,可适当摄入糖醇和非营养性甜味剂[2]。

3)蛋白质

肾功能正常的糖尿病患者,推荐蛋白质的供能比为 15%~20%,并保证优质蛋白占总蛋白的 50% 以上。有显性蛋白尿或肾小球滤过率下降的糖尿病患者蛋白质摄入应控制在每日 0.8 g/kg 体重[2]。

4)膳食模式

对糖尿病患者来说,并不推荐特定的膳食模式。地中海膳食、素食、低糖膳食、低脂肪低能量膳食均在短期有助于体重控制,但要求在专业人员的指导下完成,并结合患者的代谢目标和个人喜好(如风俗、文化、宗教、健康理念、经济状况等)进行,同时监测血脂、肾功能以及内脏蛋白质的变化。

5)其他

(1)戒烟:建议所有的糖尿病患者戒烟,并尽量减少二手烟暴露。对于吸烟和使用电子烟的糖尿病患者,应将戒烟咨询及其他形式的治疗纳入常规的糖尿病诊疗和护理之中[2]。

(2)限酒:女性一天饮酒的乙醇量不超过 15 g,男性不超过 25 g(15 g 乙醇相当于 350 mL 啤酒、150 mL 葡萄酒或 45 mL 蒸馏酒)。每周饮酒不超过 2 次。警惕乙醇可能引起的低血糖。

(3)限盐:食盐摄入量限制在每天 5 g 以内,合并高血压的患者可进一步限制摄入量。减少高盐食物的摄入量。

(4)补充维生素及微量元素:糖尿病患者容易缺乏 B 族维生素、维生素 C、维生素 D 以及铬、锌、硒、镁、铁、锰等多种微量营养素,可根据营养评估结果适量补充。

(三)营养教育与管理

营养教育与管理有助于改善糖耐量,降低糖尿病前期发展为糖尿病的风险,并有助于减少糖尿病患者慢性并发症的发生。应为糖尿病患者制订营养教育与管理的个体化目标与计划,并与运动、戒烟一起作为糖尿病及其并发症防治的基础[2]。

四、运动治疗

运动锻炼在 2 型糖尿病患者的综合管理中占有重要地位。规律运动可增加胰岛素敏感性、改善身体素质及生活质量,有助于控制血糖、减少心血管危险因素而且对糖尿病高危人群一级预防效果显著。2 型糖尿病患者应根据年龄、病情、喜好及身体承受能力等情况,在相关专业人员指导下进行有规律的运动,养成健康的生活习惯,将有益的体育运动融入日常生活中。建议成年 2 型糖尿病患者每周至少 150 min(如每周运动 5 天、每次 30 min)中等强度(50%～70% 最大心率,运动时有点费力,心跳和呼吸加快但不急促)的有氧运动(如健步走、打太极拳、骑车等)。如无禁忌证,每周最好进行 2～3 次抗阻运动(2 次锻炼间隔≥48 h),锻炼肌肉力量和耐力。运动前后要加强血糖监测,运动量大或激烈运动时应建议患者临时调整饮食及药物治疗方案,以免发生低血糖。2 型糖尿病患者只要感觉良好,一般不必因高血糖而推迟运动。如果在进行剧烈的体力活动时血糖>16.7 mmol/L,则应谨慎,确保其补充充足的水分。严重低血糖、糖尿病酮症酸中毒等急性代谢并发症、合并急性感染、增殖性视网膜病变、严重心脑血管疾病(不稳定型心绞痛、严重心律失常、一过性脑缺血发作)等情况下禁忌运动。

五、病情监测

病情监测包括血糖监测、其他脑血管疾病危险因素和并发症的检测。

血糖监测是糖尿病管理中的重要组成部分,其结果有助于评估糖尿病患者糖代谢紊乱的程度,制订合理的降糖方案,反映降糖治疗的效果并指导治疗方案的调整。临床上血糖监测基本指标包括空腹血糖、餐后血糖和糖化血红蛋白。目前临床上的血糖监测方法包括利用血糖仪进行的毛细血管血糖监测、动态血糖监测、糖化血红蛋白和糖化白蛋白的检测等。其中毛细血管血糖监测包括患者血糖自我监测及在医院内进行的床边快速血糖监测[2]。

血糖自我监测是糖尿病综合管理和教育的组成部分,建议所有糖尿病患者均需进行血糖自我监测。糖化血红蛋白在临床上已作为评估长期血糖控制状况的"金标准",也是临床决定是否需要调整治疗的重要依据。糖化白蛋白能反映糖尿病患者检测前 2～3 周的平均血糖水平,其正常参考值为 11%～17%。糖化白蛋白对短期内血糖变化比糖化血红蛋白敏感,是评价患者短期糖代谢控制情况的良好指标。但合并某些疾病如肾病综合征、肝硬化等影响白蛋白更新速度时,糖化白蛋白检测结果并不可靠。动态血糖监测是指通过葡萄糖传感器连续监测皮下组织间液的葡萄糖浓度变化的技术,可以提供更全面的血糖信息,了解血糖变化的特点。新指标葡萄糖目标范围内时间或称葡萄糖达标时间百分比,是指 24 h 内葡萄糖在目标范围内(通常为 3.9~10.0 mmol/L)的时间(用分钟表示)或其所占的百分比,可由动态血糖监测数据或血糖自我监测数据(至少每日 7 次血糖监测)计算,应纳入血糖控制目标[2]。

对于糖尿病前期和糖尿病人群,医务人员需要评估和治疗其他心血管疾病危险因素。患者每次就诊时均应测量血压;每年至少 1 次全面了解血脂以及心、肾、神经、眼底等情况,尽早给予相应处理。

六、高血糖的药物治疗

(一)口服降糖药物

高血糖的药物治疗多基于纠正导致人类血糖升高的两个主要病理生理改变,即胰岛素抵抗和胰岛素分泌受损。降糖药物主要分为口服降糖药物和注射制剂两大类。在运动和饮食不能使血糖控制达标时,应及时应用降糖药物治疗。

根据作用效果的不同,口服降糖药物可分为以促进胰岛素分泌为主要作用的药物和通过其他机制降低血糖的药物,前者主要包括磺酰脲类(sulfonylureas,SUs)、格列奈类、二肽基肽酶Ⅳ抑制剂(dipeptidyl peptidase Ⅳ inhibitor,DPP-Ⅳ),通过其他机制降低血糖的药物主要包括双胍类、噻唑烷二酮类(thiazol-idinediones, TZDs)、α-糖苷酶抑制剂和钠-葡萄糖共转运蛋白 2 抑制剂(sodium-glucose cotransport protein 2 inhibitor, SGLT2i)(表 1-7)。

表 1-7 常用口服降糖药物主要特点及应用

药物种类 (代表药)	药理作用	适应证	禁忌证	不良反应
双胍类 (盐酸二甲双胍)	减少肝脏葡萄糖的输出和改善外周胰岛素抵抗	2 型糖尿病治疗一线用药,可单独或联合应用其他药物;与胰岛素联合应用可能减少 1 型糖尿病胰岛素用量和血糖波动	肾功能不全(肾小球滤过率<45 mL/(min·1.73 m^2)、肝功能不全、严重感染、缺氧或接受大手术的患者。药物过敏者	胃肠道反应(主要)、长期使用可能使维生素 B$_{12}$ 水平下降(应注意补充)、乳酸性酸中毒(最严重,但罕见)、皮肤变态反应、低血糖

续 表

药物种类（代表药）	药理作用	适应证	禁忌证	不良反应
SUs（格列美脲、格列本脲）	刺激胰岛β细胞分泌胰岛素，增加体内的胰岛素水平	单药治疗主要选择新诊断的2型糖尿病非肥胖患者、用饮食和运动控制血糖指标不理想时	1型糖尿病、严重并发症或β细胞功能较差的2型糖尿病、儿童、孕妇、哺乳期、大手术围手术期、全胰腺切除后、对SUs过敏或严重不良反应者	低血糖（最常见且重要）、体重增加、皮肤变态反应、有肾功能轻度不全的患者可用格列喹酮
格列奈类（瑞格列奈、那格列奈和米格列奈）	刺激胰岛素的早时相分泌而降低餐后血糖	同SUs，2型糖尿病早期餐后高血糖阶段或以餐后高血糖为主的老年人。可用于肾功能不全的患者	同SUs	低血糖和体重增加（比较常见），但低血糖的风险和程度较磺脲类药物轻
TZDs（罗格列酮和吡格列酮等）	增加靶细胞对胰岛素作用的敏感性	可单独或与其他降糖药物联合治疗2型糖尿病，尤其是肥胖、胰岛素抵抗明显者	有心力衰竭[NYHA心功能分级Ⅱ级以上]、活动性肝病或氨基转移酶升高超过正常上限2.5倍、严重骨质疏松和有骨折病史的患者应禁用本类药物	低血糖（联合胰岛素）、体重增加和水肿（常见）、TZDs的使用与骨折和心力衰竭风险增加相关
α-糖苷酶抑制剂（阿卡波糖、伏格列波糖和米格列醇）	抑制糖类在小肠上部的吸收而降低餐后血糖	适用于以糖类为主要食物成分的餐后血糖升高的患者（与第一口食物一起嚼服）	胃肠功能紊乱、孕妇、哺乳期、儿童不宜使用；肝肾功能不全者慎用；1型糖尿病患者不宜单独使用	胃肠道反应（常见，从小剂量开始，逐渐加量是减少不良反应的有效方法）、低血糖（治疗时需使用葡萄糖或蜂蜜）
DPP-Ⅳ（西格列汀、沙格列汀、维格列汀、利格列汀和阿格列汀）	抑制DPP-Ⅳ而减少胰高血糖素样肽-1在体内的失活，升高内源性胰高血糖素样肽-1水平	单药使用，或与其他口服降糖药物或胰岛素联合应用，治疗2型糖尿病	孕妇、儿童、对DDP-Ⅳ有超敏反应者、1型糖尿病、糖尿病酮症酸中毒	总体不良反应发生率低。不增加肾脏复合结局的风险，但可能增加心力衰竭住院风险。肾功能不全的患者使用时，应注意按照药物说明书来减量

续　表

药物种类 （代表药）	药理作用	适应证	禁忌证	不良反应
SGLT2i（达格列净、恩格列净、卡格列净和艾托格列净）	抑制肾脏对葡萄糖的重吸收，降低肾糖阈，从而促进尿糖的排出	单用或联合其他降糖药物治疗成人2型糖尿病	1型糖尿病、青少年及儿童	总体不良反应发生率低。泌尿系统和生殖系统感染及与血容量不足相关的不良反应（常见）、糖尿病酮症酸中毒（罕见）、可降低MACE风险、心力衰竭住院风险和肾脏主要终点风险

注：NYHA：纽约心脏学会。MACE：主要不良心血管事件。

（二）注射制剂

注射制剂主要包括胰岛素、胰岛素类似物、胰高血糖素样肽-1(glucagon-like peptide-1，GLP-1)受体激动剂。

1. 胰岛素

胰岛素治疗是控制高血糖的重要手段。1型糖尿病患者需依赖胰岛素维持生命，也必须使用胰岛素控制高血糖，也可降低其并发症的发生风险。2型糖尿病患者虽不需要胰岛素来维持生命，但当口服降糖药效果不佳或存在口服药使用禁忌时，仍需使用胰岛素以控制高血糖。在某些时候，尤其是病程较长时，胰岛素治疗可能是最主要的，甚至是必须的控制血糖措施。

（1）分类：根据来源和化学结构的不同，胰岛素可分为动物胰岛素、人胰岛素和胰岛素类似物。根据作用特点的差异，胰岛素又可分为超短效胰岛素类似物、常规（短效）胰岛素、中效胰岛素、长效胰岛素、长效胰岛素类似物、预混胰岛素、预混胰岛素类似物以及双胰岛素类似物。胰岛素类似物与人胰岛素相比控制血糖的效能相似，但在模拟生理性胰岛素分泌和减少低血糖发生风险方面优于人胰岛素。常用胰岛素及其作用特点参见表1-8。

表1-8　常用胰岛素及其作用特点[3]

胰岛素制剂	起效时间	峰值时间	作用持续时间(h)
短效人胰岛素	15～60 min	2～4 h	5～8

续　表

胰岛素制剂	起效时间	峰值时间	作用持续时间(h)
门冬胰岛素	10～15 min	1～2 h	4～6
赖脯胰岛素	10～15 min	10～15 h	4～5
谷赖胰岛素	10～15 min	1～2 h	4～6
中效人胰岛素	2.5～3 h	5～7 h	13～16
长效胰岛素	3～4 h	8～10 h	20
甘精胰岛素 U100	2～3 h	无峰	30
甘精胰岛素 U300	6 h	无峰	36
地特胰岛素	3～4 h	3～14 h	24
德谷胰岛素	10 h	无峰	42
预混人胰岛素(30R,70/30)	30 min	2～12 h	14～24
预混人胰岛素(40R)	10 min	2～8 h	24
预混人胰岛素(50R)	30 mim	2～3 h	10～24
预混门冬胰岛素 30	10～20 min	1～4 h	14～24
预混门冬胰岛素 50	15 min	30～70 min	16～24
预混赖脯胰岛素 25	15 min	30～70 min	16～24
预混赖脯胰岛素 50	15 min	30～70 min	16～24
双胰岛素类似物(德谷门冬双胰岛素 70/30)	10～15 min	1.2 h	＞24

（2）胰岛素的起始治疗：2 型糖尿病患者经过生活方式和口服降糖药联合治疗 3 个月，若血糖仍未达到控制目标，应及时开始胰岛素治疗。2 型糖尿病患者的胰岛素起始治疗可以采用每日 1～2 次胰岛素皮下注射，每日 1 次胰岛素治疗者往往需要联合应用口服降糖药。对于糖化血红蛋白≥9.0％或空腹血糖≥11.1 mmol/L 同时伴明显高血糖症状的新诊断 2 型糖尿病患者可考虑短期(2 周至 3 个月)胰岛素强化治疗[3]（图 1－2）。

2. GLP-1受体激动剂

GLP-1 受体激动剂通过激活 GLP-1 受体以葡萄糖浓度依赖的方式刺激胰岛素分泌和抑制胰高糖素分泌，同时增加肌肉和脂肪组织葡萄糖摄取，抑制肝脏葡萄糖的生成而发挥降糖作用，并可抑制胃排空，降低食欲。GLP-1 受体广泛分布于胰岛细胞、胃肠道、肺、脑、肾脏、下丘脑、心血管系统、肝脏、脂肪细胞和骨骼肌等[2]。其药代学、药效学特点及主要不良反应参见表 1-9。

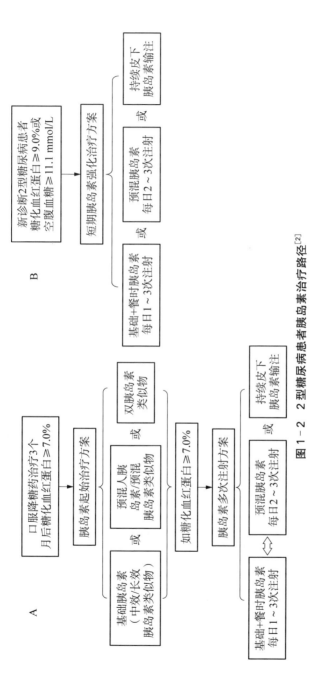

图 1-2 2型糖尿病患者胰岛素治疗路径[2]

注:A 为口服降糖药治疗 3 个月后糖化血红蛋白≥7.0% 的 2 型糖尿病患者胰岛素治疗路径;B 为新诊断 2 型糖尿病患者糖化血红蛋白≥9.0%或空腹血糖≥11.1 mmol/L 的胰岛素治疗路径。

表 1-9 GLP-1 受体激动剂药代学、药效学特点及主要不良反应[3]

通用名	每片或每支剂量	剂量范围	作用时间	半衰期(h)	主要不良反应
卡格列净	100 mg、300 mg	100～300 mg/d	1～2 h (达峰时间)	10.6～13.1	胃肠道反应
艾塞那肽	0.3 mg/1.2 mL、0.6 mg/2.4 mL	0.01～0.02 mg/d	10 h	2.4	
利拉鲁肽	18 mg/3 mL	0.6～1.8 mg/d	24 h	13	
贝那鲁肽	2.1 mL/4.2 mg	0.3～0.6 mg/d	2 h	0.25	
利司那肽	0.15 mg/3 mL、0.3 mg/3 mL	0.01～0.02 mg/d	1～2 h (达峰时间)	2～4	
艾塞那肽周制剂	2 mg/瓶	2 mg 每周 1 次	2 个高峰	2.4 每次释放	
度拉糖肽	0.75 mg/0.5 mL、1.5 mg/0.5 mL	0.75～1.50 mg 每周 1 次	48 h (达峰时间)	108～112	
洛塞那肽	0.1 mg/0.5 mL、0.2 mg/0.5 mL	0.1～0.2 mg 每周 1 次	67～118 h (达峰时间)	104～121	
司美格鲁肽	2 mg/1.5 mL、4 mg/3 mL	0.25～1 mg 每周 1 次	56 h (达峰时间)	168	

七、2 型糖尿病高血糖的管理策略和治疗流程

2 型糖尿病患者常合并代谢综合征,如高血压、血脂异常、肥胖等,使 2 型糖尿病并发症的发生风险、进展速度及危害显著增加。因此,科学、合理的 2 型糖尿病治疗策略应该是综合性的,包括对血糖、血压、血脂和体重的控制(表 1-5),并在有适应证时给予抗血小板治疗。血糖、血压、血脂和体重的控制应以改善生活方式为基础,并根据患者的具体情况给予合理的药物治疗(图 1-3)[2]。血糖的控制在糖尿病代谢管理中具有重要的意义。糖化血红蛋白是反映血糖控制状况的最主要指标。制订糖化血红蛋白控制目标应遵循个体化原则,兼顾大血管、微血管获益与发生不良反应(低血糖、体重增加等)风险之间的平衡。推荐大多数非妊娠成年 2 型糖尿病患者糖化血红蛋白的控制目标为<7%。

二甲双胍为 2 型糖尿病患者高血糖的一线治疗药物;生活方式干预是 2 型糖尿病的基础治疗措施,应贯穿于治疗的始终;若无禁忌证,二甲双胍应一直保留在糖尿病的药物治疗方案中。一种降糖药治疗血糖不达标者,应采用 2 种甚至 3 种不同作用机制的药物联合治疗,也可加用胰岛素治疗。合并动脉粥样硬

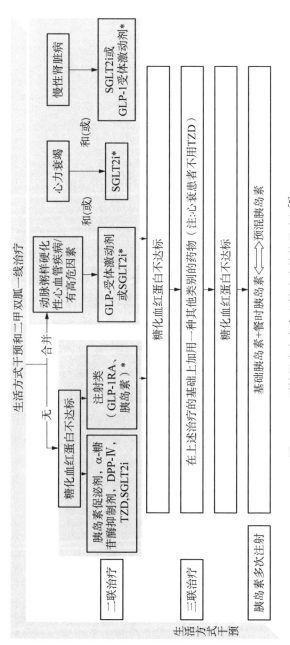

图 1-3　2 型糖尿病患者高血糖治疗的简易路径[2]

注：高危因素指年龄≥55 岁伴以下至少 1 项：冠状动脉或颈动脉或下肢动脉狭窄≥50％，左心室肥厚。
†：通常选用基础胰岛素。＊：加用具有动脉粥样硬化性心血管疾病、心力衰竭或慢性肾脏病获益证
据的 GLP-1 受体激动剂或 SGLT2i。

化性心血管疾病或心血管风险高危的 2 型糖尿病患者,不论其糖化血红蛋白是否达标,只要没有禁忌证都应在二甲双胍的基础上加用具有动脉粥样硬化性心血管疾病获益证据的 GLP-1 受体激动剂或 SGLT2i。合并 CKD 或心力衰竭的 2 型糖尿病患者,不论其 HbA1c 是否达标,只要没有禁忌证都应在二甲双胍的基础上加用 SGLT2i;合并慢性肾脏病的 2 型糖尿病患者,如不能使用 SGLT2i 可考虑选用 GLP-1 受体激动剂。

八、代谢手术治疗糖尿病

肥胖的 2 型糖尿病成人患者尽量采取生活方式及药物治疗,血糖仍然控制不佳者可考虑行代谢手术治疗。代谢手术治疗可以明显改善肥胖 2 型糖尿病患者的血糖控制,其中部分患者的糖尿病可达到"缓解"状态。与强化生活方式干预和降糖药物治疗相比,代谢手术能更有效地减轻体重和降低血糖,同时改善血脂、血压等代谢指标,降低糖尿病大血管及微血管并发症的发生风险,降低肥胖相关肿瘤的发生,提高生活质量,降低病死率[2]。建议代谢手术在多学科协作团队中进行。为了获得更好的手术获益,需严格掌握手术适应证和禁忌证,加强围手术期及远期并发症的预防,预防术后宏量及微量营养素摄入不足或不均衡。术前应由具有内分泌专业知识的内科医生对内科治疗效果不佳的糖尿病患者进行筛选,并对具有代谢手术适应证的患者进行术前评估。术后需进行膳食管理,限制总热量,采用渐进式的阶段饮食。推荐每日摄入足够水分,保证每日蛋白质摄入量,酌情补充多种维生素与微量元素,定期随访监测微量元素水平。代谢手术的性质应被视为临床研究,事先应由医学伦理委员会批准;由于目前临床获益证据不足,暂不推荐作为临床常规治疗方法[2]。

九、胰腺移植和胰岛细胞移植

全器官胰腺和胰岛移植是目前唯一的临床 β 细胞替代手段。这两种治疗方案都能有效地预防低血糖,恢复正常血糖,并可能稳定 1 型糖尿病并发症的发展。然而,这两种形式都需要慢性全身免疫抑制,以防止异体排斥。因此所有关于移植的决定必须平衡手术风险、代谢需要和糖尿病患者的选择。如果没有禁忌证(如恶性肿瘤、慢性感染、自我管理不足和严重的心血管疾病等),这是 1 型糖尿病患者、合并终末期肾病的 1 型糖尿病患者的"金标准"疗法。胰岛移植是一种创伤性较小的手术,适用于血糖过度不稳定和在接受最佳药物治疗后仍经常出现3级低血糖的人,并允许将不符合全胰腺移植条件的老年人和冠状动脉疾病患者纳入其中。谨慎的患者选择和方案优化已经带来了大量的临床改善。研究表明,50%的受试者其胰岛素独立性可维持5年之久[4]。虽然实现胰岛素独立仍然是一个重要的目标,但对1型糖尿病患者和有问题的低血糖患者进行的几项胰岛移植的多中心临床试验都采用了以接近正常血糖水平(糖化血红蛋白<7.0%)与消除3级低血糖作为研究的主要终点和临床上相关的双重干预目标。其研究结果可以改善患者的临床结局,但这方面的研究是有限的[5]。

十、心血管疾病及危险因素管理

糖尿病患者的心血管疾病主要包括动脉粥样硬化性心血管疾病和心力衰竭,其中动脉粥样硬化性心血管疾病包括冠心病、脑血管疾病和外周血管疾病,糖尿病患者的心血管疾病也是糖尿病患者的主要死亡原因。因此,对糖尿病患者的心血管疾病预防,需要针对所有患者每年进行危险因素筛查,包括超重与肥胖、高血压、血脂紊乱、吸烟、冠心病家族史、慢性肾病、白蛋白尿等[2]。

(一) 降压治疗

我国2型糖尿病患者中约60%伴有高血压。1型糖尿病合并高血压常与肾脏损害加重相关,而2型糖尿病患者合并高血压常有多种心血管代谢危险因素并存。糖尿病合并高血压使大血管与微血管并发症的发生和进展风险明显增加,也使患者的死亡风险增加。反之,控制高血压可显著降低糖尿病并发症和心血管事件发生的风险。糖尿病患者的血压控制目标应个体化,一般糖尿病患者合并高血压,降压目标为<130/80 mmHg。老年或伴严重冠心病的糖尿病患者,可确定相对宽松的降压目标值。糖尿病孕妇合并高血压,建议血压控制目标为≤135/85 mmHg。糖尿病患者的血压水平>120/80 mmHg 即应开始生活方式干预以预防高血压的发生;血压≥140/90 mmHg 可考虑开始给予降压药物治疗;血压≥160/100 mmHg 或高于目标值20/10 mmHg 时应立即开始给予降压药物治疗,并应用联合治疗方案。五类降压药物(血管紧张素转化酶抑制剂、血管紧张素 II 受体阻滞剂、钙通道阻滞剂、利尿剂、选择性 β 受体阻滞剂)均可用于对糖尿病合并高血压患者的治疗。

(二) 调脂目标

2型糖尿病患者的血脂异常主要表现为血甘油三酯、极低密度脂蛋白、游离脂肪酸水平升高,低密度脂蛋白胆固醇水平下降,持续性餐后高脂血症以及低密度脂蛋白胆固醇水平轻度升高,小而密的低密度脂蛋白和小而密的高密度脂蛋白均增加。这些血脂异常是引起糖尿病血管病变的重要危险因素。将降低低密度脂蛋白胆固醇作为首要目标,依据患者动脉粥样硬化性心血管疾病危险高低,将低密度脂蛋白胆固醇降至目标值。临床首选他汀类调脂药物。起始宜应用中等强度他汀,根据个体调脂疗效和耐受情况,适当调整剂量,若胆固醇水平不能达标,可联合其他调脂药物。动脉粥样硬化性心血管疾病高危、极高危患者现有调脂药物标准治疗 3 个月后,难以使低密度脂蛋白胆固醇降至所需目标值,则可考虑将低密度脂蛋白胆固醇较基线降低 50% 作为替代目标。如果空腹甘油三酯≥5.7 mmol/L,为预防急性胰腺炎,应首先使用降低甘油三酯的药物。每年行血脂监测,药物治疗期间需定期监测血脂变化。

(三) 抗血小板治疗

糖尿病患者合并动脉粥样硬化性心血管疾病需应用阿司匹林(75～150 mg/d)作为二级预防,同时需要充分评估出血风险。对阿司匹林过敏的患者,需应用氯吡格雷(75 mg/d)作为二级预防。阿司匹林(75～150 mg/d)作为一级预防用于糖尿病合并动脉粥样硬化性心血管疾病高危患者的适应证为年龄≥50 岁且合并至少 1 项主要危险因素(早发动脉粥样硬化性心血管疾病家族史、高血压、血脂异常、吸烟或慢性肾脏病/蛋白尿),无出血高风险[2]。

十一、糖尿病慢性并发症的防治原则

糖尿病慢性并发症是患者致残、致死的主要原因,强调早期防治。1 型糖尿病病程≥5 年者及所有 2 型糖尿病患者确诊后应每年进行慢性并发症筛查。现有证据显示:2 型糖尿病患者慢性并发症的发生与发展仅采用严格控制血糖的手段,其预防和延缓的作用有限,特别是那些长程、已发生动脉粥样硬化性心血管疾病或伴有多个心血管危险因子患者,所以应早期和积极全面控制动脉粥样硬化性心血管疾病危险因素[1]。

(1) 所有患糖尿病的高血压患者应经常监测血压,血压一般应控制在 130/80 mmHg 以下。

(2) 处理血脂异常前应进行动脉粥样硬化性心血管疾病总体危险全面评估。调脂治疗的首要目标是低密度脂蛋白胆固醇。严格的降血糖控制,可预防或延缓 1 型糖尿病和 2 型糖尿病蛋白尿的发生和进展。

（3）糖尿病患者合并动脉粥样硬化性心血管疾病需应用阿司匹林（75～150 mg/d）作为二级预防，同时需要充分评估出血风险。对阿司匹林过敏的患者，需应用氯吡格雷（75 mg/d）作为二级预防[2]。

（4）严格的血糖控制，可以预防和延缓糖尿病患者并发症的发生和发展。

（5）综合眼科检查包括散瞳后眼底检查、彩色眼底照相，必要时行荧光造影检查。

（6）良好的血糖控制可以延缓糖尿病神经病变的进展。戒烟及血糖、血压、血脂、体重等良好的代谢管理是预防糖尿病神经病变发生的重要措施，尤其是血糖控制至关重要。定期进行神经病变的筛查及评估，重视足部护理，可以降低足部溃疡的发生风险。

（7）筛查下肢动脉粥样硬化性病变的高危因素并给予早期干预，纠正不良生活方式，可以预防下肢动脉粥样硬化性病变的发生和延缓病情进展。

（8）对所有糖尿病患者每年进行全面的足部检查，详细询问以前大血管及微血管病变的病史，评估目前神经病变的症状（如疼痛、烧灼、麻木感等）和下肢血管疾病（如下肢疲劳、跛行等）以确定溃疡和截肢的危险因素。检查应包括皮肤视诊、评估足部畸形、神经评估（10 g尼龙丝试验和针刺或振动觉试验或踝反射）、血管评估（下肢和足部血管搏动）。对所有糖尿病患者都应该给予综合的足部自我管理的教育，以及多学科协作诊治[6]。

十二、妊娠合并高血糖的状态管理

妊娠前及妊娠期的规范管理可以降低高血糖相关母儿近远期并发症的发生率，也是全生命周期理念下预防糖尿病的关键环节[7]。所有糖尿病患者应做到计划妊娠，建议糖尿病患者糖化血红蛋白＜6.5％时计划妊娠，孕前评价糖尿病控制状态及慢性并发症的情况。所有未被诊断糖尿病的孕妇于孕24～28周行一步法75 g口服葡萄糖耐量试验筛查。生活方式改变是妊娠期高血糖治疗的基础，如果不能达到治疗目标，应该加用药物治疗。孕期降糖药物首选胰岛素，所有口服药物均缺乏长期安全性的数据。二甲双胍孕期应用安全性研究增多，对胰岛素抵抗重、胰岛素剂量大的孕妇，可在知情同意的基础上，酌情继续应用或加用二甲双胍。产后4～12周应再次评价糖代谢状况，之后酌情每1～3年行75 g口服葡萄糖耐量试验[6]。

十三、围手术期管理

糖尿病患者因各种疾病要进行手术治疗时需要得到特别的关注。因为糖尿病患者常合并大血管和微血管并发症,这将增加手术风险。手术应激还可使血糖急剧升高,增加术后管理的难度,亦是术后病死率增加的原因之一。此外,高血糖可造成感染发生率增加,伤口愈合延迟,住院时间延长,影响患者的远期预后。然而,过于严格的血糖控制亦可造成低血糖发生率增加,导致心、脑血管事件的发生。因此,对围手术期血糖进行规范管理可提高糖尿病患者术后临床获益。对多数住院围手术期糖尿病患者推荐血糖控制目标为 7.8～10.0 mmol/L。需急诊手术患者,应尽快做术前准备,并同时给予胰岛素控制血糖,推荐胰岛素静脉输注治疗。对于口服降糖药血糖控制不佳及接受大中手术的患者,应及时改为胰岛素治疗,基础胰岛素联合餐时胰岛素可以有效改善血糖控制。围手术期应加强血糖监测,预防低血糖。应为糖尿病患者提供个体化的术后出院降糖治疗计划[6]。

十四、免疫接种

根据年龄为儿童和成年糖尿病患者提供常规疫苗接种。病程≥6 个月的所有糖尿病患者均应每年接种流感疫苗。患者应常规接种乙肝疫苗。

参考文献

[1] 葛均波,徐永健,王辰. 内科学[M]. 9 版. 北京:人民卫生出版社,2018:735 - 744.

[2] 中华医学会糖尿病学分会. 中国 2 型糖尿病防治指南(2020 年版)(上)[J]. 中国实用内科杂志,2021,41(8):668 - 695.

[3] 中华医学会糖尿病学分会,国家基层糖尿病防治管理办公室. 国家基层糖尿病防治管理指南(2022)[J]. 中华内科杂志,2022,61(3):249 - 262

[4] Qi M, Kinzer K, Danielson K K, et al. Five-year follow-up of patients with type 1 diabetes transplanted with allogeneic islets: the UIC experience [J]. Acta Diabetol, 2014,51(5):833 - 843.

[5] Holt R I G, DeVries J H, Hess-Fischl A, et al. The management of type 1 diabetes in adults. a consensus report by the American Diabetes Association (ADA) and the European Association for the Study of Diabetes (EASD) [J]. Diabetes Care, 2021,44 (11):2589 - 2625.

［6］中华医学会糖尿病学分会.中国 2 型糖尿病防治指南(2020 年版)(下)［J］.中国实用
　　　内科杂志,2021,41(9):757 - 784.

［7］黄俊巧,李映桃,刘梦玥,等.2022 年中国妊娠期高血糖诊治指南与美国糖尿病学会妊
　　　娠合并糖尿病诊治指南比较［J］.国际妇产科学杂志,2022,49(6):691 - 699.

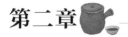

第二章

中医学对糖尿病的认识

第一节 中医学对糖尿病病名的认识

从目前糖尿病患者所出现的症状来看,不同分型、不同分期的糖尿病对应于不同的中医病名诊断。

一、糖尿病临床期

(一) 消渴、消

《说文解字》[1]将"消"解为"尽","消渴"可理解为"水尽而渴",以"消渴"命名疾病,为病机结合症状命名法。

"消渴"作为病名最早出现在《素问·奇病论》[2]:"肥者,令人内热,甘者令人中满,故其气上溢,转为消渴。治之以兰,除陈气也。"《神农本草经·本草经佚文》将"消渴"与"中风伤寒""寒热温疟""中恶霍乱""大腹水肿""肠澼下利"等并列为临床常见疾病,说明当时的学术体系已经将"消渴"作为一类疾病的统称。东汉末年张仲景所著《金匮要略》[3]将"消渴"作为一个独立疾病与"小便不利""淋"共同列入篇名,认为"消渴"是一种以口渴症状为主,可伴见小便频数或不利两种相反症状的疾病,如肾气丸证的表现为"男子消渴,小便反多",五苓散证则是"脉浮,小便不利,微热,消渴",说明其所谓"消渴"涵盖的病证范围类似于现代以血糖异常为诊断标准的糖尿病,并不局限于"三多一少"的典型症状。《小品方·治渴利诸方》认为消渴病包括不渴而小便自利的"消利",以及虽渴而小便不利的"消渴",说明此时的"消渴"已有广义、狭义之分。隋代巢元方《诸病源候论》,以及唐代王焘《外台秘要》所引《古今录验方》原文,均用广义"消渴"的含义统领狭义"消渴"及"渴利""强中""消中""肾消"的含义。

"消"也常作为"消渴"的简称。《素问·阴阳别论》言："二阳结谓之消。"西汉《淮南子·说三训》曰："嫁女于病消者,夫死后难复处也。"

(二) 三消

《素问》按病位不同论述了涉及上焦肺的"鬲消""肺消",和热在中焦的"消中""食亦",奠定了以病位论消渴,并分别命名的学说基础。《金匮要略》以脉论理,将消渴按脏腑辨证分属为肺、胃、肾三个病位,是后世上、中、下三消的雏形。《外台秘要》引《古今录验方》云："消渴病有三:一渴而饮水多,小便数,无脂似麸片甜者,皆是消渴病也;二吃食多,不甚渴,小便少,似有油而数者,此是消中病也;三渴饮水不能多,但腿肿脚先瘦小,阴痿弱,数小便者。此是肾消病也。"继《金匮要略》之后首次将消渴病分为三类并明确命名为"消渴病""消中病""肾消病",其中消中病的症状"小便少,似有油而数"符合现代乳糜尿的描述。明代戴思恭首次提出"消脾""缘脾经燥热,食物易化,皆为小便,转食转饥",与前人所述"消中"相同。宋代《太平圣惠方》[4]首次提出"三消"之名,称之为"消渴""消中""消肾",与《外台秘要》命名仅有"肾消"与"消肾"不同,分别以饮多溲少、食多而饮溲俱少、溲随饮出且味甘色白伴见腰腿消瘦为特征,与《外台秘要》的症状描述有所区别。

金元时期,刘完素在《素问病机气宜保命集》[5]中首次提出"上消、中消"的命名,与"肾消"并列为三消。并指出"上消"为上焦受病,又称"鬲消";"中消"为胃热消谷;"肾消"病在下焦,初为膏淋,后面色黧黑、形瘦耳焦。现代所谓"上消、中消、下消"首次出现在朱丹溪《丹溪心法》[6]中,三者的症状描述与前人所述的"鬲消、消中、肾消"相似。

(三) 阳消与阴消

明代《景岳全书》按病机辨证将消渴分为阳消、阴消。认为以渴为主症的消渴、以善饥为主症的消谷、以小便淋浊如膏为主症的肾消,"多由于火,火甚则阴虚",均为阳消;《素问·气厥论》中元气虚衰、金寒水冷所致的肺消与《灵枢·邪气脏腑病形》中五脏脉微小的消瘅属阴消。

(四) 其他

《素问·阴阳别论》出现过"风消"的命名:"二阳之病发心脾,有不得隐曲,女子不月;其传为风消,其传为息贲者,死不治。"但未描述"风消"的症状,因此后世医家均未进行更深入、详细的论述。

历代医著中出现过"果木消""虫消""酒渴"的命名,均为病因命名法;也有很多医家延续《小品方》的论述,称消渴为"宣疾";医籍中还出现过"热渴""胃热渴""虚渴""虚热渴""渴疾""久渴""烦渴""暴渴""病瘥后渴""诸失血及产褥中渴"等名称,从症状表现看与糖尿病具有一定相关性。

二、糖尿病前期——脾瘅

"瘅"在《素问》中被解释为"热","脾瘅"就是脾内蕴热,作为病名,为病位结合病机命名法。

"脾瘅"首见于《素问·奇病论》:"帝曰:有病口甘者,病名为何?何以得之?岐伯曰:此五气之溢也,名曰脾瘅。夫五味入口,藏于胃,脾为之行其精气,津液在脾,故令人口甘;此肥美之所发也。此人必数食甘美而多肥也……肥者令人内热,甘者令人中满,故其气上溢,转为消渴。"清晰描述了脾瘅好发于"多食肥美",也就是多食高脂肪、高蛋白的饮食品类,进而造成体型肥胖的一类人群,出现以"口甘"的症状表现,此后转变为消渴病的病情进展过程,基本符合肥胖2型糖尿病的前期症状,即胰岛素抵抗引起的空腹血糖受损、糖耐量受损。

脾居中焦,五行中对应于土,五方对应于中,是化生中气的脏腑,因此,"脾瘅"的转归通常为三消中的"消中",也就是《素问·脉要精微论》所论述的"瘅成为消中"。《三因极一病证方论》也说:"消中属脾,瘅热成则为消中。"《儒门事亲》论曰:"胃膈瘅热,烦满不欲食;或瘅成为消中,善食而瘦。"都认为消渴病中的"消中"与"脾瘅"及"中焦瘅热"存在密切关系。

三、糖尿病并发症期

(一)糖尿病肾病

1. 早、中期——肾消与消肾、急消、尿浊、淋浊

自唐代《外台秘要》引用《古今录验方》原文起,"肾消"成为与糖尿病肾病关系最为密切的名称:"渴饮水不能多,小便数,阴痿弱,但腿肿,脚先瘦小,此肾消病也。"指出肾消病的表现虽然包括渴而小便频数的消渴典型症状,但却不耐多饮,同时有腰膝酸软、性功能障碍等"阴痿弱"的症状,并且下肢浮肿同时足部却瘦小。宋代《太平圣惠方》将"饮水随饮便下,小便味甘而白浊,腰腿消瘦者"称为"消肾",黎民寿《简易方·消渴》又称之为"急消",后世医家有称此症为"尿浊""淋浊",均相当于糖尿病肾病早、中期表现为白蛋白排泄率增加或蛋白尿增多者。

2. 中期——肾劳

"肾劳"包括由内热伤阴耗气的消渴病进展为阴损及阳、久病及肾的多种虚损证候。《诸病源候论》云:"肾劳者,背难以俯仰,小便不利,色赤黄而有余沥,茎内痛,阴湿囊生疮,小腹满急。"《外台秘要》引《删繁方》之言,认为肾劳实热证表现为"小便黄赤,阴囊生疮""耳聋""气急",虚寒证表现为"腰背僵直""气力赢弱"等。

3. 晚期——关格、肺消

"关格"首见于《素问·六节脏象论》:"人迎与寸口俱盛四倍以上为关格。关格之脉赢,不能极于天地之精气,则死矣。"《灵枢·脉度》曰:"阴阳俱盛,不得相荣,故曰关格。关格者,不得尽期而死也。"将关格描述为阴阳俱盛,互不相容,从而格拒的病理状态。《伤寒论·平脉法》首次以"关格"作为病名:"下微本大者,则为关格不通,不得尿。""跌阳脉伏而涩,伏则吐逆,水谷不化,涩则食不得入,名曰关格。"指出关格的症状表现为小便不通兼见呕吐不止,明代《寿世保元》、清代《医学心悟》《证治汇补》等基于这一论述,将关格阐述为:消渴病久病及肾,心肾不交,阴阳不通,气化受损终致湿浊内留,三焦闭塞,五脏受累,气机逆乱,出现以脘腹胀满、尿少、呕逆不能食、二便不畅等典型症状。正如《证治汇补·癃闭》所论述的:"小便不通,旦夕之间,陡增呕恶,此因浊邪壅塞三焦,正气不得升降。所以关应下而小便闭,格应上而呕吐,阴阳闭绝,一日即死,最为危候。"《诸病源候论》则将关格解释为"大小便不通",虽未提及呕吐症状,但也属于气机失于升降的危象。以上论述大体对应于现代医学肾功能不全、肾功能代偿期和失代偿期的临床表现。

"肺消"首见于《素问·气厥论》:"心移寒于肺,肺消,肺消者饮一溲二,死不治。"清代医家黄元御在其著作《四圣心源》《素问悬解》中将其病机解释为:"此上下俱寒,上寒则少饮,下寒则多溲。饮一溲二,是精溺之各半。""收敛失政,精溺溢泄。"可见其症状、病机及预后均符合现代医学急性肾衰竭多尿期表现。

另外,糖尿病肾病不同分期的症状表现还与《素问》所论"水""发满",《金匮要略》水气病、淋证,以及后世所论水肿、癃闭、血尿、糖络病等相关。

(二)糖尿病慢性消耗期——消瘅、肺痿

"消瘅"首见于《素问·通评虚实论》:"帝曰:消瘅虚实何如? 岐伯曰:脉实大,病久可治;脉悬小坚,病久不可治。""凡治消瘅、仆击、偏枯、痿厥、气满发逆,甘肥贵人则膏粱之疾也。"《灵枢·师传》:"夫中热消瘅,则便寒;寒中之属,则便

热。胃中热则消谷,令人悬心善饥。"指出消瘅的病机在于胃中热,因此以悬心善饥为突出表现。将消瘅、仆击、偏枯、痿厥、气满发逆与脾瘅、消中联系在了一起,指出其存在共同病因,即肥胖少动、多食膏粱肥甘。《灵枢·邪气脏腑病形》:"心脉……微小为消瘅……肺脉……微小为消瘅……肝脉……微小为消瘅……脾脉……微小为消瘅……肾脉……微小为消瘅。"《灵枢·本脏》:"心脆则善病消瘅热中……肺脆则苦病消瘅易伤……肝脆则善病消瘅易伤……脾脆则善病消瘅易伤……肾脆则善病消瘅易伤。"《灵枢·五变》:"五脏皆柔弱者,善病消瘅。"指出任意一脏功能柔弱均可导致消瘅,脉象均呈现微小之象,说明消瘅属于真气内损的疾病消耗期,因此应为消渴等疾病的进一步发展,与仆击、偏枯、痿厥、气满发逆同为糖尿病并发症期。

《金匮要略》所论肺痿的病因之一为消渴,而肺痿的症状表现为咳嗽痰多,虚寒证可伴见头眩、遗尿、小便数,病机为上虚不能制下,也就是肺气痿弱不振,不能制约下输于膀胱的水液,与糖尿病进展为劳嗽阶段相对应。

(三) 其他

现代糖尿病患者临床各阶段不同并发症的症状表现与历代医著中的一些病名诊断具有非特异性的对应关系。如糖尿病肾病和糖尿病心脏病,如果以水肿为主症,则对应于《内经》中的"水""发满"、《金匮要略》"水气病";糖尿病心脏病,如果以心前区疼痛、心悸等为主症,则对应胸痹、心痛、肝着、真心痛、心悸、怔忡等;糖尿病外周神经病变对应痹证、血痹、络病、痛证等;糖尿病脑血管病变对应头痛、中风、偏枯、半身不遂、仆击、昏厥等;糖尿病足对应脱疽、筋疽、坏疽等;糖尿病胃轻瘫对应痞证、呕吐、腹胀、腹泻等;糖尿病合并皮肤感染对应痈、疮、疖、癣、痱等;糖尿病视网膜病变对应视瞻昏渺、青盲、雀目、圆翳内障、云雾移睛、暴盲等;妊娠糖尿病可参考《金匮要略》妊娠小便不利、妊娠水肿,以及后世妇科学"子肿"论治。

参考文献

[1] 许慎.说文解字注[M].上海:上海古籍出版社,1981.

[2] 黄帝内经素问[M].北京:人民卫生出版社,1963.

[3] 张仲景.金匮要略方论[M].北京:人民卫生出版社,1963.

[4] 王怀隐.太平圣惠方[M].北京:人民卫生出版社,1958.

［5］刘完素.素问病机气宜保命集［M］.北京：人民卫生出版社,2005.
［6］朱丹溪.丹溪心法［M］.北京：中国医药科技出版社,2012.

第二节　中医学对糖尿病病因的认识

一、饮食与肥胖

历代医家多以饮食因素与肥胖体态作为消渴病的首要病因。《素问·奇病论》[1]曰："脾瘅……此肥美之所发也,此人必数食甘美而多肥也,肥者令人内热,甘者令人中满,故其气上溢,转为消渴。"指平时进食过多高脂、高蛋白类,即属味甘、补益之用的饮食,会超过身体的需求而导致体态肥胖,脾胃中焦满滞后内生积热,食气与热气上溢而出现水消口渴的症状。《太平圣惠方·三消论》云："三消者……或食肥美之所发也。"《圣济总录》亦云："消瘅者,膏粱之疾也,肥美之过积为脾瘅。"《景岳全书》也将"膏粱肥甘之变"作为消渴诸多病因中的首要因素。孙思邈《备急千金要方》曰："凡积久饮酒,未有不成消渴,然则大寒凝海而酒不冻,明其酒性酷热物无以加,脯炙盐咸,酒客耽嗜,不离其口,三觞之后。制不由己,饮啖无度,咀嚼鲊酱,不择酸咸,积年长夜,醹兴不解,遂使三焦猛热,五脏干燥,木石犹且焦枯,在人何能不渴。""其所慎有三：一饮酒,二房室,三咸食及面。"突出了饮酒导致三焦猛热在消渴形成中的重要作用,并认为不仅过食膏粱肥甘会导致消渴病,烤肉、高盐、腌制品也会使五脏干燥而出现消渴。又如《丹溪心法》云："酒面无节,酷嗜炙煿……于是炎火上熏,脏腑生热,燥热炽盛,津液干焦,渴饮水浆,而不能自禁。"除酒外,面也是当时常见的消渴饮食病因。

二、生活安逸

《素问·腹中论》言："夫热中消中者,皆富贵人也。"《景岳全书》言："消渴……其为病之肇端,则皆膏粱肥甘之变,酒色劳伤之过,皆富贵人病之,而贫贱者鲜有也。"指出除过食膏粱肥甘、酸感炙鲊外,以及酒色劳伤外,当时富贵之人安逸少动的生活方式,也是消渴病的重要病因之一。

三、情志失调

情志失调可导致人体气机逆乱,欲升不升,当降不降,阴阳气血进而失调,脏腑功能紊乱而成消渴。《灵枢·五变》云:"其心刚,刚则多怒,怒则气上逆,胸中蓄积,血气逆留,膹皮充肌,血脉不行,转而为热,热则消肌肤,故为消瘅。"《河间六书》云:"消渴者……耗乱精神,过违其度……阳气悍而燥热郁甚之所成也。"《临证指南医案·三消》云:"心境愁郁,内火自燃,乃消症大病。"说明恼怒和忧思抑郁都会导致内生火热而消烁肌肤津液,出现消渴或消瘅。

四、体质柔脆

《灵枢·五变》曰:"五脏皆柔弱者,善病消瘅。"《灵枢·本脏》:"心脆则善病消瘅热中……肺脆则苦病消瘅易伤……肝脆则善病消瘅易伤……脾脆则善病消瘅易伤……肾脆则善病消瘅易伤。"说明五脏柔弱易患此病,而造成体质柔脆的原因包含先天禀赋不足、饮食、酒色劳伤等。

五、过服丹石,房劳过度

《诸病源候论》[2]指出,消渴的病因之一是当时社会流行的服石延年养生法:"由少服五石诸丸散,积经年岁,石势结于肾中,使人下焦虚热。及至年衰,血气减少,不复能制于石。石势独盛,则肾为之燥,故引水而不小便也。"《外台秘要》[3]则认为服石后会出现房事强盛的假象,如果误以为是肾气强盛的表现而不知节制地行房,就会导致真气内损而出现消中:"由少服五石,热结于肾,内热之所作也……由肾盛之时,不惜真气,恣意快情,数使虚耗。石热孤盛,则作消中。"孙思邈在《备急千金要方》中也认为消渴患者在治疗中应慎房事,从侧面说明房事过度是导致消渴的原因之一。

参考文献

[1] 黄帝内经素问[M].北京:人民卫生出版社,1963.
[2] 巢元方.诸病源候论[M].北京:中国医药科技出版社,2011.
[3] 王焘.外台秘要[M].北京:中国医药科技出版社,2011.

第三节　中医学对糖尿病病机的认识

糖尿病发病机制至今仍未被完全阐明,中医学认为此病是由于先天禀赋不足,复因情志失调、饮食不节等原因所导致的以阴虚燥热为基本病机,以多尿、多饮、多食、乏力、消瘦,或尿有甜味为典型临床表现的一种疾病。且其发病过程中可有多种病理因素共同参与。

一、内热煎灼

糖尿病在《黄帝内经》(下文简称《内经》)时期可隶属于"瘅病"范畴,"瘅"在古文献中有多重含义,如《尔雅》言:"瘅,劳也。"《说文解字》[1]言:"瘅,劳病也。"《素问·玉机真藏论》[2]曰:"肝传之脾,病名曰脾风,发瘅,腹中热,烦心出黄。"唐·王冰注之:"脾之为病,善发黄瘅,故发瘅也。"言其为黄病,其后又注《素问·奇病论》:"瘅,谓热也。突出了脾瘅的核心病机为内热[3]。

《素问·气厥论》曰:"大肠移热于胃,善食而瘦,又谓之食亦。"《灵枢·经脉》[4]曰:"气盛则身以前皆热,其有余于胃,则消谷善饥,溺色黄。"《灵枢·师传》:"胃中热则消谷,令人悬心善饥。"指出胃火炽盛或肠胃积热,消灼津液,而成消渴。王冰于《重广补注黄帝内经素问·气厥论篇》[5]注曰:"热消水谷,又烁肌肉,故善食而瘦,又谓之食亦者,谓食入移易而过,不生肌肤也。"补充消渴病因内热煎灼能食而瘦的特点。

《素问·气厥论》曰:"心移热于肺,传为鬲消。"指心肺有火,津液枯竭,发为鬲消。《素问·刺热论》:"肾热病者,先腰痛胻痠、苦渴数饮、身热。"指出肾脏受热,灼伤津液,阴津亏耗,继而再生内热,往复循环,引发消渴。

东汉·张仲景《金匮要略·消渴小便不利淋病脉证并治第十三》[6]:"趺阳脉浮而数,浮即为气,数即消谷而大坚,气盛则溲数,溲数则坚,坚数相搏,即为消渴。"清·周扬俊《金匮玉函经二注》[7]注解曰:"数则消谷者,壅盛之气,郁而为热,即消谷。数即热也,大坚者,水谷虽入,不化津液,中焦遂燥,坚即燥也,内经所谓味过于苦,脾气不濡,胃气乃厚,中焦热甚,火性疾速,水谷不得留停,下入膀胱而溲水去,其内即燥而又热,即为消渴,近世谓消中也。"指出中焦热盛所致消渴常见症状为"多饮""多食""多溲""大便坚"。在一项2 080例糖尿病患者临床症状分析研究中,"多饮"占比57.98%,"多食"占比31.01%,"多溲"占比53.02%,"大便坚"占比18.41%[8]。

金·张从正明确提出消渴病机归之于火[9],其在《儒门事亲·三消之说当从火断二十七不得其平》认为"君火相火,不得其平,则燔灼脏腑,而津液竭焉。故入水之物,无物不长;入火之物,无物不消。夫一身之心火,甚于上为膈膜之消;甚于中则为肠胃之消;甚于下为膏液之消;甚于外为肌肉之消。上甚不已则消及于肺;中甚而不已则消及于脾;下甚而不已则消及于肝肾;外甚而不已则消及于筋骨。四脏皆消尽,则心始自焚而死矣。故《素问》有消瘅、消中、消渴、风消、膈消、肺消之说。消之证不同,归之火则一也。"

先秦两汉时期的消渴理论虽不甚完善,但其开拓消渴病的理论源流,形成了相对完善的理论框架,后世著作多在此基础上根据当时社会背景、地域特征、患者群体等因素做出阐发。

二、阴寒内盛

脏腑内寒也是消渴的重要病机之一。《素问·气厥论》曰:"心移寒于肺,肺消,肺消者,饮一溲二也。"张介宾注曰:"心与肺,二阳脏也,心移寒于肺者,君火之衰耳,心火不足,则不能温养肺金,肺气不温,不能行化津液,故饮虽一,而溲则倍之,夫肺者,水之母也,水去多则肺气从而索矣,故曰肺消。"指出心肺受寒,肺通行水道功能减退,导致津液代谢异常,发为消渴[10]。

《金匮要略·肺痿肺痈咳嗽上气病脉证治第七》:"肺痿,吐涎沫而不咳者,其人不渴,必遗尿,小便数,所以然者,以上虚不能制下故也。此为肺中冷,必眩,多涎唾,甘草干姜汤以温之。若服汤已渴者,属消渴。"论述了肺寒而痿可致"遗尿""小便数"等水液失摄症状,同时提出消渴病亦可并发肺痿:"肺痿之病……或从消渴,小便利数……"

金·张从正《儒门事亲·刘河间先生三消论》[9]言:"其为治者,泻实补虚,以平为期而已矣。故治消渴者,补肾水阴寒之虚,而泻心火阳热之实,除肠胃燥热之甚,济人身津液之衰,使道路散而不结,津液生而不枯,气血利而不涩,则病日已矣。"论述了肾水阴寒可致消渴。

三、痰饮水湿内阻

《素问·奇病论》:"此五气之溢也,名曰脾瘅。夫五味入口,藏于胃,脾为之行其精气,津液在脾,故令人口甘也。此肥美之所发也,此人必数食甘美而多肥也。肥者令人内热,甘者令人中满,故其气上溢,转为消渴。治之以兰,除陈气也。"膏粱厚味,肥甘之品,消耗脾胃精气,脾胃功能受损,运化失司,滋生痰湿,日久令人内热中满。痰湿中阻,又常阻遏气机,影响津液输布,造成消渴;或痰湿积久化热,痰热并行,气血不通,津液灼伤,引发消渴。治法为"禁膏粱",并

"治之以兰",即以芳香化湿、行气醒脾之药治疗。后世以平胃散加减,苍术、陈皮、藿香、佩兰、砂仁、豆蔻等皆为常用药物[11]。

《金匮要略·痉湿暍病脉证治第二》:"湿家⋯⋯舌上如胎者,以丹田有热,胸上有寒,渴欲得饮而不能饮,则口燥烦也。"《金匮要略·水气病脉证并治第十四》:"夫水患者,目下有卧蚕,面目鲜泽,脉伏,其人消渴。"《金匮要略·消渴小便不利淋病脉证并治第十三》:"脉浮,小便不利,微热消渴者,宜利小便发汗,五苓散主之。"指出水停脏腑,津液不化,则成消渴,当治以发汗、利水之法。"小便不利者,有水气,其人苦渴,瓜蒌瞿麦丸主之。"指出消渴日久,损耗阳气而见口渴、小便不利、水肿等症。"脉浮发热,渴欲饮水,小便不利者,猪苓汤主之。"指出水热互结与阴虚内热并重也是消渴病机之一。

四、辛燥伤阴

《千金方·消渴淋闭方·消渴第一》[12]云:"凡积久饮酒,未有不成消渴,然则大寒凝海而酒不冻,明其酒性酷热物无以加,脯炙盐咸,酒客耽嗜,不离其口,三觞之后。制不由己,饮啖无度,咀嚼鲊酱,不择酸咸,积年长夜,酣兴不解,遂使三焦猛热,五脏干燥,木石犹且焦枯,在人何能不渴。"提出酒性酷热,又辅食辛咸炙烤之品,使三焦热盛,脏腑津液干枯,故而消渴。并总结消渴发病的常见病因:"其所慎有三:一饮酒,二房室,三咸食及面。能慎此者,虽不服药而自可无他。不知此者,纵有金丹亦不可救,深思慎之。"

五、瘀血阻滞

《灵枢·五变》曰:"其心刚,刚则多怒,怒则气上逆,胸中蓄积,血气逆留,臗皮充肌,血脉不行,转而为热,热则消肌肤,故为消渴。"提出因情志而致气滞血瘀的病理状态,可发展为消渴。清·唐宗海《血证论》[13]亦提出"血渴"概念:"瘀血在里则口渴。所以然者血与气本不相离,内有瘀血,故气不得通,不能载水津上升,是以发渴,名曰血渴,瘀血去则不渴矣。"《金匮要略·惊悸吐血下血胸满瘀血病脉证治十六》:"病者如热状,烦满,口干燥而渴,其脉反无热,此为阴状,是瘀血也,当下之。"指出瘀血阻滞经络,一则阻滞津液输布,产生津液代谢异常,发为消渴;二则瘀血阻滞,郁久化热,灼伤津液,引发消渴。董振华等[14]参考当时西医学病理解剖发现的部分糖尿病患者胰腺血管闭塞,以及约70%的糖尿病患者伴有动脉粥样斑块形成、血管弹性减弱、血小板聚集、血液流变异常、血黏度增高、血栓形成、毛细血管基底膜增厚、微循环障碍等病理生理学基础,进而提出以活血化瘀法治疗血瘀证糖尿病患者,开创了活血化瘀法治疗糖尿病的新思路。

六、脏腑虚弱

《灵枢·五变》曰:"五脏皆柔弱者,善病消瘅。"《内经》以"脆坚"形容脏腑功能强弱。《灵枢·本脏》:"心脆则善病消瘅热中……肺脆则苦病消瘅易伤……肝脆则善病消瘅易伤……脾脆则善病消瘅易伤……肾脆,则善病消瘅易伤。"《灵枢·邪气脏腑病形》指出五脏脉"微小为消瘅。"张志聪释曰:"消瘅者,五脏之精气皆虚,转而为热,热则消肌肉,故为消瘅也[15]。"指出消渴病发病或因素体阴精不足,或因后天调摄失养,导致燥热内生,津液代谢异常,诱发消渴。如明·楼英《医学纲目·消瘅门》[16]言:"盖肺藏气,肺无病则气能管摄津液之精微,而津液之精微者收养筋骨血脉,余者为溲。肺病则津液无气管摄,而精微者亦随溲下。"提出肺气不足,无以管摄津液,则人体精微随小便外漏。

前文提到《金匮要略》所论肺痿与消渴相关,也是因为肺气痿弱不振,津液失于布散而独留于肺,故不渴,以甘草干姜汤温里后,寒饮得化,故口渴产生。类似论述还出现在《伤寒论》小青龙汤方证"服汤已,渴者,此寒去欲解也"。

《金匮要略·消渴小便不利淋病脉证并治第十三》:"男子消渴,小便反多,以饮一斗,小便一斗,肾气丸主之。"《续名医类案·目》[17]:"消中、消渴……皆由肾虚也。"均指出房劳伤肾,或其他因素导致的肾虚为消渴病的重要病机之一。唐·王焘《外台秘要·消中消渴肾消方八首》[18]:"消渴病有三,一渴而饮水多,小便数,无脂似麸片甜者,皆是消渴病也;二吃食多,不甚渴,小便少,似有油而数者,此是消中病也;三渴饮水不能多,但腿肿脚先瘦小,阴痿弱,数小便者,此是肾消病也,特忌房劳。"明确指出肾消尤忌房劳,从侧面说明房劳导致的肾虚是消渴的病机之一。肾为先天之本,主藏精,内寓元阴元阳。肾阳不足,气化失常,津液有降无升则口渴多饮;肾阳不足,不温脾阳,水谷精微不布五脏而下趋故多食而消瘦;肾阴亏虚,虚火内生,上灼肺胃则烦渴多饮、消谷善饥,中灼脾胃则消谷,固摄失司则多尿。肾虚消渴理论对后世影响深远,常见于糖尿病后期,久病及肾,阴阳俱损的阶段[19]。

七、服石生热

炼丹术起源于战国时期,秦统一之后其风盛行。《素问·腹中论》有言:"夫芳草之气美,石药之气悍,二者其气急疾坚劲,故非缓心和人,不可以服此二者。"巢元方结合魏晋服石之风,强调消渴的病机与"石势燥热"相关,提出:"夫消渴者,渴不止,小便多是也。由少服五石诸丸散,积经年岁,石势结于肾中,使人下焦虚热。"丹石壮阳之品,其性燥热,耗伤阴津,使之虚热内生,往复循环,产生消渴变证。唐·孙思邈在《千金方·解毒杂治方·解五石毒第三》提出"宁服野葛,不服五石。"《千金方·消渴淋闭方·消渴第一》提出:"凡人生放恣者众,盛壮之时,不自慎惜,快情纵欲,极意房中,渐至年长,肾气虚竭,百病滋生。又年少惧不能房,多服石散,真气既尽。石气孤立,惟有虚耗,唇口干焦,精液自泄,或小便赤黄,大便干实,或渴而且利,日夜一石,或渴而不利,或不渴而利,所食之物,悉化小便,皆由房室不节所致也。"指出房事不节,过服石散,致肾精虚耗,发为消渴。

八、七情不节,气机不畅

上文《灵枢·五变》提到心刚多怒,瘀热而渴。隋·巢元方《诸病源候论·消渴候》:"解衣惔卧,伸腰少腹,五息止。引肾气,去消渴,利阴阳。解衣者,无使挂碍;惔卧者,使气易行。"提出通过养生导引的方式来调畅气机,引顺肾气,去除消渴,从侧面说明气机不畅是消渴病机之一。唐·孙思邈《备急千金要方·风虚杂补酒煎第五》云:"黄胆消渴,痈疽妄发,重病浮肿如水病状……此皆六极七伤所致,非独房室之为也。忧患积,思喜怒悲欢,复随风湿结气,咳时呕吐,食已变,大小便不利……"认为七情失节导致气机结滞,复与风湿之邪相合,可致消渴。

金·张从正在《儒门事亲·三消之说当从火断》中明确指出:"不减滋味,不戒嗜欲,不节喜怒,病已而复作。"认为喜怒不节是消渴病反复发作的重要因素,且影响其预后。《儒门事亲·刘河间先生三消论》:"况消渴者,本因饮食服饵失宜,肠胃干涩,气液不得宣平;或耗乱精神,过违其度;或因大病,阴气损而气液衰虚,阳气悍而燥热郁甚之所成也[9]。"将精神耗乱超出人体调节极限与饮食服饵、大病阴伤并列为消渴三大病机。

宋·陈言《三因极一病证方论·三消治法》[20]篇中论及"消中,多因外伤瘅热,内积忧思,喜啖咸食及面,致脾胃干燥",《三因极一病证方论·消渴叙论》:"治热中消渴止后,将补精血,益诸虚,解劳倦,去骨节间热,宁心强志,安神定魄,固脏腑,进饮食,免生疮疡。"提出以补益法宁心强志、安神定魄,从侧面反映出消渴病情志方面的病因病机。"真珠丸治心虚烦闷,或外伤暑热,内积愁烦,酣饮过多,皆致烦渴,口干舌燥,引饮无度,小便或利或不利。"指出内积愁烦,加以食饮不节,或外感热邪,造成消渴。

明·王肯堂由《素问·气厥论》:"心移热于肺,传为鬲消。"理论发挥,于《证治准绳·杂病·消瘅》中提出:"然心火上炎于肺者,必由心有事焉,不得其正,以致其脏气血之虚,故厥阳之火上逆也。"认为心中怫郁,情志不畅,遂火热逆上发为鬲消。清·叶天士于《临证指南医案》提出:"心境愁郁,内火自燃""经营无有不劳心,心阳过动,而肾阴暗耗,液枯,阳愈燔灼……是能食而肌肉消瘦。"指出因情绪愁郁而劳心伤肾,可致津液干枯,阳热更甚,进而出现能食而"肌肉消瘦"的消渴症状[21]。

参考文献

[1] 许慎. 说文解字注[M]. 上海:上海古籍出版社,1981.

[2] 任廷革. 黄帝内经素问[M]. 北京:人民军医出版社,2005.

[3] 姬航宇,仝小林,刘文科。脾瘅源流考[J]. 江苏中医药,2009,41(1):58-60.

[4] 任廷革. 黄帝内经灵枢经[M]. 北京:人民军医出版社,2006.

[5] 王冰,范登脉. 重广补注黄帝内经素问[J]. 北京:科学技术文献出版社,2011.

[6] 张仲景. 金匮要略方论[M]. 北京:人民卫生出版社,1963.

[7] 周扬俊. 金匮玉函经二注[M]. 上海:上海科学技术出版社,1959.

[8] 张延群,和贵章,韩清,等. 2080例糖尿病患者临床症状谱的流行病学调查研究[J]. 新中医,2004(11):42-43.

[9] 张子和. 儒门事亲[M]. 上海:上海卫生出版社,1958。

[10] 张景岳. 类经[M]. 北京:中国医药科技出版社,2011.

[11] 朱侣,岳仁宋. 消渴芳草用药思辨[J]. 四川中医,2016,34(4):33-34.

[12] 孙思邈. 备急千金要方[M]. 北京:人民卫生出版社,1982.

[13] 唐容川. 血证论[M]. 上海:上海人民出版社,1977.

[14] 董振华,祝谌予. 祝谌予治疗糖尿病经验举要[J]. 中国医药学报,1993(1):43-46.

[15] 张隐庵. 黄帝内经素问集注[M]. 上海:上海科学技术出版社,1959.

[16] 楼英. 医学纲目[M]. 北京:中国医药科技出版社,2011.

[17] 魏之琇. 续名医类案[M]. 北京:人民卫生出版社,1957.

[18] 王焘. 外台秘要[M]. 北京:人民卫生出版社,1955.

[19] 伦中恩. 糖尿病(消渴病)临床常见慢性并发症的中医文献研究[D]. 北京:中国中医科学院,2010.

[20] 陈言. 三因极一病证方论[M]. 北京:人民卫生出版社,1957.

[21] 孙瑶瑶.基于古籍文献探讨情志与消渴病的相关性[D].沈阳:辽宁中医药大学,2018.

第四节　中医学对糖尿病并发症的认识

糖尿病的常见并发症包括急性严重代谢紊乱,如酮症酸中毒和高渗血糖综合征;感染性疾病,如发热、肾炎、皮肤感染等;其他慢性并发症包括微血管病变、视网膜病变、神经系统或心血管系统病变。该类症状表现在中医学中皆有相关记载,且常与"消"疾相关,指一类疾病常同时与"消渴"并见或由此继发而来。

一、糖尿病肾病

糖尿病肾病是慢性肾脏病变的一种重要类型,是终末期肾衰竭的主要原因,是 1 型糖尿病的主要死因。在 2 型糖尿病中,其严重性仅次于心、脑血管疾病。常见于病史超过 10 年的患者。糖尿病微血管病变主要引起肾小球病变,主要病理特点是系膜区大量基质堆积,系膜区变宽或结节形成,以及肾小球、肾小管毛细血管基底膜增厚,以后逐渐发展至肾小球硬化,最后肾功能丧失。它是糖尿病特有的肾脏并发症。糖尿病肾病的临床表现主要是水液代谢失常所导致的小便不利、水肿等,甚至出现心悸气短、神志异常、意识不清、呕恶等症状[1]。

本病可归属中医的"肾消""消渴""下消",并发"水肿""淋证""淋病""癃闭""尿浊""血尿""关格""肾劳""虚劳"等范畴。

糖尿病肾病的初期一般无明显症状,然内热蓄积,日久灼损肝肾阴血,加之肾络瘀阻,瘀热蓄积膀胱,继发淋闭之症。如清·陈修园《金匮要略浅注·消渴小便不利淋病脉证治第十三》[2]言:"淋病为下焦之热……趺阳脉数,胃中有热,即消谷引饮,大便必坚,小便则数……是热气燔烁,消渴之渐也……热气下注,淋病之根也。"认为消渴日久,热气燔盛下注,是淋病发生的根源。

肾气虚损,失于固摄,导致精微物质外泄,则尿蛋白升高,或出现乳糜尿,如金·刘完素《素问病机气宜保命集·消渴论第二十三》[3]言:"肾消者,病在下焦,初发为膏淋,下如膏油之状,至病成而面色黧黑,形瘦而耳焦,小便浊而有脂,治法宜养血。"又如清·黄庭镜《目经大成·消渴方三十》[4]言:"下消者……

热邪下传,销烁肾脂,或克伐太过,泄其真气,不能管束津液,以滋众体,致同饮食之物酿而为溲,入一出二,为膏如油也。"清·薛雪《医经原旨·痹》[5]:"若渴而饮水不绝,腿消瘦而小便有脂液者,名曰肾消。"认为"膏淋""尿浊""尿频"等疾病或症状皆因消渴虚损而起,因病位在肾,肾司二便,主骨生髓,故而常见二便异常以及形体亏耗的表现。

四海闭塞,津液不化,无法下渗膀胱,水液代谢失常,形成水肿病,如清·周学海《内经评文·五癃津液别第三十六》[6]言:"消谷……阴阳气道不通,四海塞闭,三焦不泻,津液不化……不得渗膀胱,则下焦胀,水溢则为水胀。此津液五别之逆顺也。"此外,脾土虚弱,加之消渴饮水过度,脾土湿困而不能行津液,则水液泛溢于肌肤发为水肿。如《圣济总录·消渴后成水》[7]言:"论曰脾土也,土气弱则不能制水,消渴饮水过度,脾土受湿而不能有所制,则泛溢妄行于皮肤肌肉之间,聚为浮肿胀满而成水也。"

消渴愈后,津液受损,亦可发为水肿。《太平圣惠方·治消渴后成水病诸方》[8]言:"夫五脏六腑皆有津液,若腑脏因虚,而生热气,则津液竭,故渴也。夫渴数饮水……诊其脉滑甚,为喜渴……或为水病也。"并给出消渴后水肿的不同治法:"治消渴瘥后,津液枯竭,身体虚浮,欲成水病,防己丸方。""治消渴后,遍身浮肿。心膈不利。紫苏散方。""治消渴后,头面脚膝浮肿,胃虚不能下食,心胸不利,或时吐逆,赤茯苓散方。""治消渴后成水病,面目身体浮肿,升麻散方。""治消渴后,四肢虚肿,小便不利,人参散方。""治消渴,已觉津液耗竭……浮气如水病者,汉防己丸方。""治消渴后,成水病浮肿方。""治消渴后,变成水气,令作小便出方。"由此可见,水肿是消渴病的常见并发症状,且在宋朝时期已经形成了相对完备的治法。

在糖尿病肾病的终末期,即中医学阴阳两虚的阶段,津液枯涸,浊毒蓄积,水湿泛溢,脏腑衰败,饮食不进,二便不通,发为关格。晋·王叔和《脉经·平消渴小便利淋脉证第七》[9]:"男子消渴……师曰:热在(一作结)下焦则溺血,亦令人淋闭不通。"清·林佩琴《类证治裁·关格论治》[10]:"关格者不得尽期而死,因是症气逆于上,津涸于下,与噎膈反胃同,而势较骤,最忌燥热劫阴,法宜甘润滋液。"或水饮凌心射肺,心悸气短,喘憋难卧。或溺毒入脑,意识不清,精神障碍[11]。

中医学认为糖尿病肾病为素体肾虚,或糖尿病迁延日久,耗气伤阴,五脏受损,常兼夹痰、热、郁、瘀等致病邪。发病之初气阴两虚,渐至肝肾阴虚;病情迁延,阴损及阳,伤及脾肾;病变晚期,肾阳衰败,浊毒内停;或见气血亏损,五脏俱虚。本病虽病位在肾,但为五脏六腑功能受损传变所致,其病理特点为本虚标实。本虚指肝脾肾虚损,气血阴阳不足;标实为气滞、痰浊、瘀血、湿热、燥邪等。临床治疗应分清标本缓急,补虚泻实,同时兼顾愈后,注重生活调理。

二、糖尿病视网膜病变

病程超过10年的糖尿病患者常合并不同程度的视网膜病变[1],在中医理论中常与"久病虚损"或"久病成瘀"相关。

糖尿病视网膜病变可归类于"雀目""雀盲""视瞻昏渺""青盲"等范畴。金·刘完素《黄帝素问宣明论方·诸燥总论》[12]:"又如胃膈瘅热烦满,饥不欲食,或瘅成消中,善食而瘦,或燥热郁甚,而成消渴,多饮而数小便……周身热燥怫郁,故变为雀目或内障。"金·张从正《儒门事亲·刘河间先生三消论》[13]言:"消渴者多变聋盲疮癣痤痱之类,皆肠胃燥热怫郁,水液不能浸润于周身故也。"提出目盲、雀目、内障为消渴病的变证。

根据《内经》脏腑理论,眼目的生理功能与脏腑精血密切相关:"肝开窍于目。""肝受血而能视。""五脏六腑之精气皆上注于目而为之精。"清·汪宏《望诊遵经·眼目气色条目》[14]言:"眼目青盲者,精不灌目也。"从生理病理角度指出精血充足是目视功能良好的前提,若精血亏虚则因"精不灌目"而"眼目青盲"。明·傅仁宇《审视瑶函·目为至宝论》[15]言:"血虚水少,致水不养膏,膏亦不能养护瞳神,则视瞻昏渺或夜盲。"明·戴思恭《秘传证治要诀及类方·三消》[16]言:"三消久之,精血既亏,或目无见。"指出血虚津液不足,瞳神失养会导致视物昏盲。清·罗美《内经博议·缪仲醇阴阳脏腑虚实论治》[17]:"目光短属肝血虚,及肾水不足,真阴亏,宜补肝兼滋肾,甘温益血,甘寒除热;目昏属肝血虚,有热,兼肾水真阴不足;目翳属肝热,兼肾水不足,宜补肝血,除热退翳。"指出目病与肝血虚、肝热、肾水不足相关。糖尿病迁延日久,早期气阴亏耗,及至年久,由气血层面亏损至肝肾精血虚损。若久病目络瘀阻,常伴随出现视物昏花、目翳、飞蚊症、失明等症状,清·鲍相璈《验方新编·眼科七十二症问答症因丸散》[18]言:"目有粉青而昏者何也。答曰:脾家风湿,瘀血滞精。"提出目昏为脾湿与瘀血互结而致。因此,糖尿病视网膜病变的病机本质为久病虚损或本虚标实,本虚多指血虚、精虚,标实多因瘀血、痰湿、肝热等,可采取补益肝肾、健脾益气、化痰祛湿、滋阴平肝、活血化瘀、清热凉血等治法。

三、糖尿病周围神经病变

糖尿病周围神经病变是指在排除其他原因的情况下,出现周围神经功能障碍相关的症状和(或)体征,临床主要表现为麻木、疼痛、感觉异常等症状,通常为对称性,下肢较上肢严重。早期先出现感觉神经障碍的临床表现,首先出现肢端感觉异常,分布如袜子或手套状,伴麻木、针刺、灼热、蚁走感、发凉或如踏棉垫感,有时伴有痛觉过敏。随后有肢痛,呈隐痛、刺痛或烧灼样痛,夜间及寒冷季节加重。晚期则出现运动神经障碍的临床表现:肌张力减弱,肌力减弱以至肌萎缩、瘫痪。肌萎缩多见于手、足小肌肉和大腿肌[19]。

此类症状可归于中医学"痿证""痹证""虚劳""痈疽"范畴。《普济方·消渴后虚乏》[20]记载:"夫久病消渴之人,营卫不足,筋骨羸劣,肌肤瘦瘁。""苁蓉丸……治消渴后,气乏体羸,腿胫细瘦。""病后津液虚竭,经络痞涩,亦令虚乏,须防痈疽之变。"清·王泰林《环溪草堂医案·消渴》[21]:"三消……近加手足麻木,气血不能灌溉四末。"认识到消渴病日久,肺燥津伤,脾气虚弱,胃热炽盛,耗气伤阴而致气血衰少;循行无力,经络痞塞,而致肌肤失荣。或兼夹瘀血,瘀血属阴,故肢体疼痛症状常于夜间或遇寒加重;久病阴损及阳,肢体经络失于温煦,则阴寒凝滞,畏寒肢冷;阳不化津,则水湿痰饮内盛。瘀血、痰湿、虚损等多种病理因素夹杂导致一系列症状。

元·朱丹溪《丹溪心法·消渴四十六》[22]:"热伏于下,肾虚受之,腿膝枯细,骨节酸疼,精走髓空,引水自救,此渴水饮不多,随即溺下,小便多而浊,病属下焦,谓之消肾。"提出下焦有热,本而肾虚则更易受邪,肾主骨生髓司二便,肾精亏耗而出现小便不固、尿浊、骨节酸疼之症。

此外,糖尿病性周围神经病相关症状还与中医学"脚气"病类似。元·罗天益《卫生宝鉴·北方下疰脚气论》[23]:"今观此方爽垲,而无卑湿之地,况腠理致密,外邪难侵,而有此疾者,何也? 盖多饮乳酪醇酒,水湿之属也。加以奉养过度,以滋其湿水之润下,气不能煦之,故下疰于足胕,积久而作肿满疼痛,此饮之下流之所致也。"指出环境潮湿及饮食过厚而滋生水湿,阻遏阳气温煦,而致下肢肿满疼痛。元·李东垣《医学发明·脚气》[24]亦有相关论述:"凡饮酒及乳酪勿使过度,过则伤脾,下疰于足胫胕肿,遂成脚气,甚不可纵欲,则发。"除阐述饮食影响外,亦补充强调纵欲对此病的影响。明·张介宾《景岳全书·脚气》[25]:"脚气之证,其初甚微,饮食动作,无不如故,或无他疾而忽得之,或因病后而渐得之，及其病也，则自膝至足，或见麻痹，或见冷痛，或见痿弱，或见挛急，或肿，或不肿，或日渐枯细。"更加详细论述了脚气病的不同症状，与糖尿病性周围神经病的症状发展类似。

四、糖尿病足

现代医学认为，糖尿病足是由糖尿病性周围神经病变发展而来，其神经病变合并各种不同程度末梢血管病变而导致下肢感染、溃疡形成和(或)深部组织的破坏。临床表现包括糖尿病本病的临床表现，伴肢端感觉异常，包括双足袜套样麻木，以及感觉迟钝或丧失。多数可出现痛觉减退或消失，少数出现患处针刺样、刀割样、烧灼样疼痛，夜间或遇热时加重。常见步履不便(间歇性跛行)、疼痛(静息痛)、皮肤瘙痒、肢端凉感[26]，可归属于中医学"脱疽"范畴。

《素问·生气通天论》[27]曰："高粱之变，足生大丁。"后世对此注解纷纭，其中有学者认为"大丁"的发生与糖尿病密切相关[28]。中医对脱疽的理解多集中于外科学著作，如明·李梴《医学入门·痈疽总论·足膝部》[29]指出："脚背发必兼消渴，轻者赤痛犹可活；重溃色黑名脱疽，甚重筋骨宁斩割。"认为消渴与足部痈疽常协同发生，并提出病情轻重之分。清·顾世澄《疡医大全·脱疽门主论》[30]："脱疽多生足指之间，手指生者间或有之，盖手足十指，乃脏腑枝干，未发疽之先，烦躁发热，颇类消渴。"指出脱疽好发部位，且其前期症状类似消渴。明·陈实功《外科正宗·脱疽论第十八》[31]："金液戊土丹……治脱疽及疔疮、发背，纵食膏粱厚味法酒，又或丹石补药，勉力房劳，多致积毒脏腑，久则胃汁中干，肾水枯竭，不能上制心火，以致消渴、消中、消肾，饶饮多干，能食多瘦，九窍不通，惊悸健忘，此症若出后必发疽，多难治疗。宜预服此，亦可转重就轻，移深就浅，又解五金八石之毒药也。"指出脱疽病因为膏粱厚味、过服丹石、房劳虚损等，与消渴病的病因病机基本一致。同时，脏腑虚损也会导致脱疽。清·吴杖仙《吴氏医方汇编·脱疽》[32]："色黯不痛者，肾气败而虚火盛也。"指出有因肾气衰败、气血大亏而发生脱疽的情况。

综上，脱疽的发生与消渴病关系密切，消渴病日久气阴耗伤，或气血不足，或阴虚内热，津液受损，或湿浊化热，或气滞血瘀，或脏腑衰败，或复感外邪外伤，而致皮肤，肌肉，筋骨受损出现坏疽，溃疡。若合并感染[33]，毒邪内攻脏腑，则可出现高热神昏，危及生命。

五、动脉粥样硬化

现代医学认为,动脉粥样硬化的易患因素,如肥胖、高血压、血脂异常等在2型糖尿病患者群中的发生率明显增高,导致糖尿病患者发生动脉粥样硬化的患病率更高,发病更早,病情进展较快。动脉粥样硬化可侵犯心脏动脉、脑动脉、肢体动脉等,引起冠心病、肾动脉硬化、肢体动脉硬化、缺血性或出血性脑血管病[1]。

(一)动脉硬化性心脏病

动脉硬化性心脏病可归属于中医学"胸痹""心痛""肝着"等范畴。

心主血脉,故其生理功能正常行使的前提即为血脉通畅,任何影响血脉运行的因素,如气滞、血瘀、痰浊、湿热、寒凝、阳(气)虚等,皆可导致心病的发生。如汉·张仲景《金匮要略·胸痹心痛短气病脉证治第九》[34]:"阳微阴弦,即胸痹而痛。"《金匮要略·五脏风寒积聚病脉证治第十一》[34]:"肝着,其人常欲蹈其胸上,先未苦时,但欲饮热,旋覆花汤主之。"《儒门事亲·酒食所伤二十四》[16]载:"夫膏粱之人,起居闲逸,奉养过度,酒食所伤,以致中脘留饮胀闷,痞膈醋心。"而如前节所述,痰浊、气滞、血瘀、湿热、寒凝恰恰也是消渴病的常见病机。另外,消渴病病机以内热为主,金·刘完素《素问气宜保命集·心痛论篇》[3]认为,热邪扰心也是心痛的常见病机:"有热厥心痛者,身热足寒,痛甚则烦躁而吐,额自汗出,知为热也。"清·傅山《傅青主男科·心腹痛》[35]:"心痛之证有二……一则火气焚心而痛。"因此,当消渴病出现上述病理因素时,均会影响血脉运行而并发心病。

值得注意的是,糖尿病性心脏病的患者由于心脏自主神经病变,常无典型的心绞痛表现,可能出现无痛性心肌梗死。当发现时可能已迅速发展至严重的心律失常甚或心源性休克及猝死。

(二)脑血管病变

脑血管病变在中医学中可归属于中风范畴,根据偏瘫、神志昏蒙、言语謇涩或不语、偏身感觉异常、口舌歪斜、头痛眩晕、饮水呛咳、肢体麻木等临床症状可称为"大厥""风痱""薄厥""中风""偏风""偏枯""仆击""头痛"等。

《素问·通评虚实论》[27]:"消瘅,仆击,偏枯,痿厥,气满发逆,肥贵人则膏粱之疾也。"明·吴正伦《脉症治方·中风》[36]:"中风者非外来风邪,乃本气自病也,凡人年逾四旬气衰之际,或因忧喜忿怒伤其气者多有之。若壮岁体肥则间有之,亦是形盛气衰所致。亦有贼风袭虚而伤者。"《普济方·诸风门》[20]:"大抵肥人多喜中风,以其肌肤软脆,风邪易中,入之则深。"说明肥人多食膏粱厚味、痰湿内生、气机逆乱,不仅是消渴病的病因病机,也是中风发病的基础。元·王履提出"类中风"概念[37],金元时期诸多医家认为火、气、痰(湿)、瘀、虚等是类中风的重要的病理因素,而消渴病的病机中也常兼夹此类致病因素。金·刘完素《黄帝素问宣明论方·诸燥总论》[14]记载:"人参白术汤治胃膈瘅热烦满,饥不欲食,瘅成为消中,善食而瘦,燥热郁甚,而成消渴,多饮而数小便。兼疗一切阳实阴虚……头目昏眩,中风偏枯……"明·虞抟《医学正传·燥证》[38]言:"所谓中风筋缓者,因其风热胜湿而为燥之甚也。然筋缓不收而痿痹,故诸膹郁病痿皆属于肺金……是以掌得血而能握,足得血而能步。夫燥之为病者,血液衰少,不能荣养百骸。"指出消瘅与中风偏枯皆有内热伤津、燥邪偏盛、气液不得宣通的病机变化。清·罗美《古今名医汇萃·张景岳真阴论》[39]记载:"水亏则阴虚之病迭出,火衰则阳虚之证迭生……或五心烦热而消瘅骨蒸……或中风瘛疭,以精血之败伤。"论述了消瘅与中风的病机关系。明·王肯堂《证治准绳·消瘅》[40]:"生津甘露饮子治消渴膈消……上下齿皆麻,舌根强硬肿痛……四肢痿弱无力……善怒,健忘。"说明消渴与齿麻舌强、筋骨无力、易怒健忘的中风先驱症状可异病同治,从侧面说明二者的相关性。

六、自主神经病变

糖尿病出现的自主神经病变一般表现为胃排空延迟(胃轻瘫),腹泻(饭后及午夜)、便秘等;休息时心动过速、直立性低血压、寂静性心肌缺血、Q－T间期延长等,严重者可发生心脏性猝死;残尿量增加、尿失禁、尿潴留等;或阳痿、瞳孔改变,排汗异常(多汗、少汗、无汗等)[1]。

在中医学中,亦有大量消渴病兼上述症状的记载。如清·齐秉慧《齐氏医案·消渴》[41]记录汉武帝病消渴的医案:"消渴……八味地黄丸……及痊后口渴甚者,舌黄坚硬者,及未患先渴,或心烦口燥,小便频数,或白浊阴痿,饮食少思,肌肤消瘦,及腿肿脚瘦,口舌生疮。已上诸证,均宜服之,无不神效。"提出糖尿病并发胃肠、泌尿系统、心血管系统的相关症状。

根据糖尿病并发性功能障碍的临床表现,南宋·严永和《严氏济生方·消渴论治》[42]:"强中者,茎长兴盛,不交精液自出……大抵消渴之人,愈与未愈,常防患痈疾,其所慎者有三:一饮酒,二房劳,三碱食及面,能慎此者,虽不服药而自可愈。"明·周文采《医方选要·消渴门》[43]:"消渴轻也,消中甚焉,消肾又甚焉,至于强中则不可治也。"清·张璐《张氏医通·消瘅》[44]:"肾消之病,古曰强中,又谓内消。多因恣意色欲,或饵金石,肾气既衰,石气独在,精髓失养,故常发虚阳,不交精出,小便无度,唇口干,加减八味,用生脉散下。"清·徐春甫《古今医统大全·强中消渴证》[45]:"诸书谓之强中,或谓之脾消,又谓之消肾……若不早治,必至虚阳兴盛,不交而泄,是为强中,毙不久矣。"清·李用粹《证治汇补·消渴》[46]记载具体方药如:"磁石荠苨丸治强中消渴,不交精泄者。"清·徐镛《医学举要·杂症合论》[47]:"渴饮水,不能多便,腿肿,脚先瘦小,阴痿弱,小便数,此肾消症也。"均指出消渴会导致滑精早泄,强中或阳痿的临床症状,而强中为病情凶险的表现,起居饮食应按消渴病调节,并提出滋肾水、降心火的治法。

根据糖尿病胃轻瘫典型临床表现,可将其归属于中医"痞满""胃痛""反胃""呕吐""腹痛""泄泻"等病证范畴,其中以"痞满"多见。《千金翼方·十六卷》记载:"食不消,食即气满,小便数起,胃痹也……痹者闭也,疲也。"脾胃虚弱,运化无力谓之疲惫不仁,与现代医学所谓"胃轻瘫"极为相似[48]。《灵枢·本脏》[49]提出:"脾脆则善病消瘅。"李东垣在《脾胃论》中指出:"脾气不足则津液不能升,故口渴欲饮。"《施今墨临床经验集·糖尿病》[50]:"糖尿病常使中焦不运。"认为本病根本在于脾胃虚弱,而胃主受纳、脾主运化,脾胃运化无力,则常伴随气滞、痰浊、瘀血等病理因素,导致痞满发生。明·张洁《仁术便览·消渴》[51]:"三消……治方……若泄泻,先用白术、白芍药炒为末,调服,后服此药。"《证治准绳·消瘅》[40]:"三消小便既多,大便必秘,宜常服四物汤,润其大肠。"提出消渴可并发泄泻或便秘。

七、其他感染性疾病

糖尿病易并发各种感染性疾病,血糖控制较差的患者更易发病且发病程度较重。如女性糖尿病患者易反复发作肾盂肾炎或膀胱炎、真菌性阴道炎或巴氏腺炎;皮肤感染包括疔、疮、疖、痈等化脓性感染;真菌感染如体癣、足癣;肺结核发生率亦较高;亦可见全身性炎症反应。

清·柳宝诒《柳选四家医案·消证门》[52]:"今胸中如燔,牙痛齿落,阳明之火为剧,考阳明之气血两燔者,叶氏每用玉女煎。"清·黄元御《素灵微蕴·消渴解》[53]："而病消渴,三焦下陷,则相火沦落,而病淋遗。"《类证治裁·前阴诸疾论治》[10]："瘦人阴虚燥痒者,六味丸三钱,合滋肾丸一钱,外用蛇床子、川椒煎汤熏洗。"认为消渴病可常兼见如牙周炎、尿路感染、阴道炎等感染类疾病。《金匮要略·肺痿肺痈咳嗽上气病脉证治第七》[34]"肺痿之病,从何得之……或从消渴。"提出消渴病可并发肺痿,其"咳""脉虚数"等症状与肺结核有相似性。《儒门事亲·刘河间先生三消论》[16]："人参散治身热头痛……或发热恶寒,蓄热寒战,或膈痰呕吐,烦热烦渴;或燥湿泻痢;或目疾口疮;或咽喉肿痛……肺痿劳嗽,一切邪热变化,真阴损虚,并宜服之。"认为邪热变化与真阴虚损密不可分。清·吴瑭《吴鞠通医案·冬温》[54]："温热大渴大汗,脉数,昨用玉女煎法,诸证俱减,平素有消渴病,服昨药后,大便稀溏,加牡蛎。一面护阴,一面收下。"指出外感热病与消渴病真阴虚损相关。

　　糖尿病在现代医学中病变可累及眼、肾、心脏、神经、血管等,在中医学中的病位包含五脏六腑、四肢百骸,且病程持久,在时空上形成了庞大的症候群,又因中医学记载常以症状为纲,增加了检索古代糖尿病并发症的难度,使我们难以窥及全貌。上文粗粗取之,如沧海拾贝,以现代医学糖尿病并发症为纲,整理出中医学关于此类疾病的框架,其后续完善仍需诸位医者共同努力。

参考文献

［1］葛均波,徐永健,王辰.内科学[M].9版.北京:人民卫生出版社,2018,756.

［2］陈修园集注.金匮要略浅注[J].上海:上海科学技术出版社,1958.

［3］刘完素.素问病机气宜保命集[M].北京:人民卫生出版社,2005.

［4］黄庭镜.目经大成[M].北京:中医古籍出版社,1987.

［5］薛雪集注.医经原旨[M].上海:上海中医学院出版社,1992.

［6］周学海,邹纯朴,薛辉,等.内经评文素问[J].北京:中国中医药出版社,2015.

［7］赵佶,程林,余瀛鳌.圣济总录(精华本)[M].北京:科学出版社,1998.

［8］王怀隐.太平圣惠方[M].北京:人民卫生出版社,1958.

［9］王叔和.脉经[M].北京:人民卫生出版社,1982.

［10］喻昌,陈士铎,程国彭,等.中医临床必读丛书合订本:类证治裁[M].北京:人民卫生出版社,2011.

［11］伦中恩.糖尿病(消渴病)临床常见慢性并发症的中医文献研究[D].北京:中国中医科学院,2010.

［12］刘完素.黄帝素问宣明论方[M].北京:中华书局,2007.

[13] 张从正撰,徐江雁,刘文礼校注.《儒门事亲》校注[M].郑州:河南科学技术出版社,2015.

[14] 汪宏.望诊遵经[M].上海:上海科学技术出版社,1959.

[15] 傅仁宇.审视瑶函:眼科大全[M].上海:上海人民出版社,1977.

[16] 戴元礼.秘传证治要诀[M].北京:中华书局,1985.

[17] 罗东逸.内经博议[M].北京:学苑出版社,2010.

[18] 鲍相璈,潘远根,旷惠桃.验方新编[M].北京:人民军医出版社,2008.

[19] 方朝晖,吴以岭,赵进东.糖尿病周围神经病变中医临床诊疗指南(2016年版)[J].中医杂志,2017,58(7):625-630.

[20] 朱橚.普济方[M].北京:人民卫生出版社,1959.

[21] 王泰林,柳宝诒.(评选)环溪草堂医案[J].柳氏惜余小舍,1900.

[22] 朱丹溪.丹溪心法[M].北京:中国医药科技出版社,2012.

[23] 罗天益.卫生宝鉴[M].北京:商务印书馆,1959.

[24] 李杲.医学发明·活法机要·兰室秘藏[J].北京:中医古籍出版社,2000.

[25] 张景岳.景岳全书精选[J].北京:科学技术文献出版社,1996.

[26] 谷涌泉.中国糖尿病足诊治指南[J].中国临床医生杂志,2020,48(1):19-27.

[27] 任廷革.黄帝内经素问[J].北京:人民军医出版社,2005.

[28] 王福燕,周安方,王朝阳.《素问》"高梁之变,足生大丁"的临床指导意义[J].时珍国医国药,2014,25(3):695-696.

[29] 李梴.医学入门(下册)[M].太原:山西科学技术出版社,2013.

[30] 顾世澄.疡医大全[M].北京:人民卫生出版社,1987.

[31] 陈实功.外科正宗[M].上海:上海科学技术出版社,1989.

[32] 吴杖仙.吴氏医方汇编[M].上海:上海科学技术出版社,2004.

[33] 仝小林,倪青,魏军平,等.糖尿病中医诊疗标准[J].世界中西医结合杂志,2011,6(6):540-547.

[34] 张仲景.金匮要略方论[M].北京:人民卫生出版社,1963.

[35] 傅山.傅青主男科[M].福州:福建科学技术出版社,1984.

[36] 吴正伦.脉症治方[M].上海:上海科学技术出版社,1992.

[37] 王履.医经溯洄集[M].北京:人民卫生出版社,1993.

[38] 虞抟.医学正传[M].北京:人民卫生出版社,1981.

[39] 罗美.古今名医汇萃[M].北京:中国古籍出版社,1993.

[40] 王肯堂,喻正科.证治准绳[J].太原:山西科学技术出版社,2013.

[41] 齐有堂.齐氏医话医案集[M].沈阳:辽宁科学技术出版社,2014.

[42] 严用和.重订严氏济生方[M].北京:人民卫生出版社,1980.

[43] 周文采.医方选要[M].北京:中国中医药出版社,2008.

[44] 张璐.张氏医通[M].上海:上海科学技术出版社,1963.

[45] 徐春甫编集.崔仲平,王耀廷主校.古今医统大全[J].北京:人民卫生出版社,1991.

[46] 李用粹,吴唯.证治汇补[M].北京:中国中医药出版社,2008.

[47] 徐镛.医学举要[M].上海:大东书局,1936.

［48］逄冰，周强，李君玲，等. 仝小林教授治疗糖尿病性胃轻瘫经验［J］. 中华中医药杂志，
　　　2014,29(7):2246－2249.

［49］南京中医学院中医系. 黄帝内经灵枢译释［M］. 上海：上海科学技术出版社,1986.

［50］施今墨. 施今墨临床经验集［M］. 北京：人民卫生出版社,1982.

［51］张洁. 仁术便览［M］. 北京：人民卫生出版社,1985.

［52］柳宝诒. 柳选四家医案［M］. 北京：中国中医药出版社,1997.

［53］黄元御. 黄元御医学全书［M］. 太原：山西科学技术出版社,2010.

［54］吴瑭. 吴鞠通医案［M］. 北京：人民卫生出版社,1985.

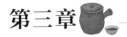

第三章

中医药治疗糖尿病临床研究

第一节　中医药治疗糖尿病前期

一、概述

糖尿病是严重威胁人类健康的世界性公共卫生问题,而糖尿病前期是由血糖正常向 2 型糖尿病过渡的重要环节。糖尿病前期是指由血糖调节正常发展为糖调节受损,是一种糖代谢异常状态,包括空腹血糖受损、糖耐量受损和两者合并的三种状态[1],又称非糖尿病性高血糖症、中度高血糖症。2010 年中华医学会糖尿病学分会一项对中国成年人的横断面调查显示,我国成年人的糖尿病前期患病率为 50.1%[2]。糖尿病前期的血糖异常不仅是 2 型糖尿病的危险因素,也与心血管疾病、代谢综合征、认知功能障碍等疾病密切相关[3]。然而,糖尿病前期的糖代谢异常状态是一个可以逆转的过程。因此,及时发现并积极干预糖尿病前期对于延缓或阻断糖尿病的发生意义重大。

随着人们的健康意识不断提高,以及健康体检的普及,糖尿病前期作为糖尿病的前驱阶段,越来越受到重视。近年来,中医药治疗糖尿病得到了进一步的肯定和支持,《中国 2 型糖尿病防治指南(2017 年版)》首次将中医药纳入其中。《中国 2 型糖尿病防治指南(2020 年版)》单列"糖尿病与中医药"一章,并明确阐述了中医药在协同降糖、改善症状、防治并发症、提高生活质量及三级预防中发挥重要作用。根据国际糖尿病联合会(International Diabetes Fedefation, IDF)发布的《2021IDF 全球糖尿病地图(第 10 版)》[4]显示:2021 年,我国约有 1.7 亿成年人伴有糖耐量受损,相比 2011 年增长 6 倍;2 700 万成年人伴有空腹血糖受损,2045 年这一数字或增长至约 3 000 万。《健康中国行动(2019—2030 年)》也将糖尿病防治首次列入专项行动中。糖尿病前期的诊断标准迄今尚不统一,干预糖尿病前期能否带来微血管和大血管的长期获益也尚存争议,但其产生的相关危害是明确的[5,6]。

糖尿病前期属于中医"脾瘅"的范畴,"脾瘅"之名首见于《黄帝内经》。《素问·奇病论》曰:"有病口甘者,病名为何? 何以得之? 岐伯曰:此五气之溢也,名曰脾瘅……此肥美之所发也,此人必数食甘美而多肥也,肥者令人内热,甘者令人中满,故其气上溢,转为消渴"。指出"脾瘅"的一大重要病因是过食肥美,而中满、内热由生,蕴结于脾,并且得不到及时干预就有可能进展为"消渴"。

在中医学"治未病"思想指导下,"未病先防"就是在疾病未发生之前,做好各种预防工作,确保将疾病控制在萌芽阶段,使得中医药干预糖尿病前期具有鲜明优势。在这个特殊阶段,通过及时介入具有中医特色的干预措施,能够使2型糖尿病防治工作的重心大大提前。

(一)病因病机

1. 现代医学

现代医学对于糖尿病前期发生的原因,考虑与遗传、年龄、肥胖、血压等因素密切相关。

(1)遗传:遗传是诱发糖尿病前期最主要的原因,研究显示,该疾病受到胰岛素基因、葡萄糖激酶基因、胰岛素受体基因、线粒体基因的直接影响。

(2)年龄:随着年龄逐渐增长,人体胰岛素功能逐渐下降,对血糖的调节能力会出现一定程度的丧失。因此,中老年人患糖尿病前期的概率要比年轻人更高。

(3)肥胖:尤其是以腰腹突出为主要表现的肥胖,对糖尿病前期的发生有重要影响。

(4)血压:与糖尿病相关的血压因素主要指收缩压,也就是测血压时所说的高压。收缩压持续超过 110 mmHg,会提高糖尿病前期的发病概率,其发作风险更会在收缩压超过 130 mmHg 时,出现直线性上升。

2. 中医

中医关于本病的病因病机分析[7],大致可以分为以下 3 点,而病机特点为虚实夹杂、标本并存。

1) 脾虚湿盛

饮食不节,久食肥甘醇酒厚味,劳伤中土,脾运不及,食积内停,脾不能为胃行其津液,脾不散精,物不归正化则为痰,为湿,为浊,为瘀。多食肥甘可导致脾虚不运及痰湿内阻、湿热困脾 3 种病机。

（1）脾虚不运：久食肥甘厚味，损害脾胃运化功能，导致脾气不能"散精"，"脾不能为胃行其津液"，使饮食精华不能"上归与肺"而"朝百脉"，以敷布全身为机体所利用，而是留滞不化，导致饮食水谷精华生而不化，故而引起血糖升高。

（2）痰湿内阻：朱丹溪在《丹溪心法治要》中提出"肥白人多痰湿"的观点，即数食"肥之甘"超过了脾之散精功能，生痰生湿，脾失健运。

（3）湿热困脾：脾失健运，不及游溢，脾胃气机升降失常，痰湿蕴结于中焦，中焦大气不转，久聚生热，郁热伤津。

2）肝郁气滞

《灵枢·五变》说："怒则气上逆，胸中蓄积，血气逆流……转而为热，热则消肌肤，故为消瘅。"说明了情志失调、五志过极、化热伤津的病理过程。而肝主疏泄对情志的因素影响最大，所以肝与消渴病的发生有密切关系。根据其具体发病的不同，可分为以下两种基本情况。

（1）肝气郁结，气郁化火：肝郁而致气机不畅，升降失调，气血津液运行输布紊乱，致精微郁于血中或随清气下泄，此时血糖可有轻度升高。情志不遂，肝经气郁化火，上灼于肺，肺阴被耗，中犯于胃，胃火炽盛，终致下损肾阴而致消渴诸症。

（2）肝郁脾虚：肝主疏泄，旁调中州，促进脾胃运化功能，协调脾升胃降之间的平衡，使饮食水谷得以运化腐熟，气血津液有源，清升浊降有序，则水谷代谢正常。如肝气郁结，肝失疏泄，水谷精微不能及时全部化为精微气血，反而为积为痰，则发为脾瘅。

3）阴虚燥热

《灵枢·五变》所谓："五脏皆柔弱者，善病消瘅……血脉不行，转而为热，热则消肌肤，故为消瘅。"说明消瘅的直接病机为虚、热二者。

（1）长期过食辛辣燥热之品可化火伤阴：或温病日久不愈而伤津耗液；或肝气郁结，久郁化火而伤阴；津液输布失司，或聚集而生痰，或郁滞而化热，或经小便而流失，总可致阴液匮乏，最终阴液亏虚而发病。

（2）劳欲失常致阴虚火旺：《备急千金要方·消渴》篇说"凡人生恣者众，盛壮之时，不自慎惜，快情纵欲，极意房中，稍至年长，肾气虚竭……此皆有房事不节之所致也。"可见，素体阴虚，又因房事不节，劳欲过度，损耗阴津，导致阴虚火旺,上蒸肺胃,而发为脾瘅,久则渐致消渴。

(二) 临床表现

糖尿病前期患者表现为口甘欲饮、食欲亢盛或不思饮食、口吐浊唾涎沫或口中黏腻不爽,腹部增大、腹胀、胸脘痞闷、倦怠乏力,小便甜而浊,肥胖,可表现为腰臀比和体重指数异常升高、舌苔厚腻等;无症状的糖尿病前期患者依靠理化检查方可诊断。

(三) 主要检查

糖尿病前期检查项目包括空腹血糖、口服葡萄糖耐量试验。

(四) 诊断

1. 西医诊断

主要参照《糖尿病中医防治指南》[8]与《中国成人 2 型糖尿病预防的专家共识》[9]中对糖尿病前期的诊断标准进行诊断,要点如下:

(1) 病史:有糖尿病前期病史或诊断糖尿病前期的依据。

(2) 症状:糖尿病前期发病隐匿,临床典型症状较难发现,表现为口干欲饮、食欲亢盛、腹围增大、腹部胀满、倦怠乏力等。

(3) 体征:糖尿病前期多体型肥胖或超重,表现为腰臀比、体重指数异常升高,其他体征不明显。

(4) 诊断标准:空腹血糖受损:空腹血糖 5.6~6.9 mmol/L。糖耐量受损:口服葡萄糖耐量试验负荷后 2 h 血糖 7.8~11.0 mmol/L。空腹血糖受损＋糖耐量受损:空腹血糖 5.6~6.9 mmol/L 且口服葡萄糖耐量试验负荷后 2 h 血糖 7.8~11.0 mmol/L。

2. 中医诊断[10]

参照中华中医药学会《糖尿病中医防治指南(2007 年)》:多形体肥胖或超重,或腹部肥厚,或见倦怠乏力、食欲旺盛或食欲缺乏、口干多饮、大便或黏或溏或干,或便干结、小便多、心烦易怒、善太息、失眠、五心烦热、头晕目眩等表现,是诊断脾瘅的主要依据。有的患者临床症状、体征不典型,但若中年之后发病,且平素多食肥甘厚味、久坐少动、情志抑郁等,以及有消渴病家族史者,应考虑脾瘅的可能。

(五) 鉴别诊断

糖尿病前期(脾瘅)与糖尿病(消渴)需要进行鉴别诊断:糖尿病以口渴多

饮、多食而瘦、尿多而甜为典型症状的病证。而糖尿病前期患者以上症状不明显。无症状的糖尿病前期及糖尿病患者,需要理化检验进行鉴别。

(六) 治疗

1. 治疗原则

《黄帝内经》提出"脾瘅"的治疗原则:"治之以兰,除陈气也",即采用芳香醒脾之药,化浊除湿。后世则在此基础上多有发挥。

2. 治疗方法

治疗首先应辨清虚实:实证以湿热蕴脾、肝郁气滞为主,治以清热祛湿,疏肝理气;虚证以脾虚湿盛、气阴两虚为主,治以健脾祛湿,益气养阴。

根据脾瘅患者证型的不同,选择相应的治疗方法非常重要[11]:脾虚湿盛痰阻者,可予六君子汤加减;肝郁气滞痰阻者,可予以导痰汤加减;脾肾阴虚气滞者,可予以六味地黄丸合四逆散加减。

口服中药汤剂外,当灵活选用口服中成药、针灸等方法,内外同治,以提高疗效。糖尿病前期重在早期预防,提倡"治未病",阻止疾病进一步发展为糖尿病。

二、临床研究实例介绍

(一) 中药治疗

实例1 国内 Gao Y 等[12]开展了探讨中医药干预糖耐量受损和 2 型糖尿病的循证预防方案。该实验经过多中心随机对照试验,将 510 名糖耐量受损患者随机分为对照组和中医干预组(每组 255 例)。对照组根据标准医疗保健咨询(SHCA)接受标准医疗保健。干预组除接受标准医疗保健外,还接受了中医干预。经过该团队 3 年随访,结束时发现:与对照组相比,中医干预可使糖耐量受损患者发展为 2 型糖尿病的相对风险降低 49.45%,绝对风险降低 21.69%,且中药组随访期间未观察到明显的不良反应。

实例2 国内 Lian F M 等[13]评估了天芪降糖胶囊在 12 个月的治疗过程中是否能预防糖耐量降低的受试者转为 2 型糖尿病,从而证实天芪降糖胶囊能否降低糖尿病的发生风险。该实验开展了大型随机双盲循证临床试验,将 420 例糖耐量降低患者随机双盲分为天芪降糖胶囊组和安慰剂组,在生活方式干预基础上,联合服用天芪降糖胶囊或安慰剂,而后每 3 个月进行一次口服葡萄糖耐量试验,以评估糖尿病的发展或是否恢复到正常的葡萄糖耐量。所有受试者接受相同的生活方式教育。主要终点是糖耐量降低向 2 型糖尿病的转化,并观察体重和体重指数,以及监测不良反应。结果:在 420 名糖耐量降低入组受试者中,389 人完成了试验(天芪组 198 人,安慰剂组 191 人)。在为期 12 个月的试验结束时,天芪组 36 例(18.18%)和安慰剂组 56 例(29.32%)发生糖尿病($P=0.01$),且通过评估患者葡萄糖耐量,发现天芪降糖胶囊使糖尿病发生风险降低了 32.1%。在 12 个月的试验中,天芪组与安慰剂组的体重和体重指数变化无统计学差异。

实例 3　国内倪青等[14]评估了芪药消渴胶囊对 2 型糖尿病前期患者的临床疗效。该实验将 116 例糖尿病前期患者分为中药组和对照组,按 2:1 比例分为中药组、对照组,其中中药组 76 例,对照组 40 例,两组患者均给予适当控制饮食、健康教育、运动等一般治疗。中药组在此基础上口服芪药消渴胶囊(0.4 克/粒)每次 6 粒,每日 3 次,对照组以单纯生活方式干预,观察两组患者干预前后空腹血糖及餐后 2 h 血糖、胰岛素(空腹胰岛素、餐后 2 h 胰岛素)、糖化血红蛋白、血脂(甘油三酯、总胆固醇、高密度脂蛋白胆固醇、低密度脂蛋白胆固醇)及中医证候疗效,并观察疗程结束及随访转归情况。结果发现患者空腹血糖、餐后血糖、糖化血红蛋白治疗后均较治疗前下降($P<0.05$,$P<0.01$),尤以餐后 2 h 血糖下降显著,但两组间比较,差异无统计学意义($P>0.05$);两种方法皆能改善空腹胰岛素分泌,尤以中药组餐后 2 h 胰岛素较治疗前下降明显,与对照组比较,差异有统计学意义($P<0.05$);两种方法皆能改善患者血脂代谢,中药组甘油三酯显著降低,高密度脂蛋白胆固醇升高,与治疗前比较,差异有统计学意义($P<0.05$);中药组中医证候较治疗前明显改善,与对照组比较,差异有统计学意义($P<0.05$);疗程结束及随访中药组复常率优于对照组($P<0.05$)。本实验研究表明中药芪药消渴胶囊结合生活方式干预,能改善糖尿病前期患者空腹及餐后胰岛素分泌、调节糖脂代谢、纠正胰岛素抵抗状态,改善气阴两虚症状,有一定延缓或阻止 2 型糖尿病的发生发展作用,较单纯生活方式持久有效。

实例 4　国内 Wang H 等[15]研究了金芪降糖片治疗糖尿病前期的疗效和预防效果。该实验将 400 例糖尿病前期患者分为金芪降糖片组和安慰剂组,分别治疗 12 个月,再随访 12 个月,发现金芪降糖片组糖尿病发生率为 16.5%,低于安慰剂组(28.9%);金芪降糖片组从糖尿病前期转为糖尿病的风险比安慰剂组低 0.58 倍,金芪降糖片组血糖恢复正常的概率是安慰剂组的 1.41 倍。

实例5 国内 Grant S J 等[16]评估了降糖消脂胶囊对糖尿病前期和控制型糖尿病患者血糖控制受损和胰岛素抵抗的疗效。

该实验通过开展随机双盲安慰剂对照试验研究了降糖消脂胶囊治疗糖尿病前期的疗效,将 71 例糖尿病前期或"控制"糖尿病患者随机分为降糖消脂组接受 3 粒降糖消脂胶囊($n=39$)和安慰剂组($n=32$),每日 3 次,持续 16 周,8 周后(第 24 周)随访。主要结局是血糖控制的改变,这可以通过空腹血糖、餐后血糖和 HbA1c 来证明。其他测量包括空腹胰岛素、胰岛素抵抗和敏感性、血脂、C 反应蛋白、体重指数、腰围、血压(BP)、健康相关生活质量(HRQoL)和安全性的变化。采用协方差分析(ANCOVA)对 16 周的结果进行建模,通过治疗组对结果变量的基线水平进行校正。结果显示降糖消脂组治疗了 16 周后,空腹血糖与安慰剂组比较差异无统计学意义($P=0.73$)(6.3 ± 1.1 mmol/L *vs.* 6.7 ± 1.3 mmol/L)。治疗组空腹胰岛素平均水平(11.6 ± 5.5 mmol/L)与安慰剂组(22.1 ± 25.9 mmol/L)比较差异有统计学意义($P=0.04$)。胰岛素抵抗治疗组(1.58 ± 0.74)比安慰剂组(2.43 ± 1.59)略有下降,但差异无统计学意义($P=0.06$)。与安慰剂组相比,降糖消脂组患者在第 16 周的高密度脂蛋白(HDL)水平有显著改善($P=0.03$)。两组患者的胆固醇、甘油三酯、体重指数、腰围、HRQoL、BP、C 反应蛋白和胰岛素敏感性的平均水平无显著差异。结论表明在目前的研究中,降糖消脂胶囊治疗 16 周并没有降低空腹血糖,但改善了糖尿病前期或控制住了糖尿病患者群的血清胰岛素和 HDL - C。

实例6 国内安良毅等[17]评估研究中成药越鞠丸用于糖尿病前期患者"治未病"的临床疗效。

该实验将 216 例糖尿病前期患者分为观察组和对照组,符合标准的 216 例糖尿病前期患者按随机数字表法分为观察组和对照组,所有患者均进行生活方式教育。对照组仅给生活方式干预,观察组在生活方式干预基础上给予越鞠丸口服并观察 12 个月。记录两组患者治疗前后血糖、血脂、血浆胰岛素、糖化血红蛋白、计算胰岛素分泌指数及糖尿病前期患者血糖转归情况。结果显示观察组空腹血糖、餐后 2 h 血糖、糖化血红蛋白显著低于对照组,差异有统计学意义;血浆胰岛素及 β 细胞功能指数均显著高于对照组,差异有统计学意义;血脂指标观察组总胆固醇、甘油三酯、极低密度脂蛋白水平亦降低,与对照组比较差异有统计学意义;观察组糖尿病发病率(4.3%)显著低于对照组(10.3%),血糖转归正常(38.8%)远高于对照组(18.6%),差异有统计学意义。观察期均未出现严重不良反应。结论表明越鞠丸口服联合生活方式改变能阻止糖尿病前期患者糖尿病的发生,值得临床推广应用。

实例7 国内赵进东等[18]评估了参术调脾颗粒对脾虚湿盛型糖耐量降低患者的影响。确诊符合纳入标准而无排除标准中任何一项的514例患者,采用完全随机设计方法将患者分为对照组与治疗组,每组257例,治疗组在对照组干预的基础上加用参术调脾颗粒(由党参12 g,山药30 g,白术12 g,茯苓15 g,陈皮10 g,炙甘草6 g组成,安徽中医药大学第一附属医院药物制剂中心,批号:BZ20080027)口服,每次8.8 g,每日2次,温开水送服。入选时限为4个月,洗脱期1个月,观察12个月,每季度前2个月用药,第3个月停药。结果发现参术调脾颗粒能显著降低患者2 h血糖和中医症状积分;治疗组中8.52%患者转化为糖尿病,低于对照组(15.28%);治疗组总有效率为92.82%,高于对照组(77.78%)。该团队发现参术调脾颗粒能较好地降低2 h血糖的机制可能是通过益气健脾化湿的功效,提高了机体的正气,增强了对病邪的抵御力,祛除浊邪,从而降低了餐后高血糖。同时治疗组中超过40%患者的血糖恢复为正常水平,减少了糖尿病的发生。

实例8 国内龚敏等[19]评估了知柏地黄丸对糖尿病前期阴虚燥热证患者的临床效果。

该实验将260例辨证为阴虚燥热证糖尿病前期患者,随机分为知柏地黄丸治疗组(130例)及对照组(130例)。观察结束共脱落及剔除病例39例,纳入统计治疗组108例,对照组113例。两组均进行健康教育及一般生活方式干预,治疗组在此基础上给予知柏地黄丸8粒,每日2次口服;共治疗12个月后,观察两组患者体重、体重指数、腰围、空腹血糖、口服75 g葡萄糖后2 h血糖、糖化血红蛋白、甘油三酯、总胆固醇、中医症状积分,计算糖尿病转化率、转正常率及糖调节受损稳定率。结果发现,与对照组比较,治疗组糖尿病转化率降低($P<$0.01),糖调节受损稳定率升高($P<0.05$)。两组转正常率比较,差异无统计学意义($P>0.05$)。与本组治疗前比较,两组空腹血糖、2 h血糖、糖化血红蛋白、甘油三酯、总胆固醇、体重、体重指数、腰围水平及中医症状积分均降低($P<$0.05,$P<0.01$);与对照组同期比较,治疗后治疗组空腹血糖、2 h血糖、糖化血红蛋白、甘油三酯、腰围水平及中医症状积分降低($P<0.05$,$P<0.01$)。治疗前后两组患者的肝肾功能、心电图指标比较,差异无统计学意义($P>0.05$)。

结论显示知柏地黄丸能降低糖尿病前期人群（阴虚燥热证）的空腹血糖、2 h 血糖、糖化血红蛋白、甘油三酯、腰围水平，减轻临床症状，延缓糖尿病的发生。

（二）草药茶

实例 9 巴西 Klein G A 等[20]研究饮用马黛茶对 2 型糖尿病或糖尿病前期患者的血糖和脂质谱的影响。该实验将 29 例 2 型糖尿病和 29 例糖尿病前期受试者分为 3 组：马黛茶组、饮食干预组、马黛茶与饮食干预组。这些人每天喝 3 次 330 mL 的烤马黛茶和（或）在 60 天内接受营养咨询。在基线和治疗 20、40 和 60 天后采集血液样本并评估食物摄入量。结果显示，饮用马黛茶显著降低 2 型糖尿病受试者的空腹血糖（1.39 mmol/L）、糖化血红蛋白（0.85%）和低密度脂蛋白胆固醇（0.75 mmol/L）水平（$P < 0.05$）；然而，它并没有改变总能量、蛋白质、糖类、胆固醇和纤维的摄入量。在糖尿病前期个体中，饮用马黛茶结合营养咨询显著降低了低密度脂蛋白胆固醇（0.61 mmol/L）、非低密度脂蛋白胆固醇（1.19 mmol/L）和甘油三酯（2.94 mmol/L）的水平（$P < 0.05$）。这组个体的总脂肪（14%）、胆固醇（28%）、饱和脂肪酸（23.8%）和单不饱和脂肪酸（28.0%）的摄入量显著降低，纤维摄入量增加 35%（$P < 0.05$）。结论表明饮用马黛茶可以改善 2 型糖尿病患者的血糖控制和血脂状况，并且饮用马黛茶结合营养干预可以有效降低糖尿病前期患者的血脂参数，从而降低其发生冠心病的风险。

（三）针灸治疗

实例 10 国内赵智明等[21]探讨了针刺对糖尿病前期患者血清瘦素及可溶性瘦素受体的影响，探讨针刺防治糖尿病前期的可能作用机制。

该实验选取糖尿病前期患者 100 例，依就诊时间顺序按随机数字表法分为针刺组（35 例）、二甲双胍组（35 例）及生活方式干预组（30 例）。3 组受试者均采取合理饮食、适度体育锻炼等生活方式干预。针刺组以肺俞、脾俞、胃俞、肾俞、足三里、三阴交为主穴进行针刺，每次留针 30 min，隔日 1 次，连续治疗 12 周。二甲双胍组给予口服二甲双胍片，每次 0.5 g，每日 2 次，连续治疗 12 周。观察各组患者治疗前后空腹血糖、餐后 2 h 血糖、糖化血红蛋白、血脂、体重指数、腰围、腰臀比、胰岛素（空腹胰岛素）、胰岛素敏感指数，以及血清瘦素及可溶性瘦素受体水平的变化。结果显示针刺组及二甲双胍组治疗后空腹血糖、2 h 血糖、糖化血红蛋白、总胆固醇和甘油三酯均较治疗前明显下降（$P < 0.05$，

$P<0.01$),较生活方式干预组治疗后显著下降($P<0.05$,$P<0.01$)。生活方式干预组治疗后与治疗前比较空腹血糖明显下降($P<0.05$)。针刺组治疗后体重指数较治疗前及生活方式干预组明显下降($P<0.05$);二甲双胍组治疗后与治疗前比较,体重指数、腰围和腰臀比均显著下降($P<0.01$)。针刺组治疗后空腹胰岛素、胰岛素抵抗指数、瘦素较治疗前明显下降($P<0.05$,$P<0.01$),与生活方式干预组治疗后比较,胰岛素抵抗指数、瘦素显著下降($P<0.05$,$P<0.01$);二甲双胍组治疗后与治疗前比较,空腹胰岛素、胰岛素抵抗指数、瘦素均显著下降($P<0.01$),与生活方式干预组治疗后比较显著下降($P<0.05$,$P<0.01$)。针刺组及二甲双胍组治疗后与治疗前比较,可溶性瘦素受体显著上升($P<0.01$),且较生活方式干预组治疗后显著升高($P<0.01$)。结论表明针刺可以降低糖尿病前期患者空腹胰岛素,减轻胰岛素抵抗和瘦素抵抗水平,该作用可能与针刺升高可溶性瘦素受体水平有关。

实例11 国内王丽等[22]观察了隔药饼灸干预糖调节受损的临床疗效并探讨其作用机制。

该实验将60例患者随机分成单纯生活方式干预组(对照组)和隔药饼灸联合生活方式干预组(观察组),每组30例。对照组采用生活方式干预;观察组在生活方式干预基础上,采用隔药饼灸脾俞、胃俞和胰俞。观察两组治疗前后空腹血糖、口服葡萄糖耐量试验2h血糖、空腹胰岛素、胰岛素抵抗指数、血脂水平、体重指数及腰围。结果显示两组患者治疗后空腹血糖及口服葡萄糖耐量试验2h血糖均较治疗前明显降低(均$P<0.05$),两组间差值比较,空腹血糖[(0.41 ± 0.42)mmol/L $vs.$ (0.05 ± 0.08)mmol/L]及口服葡萄糖耐量试验2h血糖[(0.85 ± 0.53)mmol/L $vs.$ (0.17 ± 0.19)mmol/L],差异均有统计学意义($P<0.05$)。对照组治疗前后空腹胰岛素、胰岛素抵抗指数、血脂水平、体重指数及腰围未见明显变化($P>0.05$);观察组治疗后空腹胰岛素、胰岛素抵抗指数、甘油三酯、总胆固醇、低密度脂蛋白、体重指数及腰围均较治疗前明显降低($P<0.05$),两组间上述指标差值比较存在统计学差异($P<0.05$)。结论:隔药饼灸联合生活方式干预可明显控制血糖水平,改善胰岛素抵抗及血脂水平,降低体重指数及腰围。

实例12 国内孟宏等[23]探讨了不同频率电针干预糖耐量受损患者的临床效果。

该实验研究对120例糖耐量受损患者经糖尿病宣教后,随机分为空白对照组和 3 组不同频率电针干预治疗组。电针组取双侧脾俞、肾俞、足三里、三阴交穴,频率分别为 5、50、100 Hz,电流强度 1 mA,连续波持续 20 min。每日治疗 1 次,10 次为 1 个疗程,共治 6 个疗程。并监测各组治疗前后人员的体重指数、空腹血糖、餐后 2 h 血糖、糖化血红蛋白变化。结果显示对照组治疗前后体重指数、空腹血糖、餐后 2 h 血糖、糖化血红蛋白无明显变化($P>0.05$);D 电针干预 50 Hz、100 Hz 组在疗程结束后,人员的体重指数、空腹血糖、餐后 2 h 血糖、糖化血红蛋白亦无明显变化($P>0.05$);电针干预 5 Hz 组治疗后餐后 2 h 血糖、糖化血红蛋白明显下降,与本组治疗前及与对照组比较差异均有统计学意义($P<0.01,P<0.05$)。结论:糖耐量受损患者在饮食调控、适当运动基础上结合低频电针干预,有利于餐后 2 h 血糖、糖化血红蛋白等指标的恢复。该实验研究证实低频、弱刺激电针治疗可明显改善糖脂代谢,相反高频、强刺激治疗后糖脂代谢水平无明显变化,其机制可能与低频、弱刺激可广泛激活脑啡肽的生物效应相关。

实例13 国内弗朗西斯科·洛萨诺等[24]探讨了糖尿病前期患者电针干预前后脂联素水平和四诊特征的改变。

该研究将入选的 40 例受试者随机分为肥胖+葡萄糖耐受不良+针灸治疗组,肥胖+葡萄糖耐受不良+无治疗组,肥胖+葡萄糖耐受正常+针灸治疗组和正常对照组。所有的受试者在治疗前后检测脂联素、血脂、空腹血糖、糖耐量曲线。具体操作方法:针灸治疗组采用 0.30 mm×40 mm 短针刺足三里、三阴交、太冲、合谷,得气后留针 30 min;长针(芒针)[0.30×(75~125) mm],深插中脘、天枢、气海,得气后加低频(1~3 Hz)电刺激与电子针疗仪刺激 30 min,针灸刺激之前实施间接灸,用艾条在脾俞和肾俞双侧灸 5 min。结果显示:①试验组和正常对照组的脂联素水平都在正常范围内且无显著变化。②所有试验组(肥胖+糖),糖耐量改善有统计学的意义($P<0.05$)。③甘油三酯的水平,在研究开始时,大多数肥胖患者糖耐量降低的都呈现出水平增加;研究结束后,对于非治疗组中,这些值几乎保持不变与趋势上升;而电针干预组,上述各指标均有明确的减小趋势,两种电针刺组受试者腹部周长和其他重量参数跌幅在 70%。④其他测量值无显著改变。得出结论:针刺可以改善肥胖并伴有糖耐量异常受试者的糖耐量和甘油三酯的水平,改善胰岛素抵抗。

(四) 埋线治疗

实例14 国内薛宁等[25]探讨了穴位埋线对糖尿病前期患者的临床疗效和安全性。

该实验将 86 例糖尿病前期患者随机分为观察组和对照组,每组 43 例。对照组进行糖尿病健康教育。观察组在对照组基础上行穴位埋线,取双侧脾俞、胃俞、肝俞、肾俞、足三里,每 15 天穴位埋线 1 次,共完成 6 次穴位埋线。该研究表明:部分验证了穴位埋线对糖尿病前期患者糖脂代谢的改善情况。通过 3 个月的穴位埋线治疗,患者出现了多种埋线术后效应,"被动"控制了饮食,产生了空腹血糖、2 h 血糖、甘油三酯、总胆固醇等各项生化指标及中医证候积分改善的现象。从第 2 次治疗开始,每次治疗前记录患者上次穴位埋线后的术后反应类型及次数等,于治疗结束 15 d 后记录最后 1 次穴位埋线术后情况。于治疗前后及治疗结束 6 个月后对两组胆固醇、甘油三酯、空腹血糖、餐后 2 h 血糖、糖化血红蛋白、空腹胰岛素水平及中医证候积分情况进行记录,并评价临床疗效。结果显示:治疗后观察组总胆固醇、甘油三酯、空腹血糖、2 h 血糖、糖化血红蛋白均低于治疗前($P<0.05$),且均低于对照组($P<0.05$),空腹胰岛素水平较治疗前变化幅度较小,且较对照组差异无统计学意义($P>0.05$)。随访时两组各项指标较治疗前差异均无统计学意义($P>0.05$)。治疗后观察组中医证候积分低于治疗前,且低于对照组($P<0.05$)。随访时观察组中医证候积分低于治疗前,差异有统计学意义($P<0.05$)。观察组总有效率为 76.7%(33/43),明显优于对照组的 30.2%(13/43,$P<0.05$);随访时观察组总有效率下降到 37.2%(16/43),对照组总有效率下降到 25.6%(11/43,$P>0.05$)。观察组患者埋线术后共记录 18 种术后反应,共出现 168 次,可分为 5 大类:饮食抑制现象相关的术后反应 75 次(44.6%),情绪异常相关的术后反应 41 次(24.4%),局部不适相关的术后反应 23 次(13.7%),全身不适相关的术后反应 21 次(12.5%),其他不适相关的术后反应 8 次(4.8%);术后反应高峰期在第 2~3 次穴位埋线术后。得出结论:穴位埋线 3 个月的治疗能改善糖尿病前期患者部分指标,但需长期保持健康的生活习惯,穴位埋线后可出现多种术后反应但不影响治疗。

三、预后

　　中医药干预糖尿病前期患者具有显著的降低血糖、调节血脂、改善整体症状、降低糖尿病发生风险等多重疗效。中医药在临床治疗糖尿病前期具有前景与优势,不仅可以降低风险,而且不良反应少,若生活方式干预不佳或西药应用不理想,也可以首选联合中医药进行治疗。

参考文献

[1] 中华医学会糖尿病学分会.中国 2 型糖尿病防治指南(2020 年版)[J].国际内分泌代谢杂志,2021,41(5):482 - 548.

[2] XU Y, WANG L, HE J, et al. Prevalence and control of diabetes in Chinese adults [J]. JAMA, 2013,310(9):948 - 959.

[3] BUYSSCHAERT M, MEDINA J L, BERGMAN M, et al. Prediabetes and associated disorders [J]. Endocrine, 2015,48(2):371 - 393.

[4] 全球 5.37 亿成人糖尿病中国有 1.4 亿[N].医师报,2021 - 12 - 09(B03).

[5] 中华医学会内分泌学分会,中华医学会糖尿病学分会,中国医师协会内分泌代谢科医师分会,等.中国成人糖尿病前期干预的专家共识[J].中华内分泌代谢杂志,2020,36 (5):370 - 380.

[6] 吕以培,黄文萍,张素华,等.单纯糖耐量受损者与空腹血糖受损并糖耐量受损者内皮功能及代谢异常的比较[J].中国当代医药,2015,22(35):11 - 15,42.

[7] 吴春,徐寒松.糖尿病前期的中医辨证施治[J].中国实验方剂学杂志,2012,18(13): 316 - 318.

[8] 中华中医药学会.糖尿病中医防治指南[M].北京:中国中医药出版社,2007:1 - 3.

[9] 中华医学会内分泌学分会.中国成人 2 型糖尿病预防的专家共识[J].中华内分泌代谢杂志,2014,30(4):277 - 283.

[10] 方朝晖,仝小林,段俊国,等.糖尿病前期中医药循证临床实践指南[J].中医杂志, 2017,58(3):268 - 272.

[11] 方朝晖,赵进东,石国斌,等.脾瘅(糖尿病前期)中医综合防治方案及其临床研究[J].天津中医药,2014,31(10):583 - 587.

[12] GAO Y, ZHOU H, ZHAO H, et al. Clinical research of traditional Chinese medical intervention on impaired glucose tolerance [J]. Am J Chin Med, 2013,41(1):21 - 32.

[13] LIAN FM, LI GW, CHEN X, et al. Chinese herbal medicine Tianqi reduces progression from impaired glucose tolerance to diabetes: A double-blind, randomized, placebo-controlled, multicenter trial [J]. J Clin Endocrinol Metab, 2014,99(2):648 - 655.

[14] 倪青,张效科,崔娜.芪药消渴胶囊干预 2 型糖尿病前期患者 76 例的临床观察[J].中国中西医结合杂志,2012,32(12):1628 - 1631.

[15] WANG H, GUO L, SHANG H, et al. Jinqi Jiangtang tablets for pre-diabetes: A randomized, double-blind and placebo-controlled clinical trial [J]. Scientific Rep, 2017,7(1):11190.

[16] GRANT S J, CHANG D H, LIU J, et al. Chinese herbal medicine for impaired glucose tolerance: A randomized placebo controlled trial [J]. BMC Complement Altern Med, 2013,13(1):104.

[17] 安良毅,韦海涛,张相珍,等.越鞠丸口服用于糖尿病前期患者"治未病"的临床研究

［J］.中国中医基础医学杂志,2015,21(4):429-431.

［18］赵进东,石国斌,牛云飞,等.参术调脾颗粒对脾虚湿盛型IGT患者的影响［J］.中国中西医结合杂志,2017,37(11):1396-1399.

［19］龚敏,刘蔚,邹丽妍,等.知柏地黄丸对糖尿病前期阴虚燥热证人群干预的临床研究［J］.中国中西医结合杂志,2017,37(11):1297-1300.

［20］KLEIN G A, STEFANUTO A, BOAVENTURA B C B, et al. Mate tea (Ilex paraguariensis) improves glycemic and lipid profiles of type 2 diabetes and pre-diabetes individuals: a pilot study［J］. J Am Coll Nutr, 2011,30(5):320-332.

［21］赵智明,刘春丽,张群燕,等.针刺对糖尿病前期患者瘦素及可溶性瘦素受体的影响［J］.针刺研究,2018,43(8):506-511.

［22］王丽,蔡圣朝,秦晓凤,等.隔药饼灸干预糖调节受损临床研究［J］.中国针灸,2013,33(12):1081-1084.

［23］孟宏,郝晋东,王宏才,等.不同参数电针刺激对糖耐量受损患者血糖的影响［J］.针刺研究,2011,36(3):220-223.

［24］弗朗西斯科·洛萨诺,牛婷立,马良宵,等.电针干预前后糖尿病前期患者脂联素水平的变化趋势［J］.中华中医药杂志,2011,26(11):2657-2659.

［25］薛宁,张建斌,夏兆新,等.穴位埋线治疗糖尿病前期的疗效观察及术后反应［J］.中国针灸,2017,37(6):586-590.

第二节　中医药治疗糖尿病

一、概述

中医药治疗糖尿病已有几千年的历史。中草药是治疗糖尿病的一种辅助方法。目前,许多植物已经被用于预防和治疗糖尿病。文献中已经报道了1200多种具有抗糖尿病特性的植物。中药在糖尿病的治疗中具有重要作用。其作用机制值得进一步研究。

二、临床研究实例介绍

(一)单味中草药

1. 藜芦

藜芦 *Veratrum nigrum* L. 又叫山葱、葱白藜芦、旱葱、毒药草、七厘丹,藜芦为百合科植物藜芦、牯岭藜芦、毛穗藜芦、兴安藜芦及毛叶藜芦的根及根茎。性味:味辛、苦,性寒,有毒。藜芦有吐风痰、杀虫的功效,藜芦有治疗中风、癫痈、疥癣秃疮、喉痹症见痰涎壅盛的作用。

实例1 新加坡 Goh K P 等[1]团队完成了一项关于研究白藜芦醇对 2 型糖尿病患者骨骼肌沉默信息调节因子 1 表达和能量消耗影响的双盲随机对照临床试验。其团队将 10 名 2 型糖尿病受试者随机分为白藜芦醇组或安慰剂组,并每天分别给予 3 g 白藜芦醇或安慰剂,为期 12 周。结局指标包括 AMP 活化蛋白激酶、磷酸化腺苷酸活化蛋白激酶和葡萄糖转运蛋白 4 表达水平,能量消耗、体力活动水平、腹部脂肪组织分布和骨骼肌纤维类型、体重、糖化血红蛋白、血浆脂质亚组分、脂联素水平和胰岛素敏感性的测量。研究发现,与安慰剂组相比,白藜芦醇组的沉默信息调节因子 1 表达量(2.01 *vs.* 0.86 任意单位,$P=0.016$)和磷酸化腺苷酸活化蛋白激酶与 AMP 活化蛋白激酶的表达比(2.04 *vs.* 0.79 任意单位,$P=0.032$)都有明显增加,提示白藜芦醇可能通过增加 2 型糖尿病患者的骨骼肌沉默信息调节因子 1 和 AMP 活化蛋白激酶表达来调节能量消耗。其团队研究进一步发现,尽管白藜芦醇之后绝对变化的百分比(8.6% *vs.* −13.9%,$P=0.033$)和预测静止代谢率的百分比(7.8% *vs.* −13.9%,$P=0.013$)有所增加,但与安慰剂相比,平均每日活动(−38% *vs.* 43.2%,$P=0.028$)和步数(−39.5% *vs.* 11.8%,$P=0.047$)明显减少,表明白藜芦醇可能对 2 型糖尿病患者具有有益的运动模拟效应。

实例2 伊朗 Movahed A 等[2]完成了一项关于评估白藜芦醇对降低 1 型糖尿病患者高血糖影响的探索性临床试验。其团队将纳入研究的 13 名 1 型糖尿病患者给予白藜芦醇胶囊 500 mg,每天 2 次,持续 60 天。在干预前、干预 30 天和 60 天时,测量体重、空腹血糖、糖化血红蛋白、胰岛素、胰岛素抵抗平衡模型(HOMA‐IR)、β 细胞功能平衡模型(HOMA‐β)以及肝肾损伤、炎症和氧化应激的标志物。其团队研究发现,与基线值相比,补充白藜芦醇 60 天后,空腹血糖和糖化血红蛋白明显下降。其团队研究进一步发现,白藜芦醇治疗还使 1 型糖尿病患者的氧化应激标志物丙二醛的水平下降,总抗氧化能力增加,但胰岛素、HOMA‐IR、HOMA‐β 以及肝肾功能和炎症的标志物没有受到白藜芦醇治疗的显著影响。其团队研究结果表明,补充白藜芦醇 60 天对 1 型糖尿病患者发挥了强大的改善糖尿病和抗氧化作用。

2. 番薯

番薯 *Ipomoea batatas* (L.)别名朱薯、山芋、甘薯、红山药、香薯蓣、红薯、金薯、土瓜、地瓜、红苕、白薯。性味甘,平。番薯有补中和血、益气生津、宽肠胃、通便秘的作用。

实例 3　奥地利 Ludvik B H 等[3]进行了一项评估 Caiapo 对高加索男性 2 型糖尿病患者葡萄糖代谢的影响及其耐受性和作用方式的研究。该研究为双盲前瞻性试验研究,分为平行组与安慰剂对照组,共纳入男性 2 型糖尿病患者 18 例[年龄(58±8)岁;体重(88±3) kg;体重指数(27.7±2.7) kg/m²; Mean±SEM],随机接受安慰剂或 2 g(低剂量)或 4 g(高剂量)Caiapo(4 片,每片分别含有 168 mg 或 336 mg 白皮甘薯粉)。在早餐、午餐和晚餐前,连续 6 周。该团队研究发现,连续 6 周每天摄入 4 g Caiapo 可降低先前单独饮食治疗的男性高加索 2 型糖尿病患者的空腹血糖、总胆固醇和低密度脂蛋白。静脉葡萄糖耐量试验(FSIGT)胰岛素敏感性的改善,表明 Caiapo 通过降低胰岛素抵抗发挥其有益作用。治疗耐受性良好,无明显不良反应。总之,高剂量 Caiapo 对 2 型糖尿病患者的血糖、总胆固醇和低密度脂蛋白胆固醇水平有益,表明 Caiapo 可能在 2 型糖尿病的治疗中发挥潜在的作用。研究表明,白皮甘薯提取物 Caiapo 可通过降低胰岛素抵抗来改善啮齿动物的血糖控制。

3. 高丽红参

五加科植物人参 *Panax ginseng* C. A. Mey. 的栽培品(习称"圆参")经蒸制后的干燥根。秋季采挖,洗净,蒸制后,干燥而成。归脾、肺、心经。味甘、微苦,性温。高丽红参有大补元气、复脉固脱、益气摄血的作用。用于体虚欲脱、肢冷脉微、崩漏下血、心力衰竭、心源性休克等。

实例 4　韩国 Park K 等[4]进行了一项补充高丽红参可改善韩国 2 型糖尿病患者感知阈值的随机、双盲试验。该试验将参与者随机分为安慰剂组或高丽红参组,服用相应的药片 24 周。主要结果是第 24 周时感知阈值的变化,次要结果是第 24 周时空腹血糖、糖化血红蛋白以及各种代谢和炎症标志物的改变。最终 61 名患者完成了研究。在第 24 周,高丽红参组的下肢感知阈值在不同的频率上均有明显的改善。两组的其他代谢参数在 24 周后均没有改变。在亚组分析中,糖尿病病程较长或在研究开始时已有神经病变的患者,感知阈值水平得到改善,而糖尿病病程较短的患者,胰岛素抵抗得到改善。研究表明 2 型糖尿病患者服用高丽红参 24 周后,神经病变得到明显改善,尤其是糖尿病病程较长者。因此,有必要进一步进行更大规模的人群研究,并延长随访时间,以验证高丽红参对糖尿病神经病变的影响。

实例 5　韩国 Park K 等[5]完成了一项高丽红参对 2 型糖尿病患者肌肉

减少症生物标志物的影响研究。该试验将参与者随机分配到安慰剂组或高丽红参组,服用相应的药片 24 周。主要结果是第 24 周时肌肉减少症生物标志物的变化。次要结果是第 24 周时炎症和抗氧化标志物以及体重的变化。59 名患者完成了这项研究。软骨素和性激素结合球蛋白在高丽红参组有明显改善。在亚组分析中,55 岁以上的绝经后女性患者在服用高丽红参后,血清性激素结合球蛋白、卵泡抑素和生长分化因子 15 有明显改善,肌钙蛋白的减少也有所减弱。其团队研究表明糖尿病患者服用高丽红参 24 周后,随访蛋白和性激素结合球蛋白水平有明显改善,尤其是对绝经后的老年妇女。

实例 6 加拿大 Vuksan V 等[6]进行了一项高丽红参改善 2 型糖尿病患者的血糖和胰岛素调节的随机双盲对照的疗效和安全性试验。该试验将 19 名 2 型糖尿病控制良好的参与者进行研究。采用双盲、随机、交叉设计,每个参与者以选定的剂量(2 克/餐,6 克/天)和给药方式[餐前口服剂(餐前 40 min)]接受选定的高丽红参制剂(根茎类)和安慰剂,为期 12 周,作为其常规抗糖尿病治疗[饮食和(或)药物]的辅助治疗。结果:包括疗效(糖化血红蛋白、空腹血糖、75 g 口服葡萄糖耐量试验血糖、血浆胰岛素原和胰岛素敏感指数)、安全性(肝、肾、凝血功能和血压)和依从性(归还胶囊、记录饮食和体重)。主要终点糖化血红蛋白没有变化。然而,参与者在整个过程中保持良好的控制(糖化血红蛋白 6.5%)。与安慰剂组相比,选定的高丽红参治疗还使 75 g 口服葡萄糖耐量试验血糖下降 8%～11%,空腹胰岛素原和 75 g 口服葡萄糖耐量试验胰岛素原指数下降 33%～38%,空腹胰岛素敏感指数(平衡模型评估)和 75 g 口服葡萄糖耐量试验胰岛素敏感指数增加 33%($P<0.05$)。其团队研究表明,安全性和依从性结果保持不变;虽然糖化血红蛋白评估的临床疗效没有得到证实,但在 2 型糖尿病控制良好的人群中,补充 12 周选定的高丽红参治疗可保持良好的血糖控制,并在常规治疗之外安全地改善血糖和胰岛素原调节;进一步调查类似的高丽红参治疗方法可能会产生临床疗效。

实例 7 韩国 Bang H 等[7]完成了一项评估补充高丽红参对空腹血糖受损、糖耐量受损或新诊断的 2 型糖尿病患者血糖控制效果的随机双盲对照试验。该试验以 5 g 高丽红参[$n=21$]或安慰剂[$n=20$]片剂形式进行试验。在基线和 12 周的干预后,通过 2 h 口服葡萄糖耐量试验测量葡萄糖相关的生物标志物,包括血清和全血的葡萄糖、胰岛素和 C 肽的水平。干预后,试验组在 30 min 内的血清葡萄糖水平[(−22.24±10.77) mg/dL]和 30 min 内的全血葡萄糖水平[（−17.52±5.22）mg/dL]均有明显下降。此外，试验组在 0 min 时的全血葡萄糖水平和葡萄糖的曲线下面积均趋于降低。然而，安慰剂组在血糖相关指标上没有显示出任何变化。试验组 30 min 时的血清葡萄糖水平、60 min 时的全血葡萄糖水平和口服葡萄糖耐量试验期间葡萄糖曲线下面积的变化（与基线的差异）与安慰剂组相比，呈现出下降的趋势。试验组的血清胰岛素和 C 肽的浓度在大多数时间间隔内均有明显的下降或呈下降趋势。结果表明，与安慰剂相比，补充高丽红参（5 g/d）可能对控制空腹血糖受损、糖耐量受损或 2 型糖尿病患者的血清和全血葡萄糖水平有益。

4. 胡芦巴

中药胡芦巴系豆科植物胡芦巴 *Trigonella foenum-graecum* L. 的干燥成熟种子，其化学成分主要有生物碱、番木瓜碱、黄酮、槲皮素、甾体皂苷、胡芦巴皂苷 Ⅰ～Ⅻ 等。胡芦巴主产于我国河南、安徽、四川等地，药典记载胡芦巴种子有"温润阳、逐寒湿"的功效。现代研究表明胡芦巴种子提取物可通过一种胰岛素信号途径来降低血糖。

实例 8 美国 Losso J N 等[8]进行了一项胡芦巴是否能治疗糖尿病的试验。胡芦巴是一种被证明具有降低血糖功效的食品，但由于其苦味和具有强烈的味道，使其使用受到限制。该研究测试了一种采用专有工艺加入胡芦巴的面包，以了解其口味的可接受性及其对糖类代谢的影响。并且开发了一种胡芦巴面包配方，通过在标准的小麦面包配方中加入胡芦巴粉，在商业面包店中生产。全麦面包是在同一家面包店用小麦粉采用相同的配方制作。其中 8 名饮食控制的糖尿病受试者被提供 2 片（56 g）和 5% 的胡芦巴。在食用后的 4 h 内定期测试血糖和胰岛素。测试间隔 1 周进行 2 次，一次使用胡芦巴面包，一次是使用普通面包。该研究是双盲、随机和平衡的试验，对胡芦巴和全麦面包样品的感官属性和营养成分进行了评估。胡芦巴和小麦面包的近似成分、颜色、硬度、质地和风味强度差异无统计学意义（$P > 0.05$）。在添加胡芦巴条件下，葡萄糖和胰岛素的曲线下面积较低，但仅使用胰岛素时才达到显著性（$P < 0.05$）。含胡芦巴的面包与全麦面包的对照组没有区别。在通常情况下，胡芦巴粉对面包质量有负面影响。该面包保持了胡芦巴的功能特性，即减少胰岛素抵抗。该团队研究表明在可接受的烘焙产品中可以添加胡芦巴，以帮助减少胰岛素抵抗并治疗 2 型糖尿病。

实例 9 伊朗 Hadi A 等[9]进行了一项胡芦巴种子对 2 型糖尿病患者的

血清鸢尾素水平、血压和肝肾脏功能的影响的研究,在为期8周的随机对照临床试验中,2型糖尿病患者($n=50$)被分配到干预组(5 g胡芦巴种子粉,每天3次)或对照组。两组均接受抗糖尿病药物和营养咨询。在试验的基线和结束时收集血清样本并测量血压。使用问卷调查确定饮食摄入量和身体活动的数据。与对照组相比,食用胡芦巴种子导致空腹血糖的显著下降($P=0.024$),以及血清丙氨酸氨基转移酶(ALT)($P=0.02$)和碱性磷酸酶(ALP)($P=0.001$)的显著变化。组内分析显示,胡芦巴种子组的天冬氨酸氨基转移酶(AST)($P=0.014$)、收缩压($P=0.001$)和鸢尾素($P=0.001$)明显下降,而对照组的肌酐($P=0.001$)明显上升,估计肾小球滤过率下降($P=0.001$)。食用胡芦巴种子对舒张压和血尿素氮没有任何显著影响。结果表明摄入胡芦巴种子对2型糖尿病患者的空腹血糖、收缩压以及一些肝肾功能检查有一定有益的影响。需要进一步研究胡芦巴种子对鸢尾素水平的影响。

实例⑩ 印度GuPta A等[10]完成了一项评估胡芦巴种子对轻度至中度2型糖尿病患者血糖控制和胰岛素抵抗的影响。试验中25名新诊断的2型糖尿病患者(空腹血糖<11.1 mmol/L)被随机分为2组。第1组($n=12$)接受1g/d的胡芦巴种子水醇提取物,第2组($n=13$)接受常规护理(饮食控制、运动)和安慰剂胶囊,为期2个月。在基线时,两组在人体测量和临床变量方面都很相似。口服葡萄糖耐量试验、血脂水平、空腹C肽、糖化血红蛋白和HOMA模型的胰岛素抵抗在基线上也相似。在2个月结束时,第1组与第2组相比,空腹血糖[(148.3±44.1 至 119.9±25) *vs.* (137.5±41.1 至 113.0±36.0)]和糖后2 h血糖[(210.6±79.0 至 181.1±69) *vs.* (219.9±41.0 至 241.6±43)]没有差异。但血糖的曲线下面积(AUC)(2 375±574 *vs.* 27 597±274)以及胰岛素(2 492±2 536 *vs.* 5 631±2 428)明显较低($P<0.001$)。HOMA模型得出的胰岛素抵抗显示,与第2组相比,第1组的β细胞分泌百分比下降(86.3±32 *vs.* 70.1±52),胰岛素敏感性百分比增加(112.9±67 *vs.* 92.2±57)($P<0.05$)。与第2组相比,第1组的血清甘油三酯下降,高密度脂蛋白胆固醇显著增加($P<0.05$)。结果表明辅助使用胡芦巴种子可以改善轻度2型糖尿病患者的血糖控制,减少胰岛素抵抗。对高甘油三酯血症亦有有利的影响。

实例⑪ 沙特阿拉伯Najdi R A等[11]进行一项试验旨在确定胡芦巴与格列本脲相比是否对常规治疗中不受控制的2型糖尿病患者的血糖有影响。该研究共招募了12名使用二甲双胍的未受控制的糖尿病患者,并将其分为2组。

第 1 组患者每天接受 2 g 胡芦巴,而第 2 组患者每天接受 5 mg 格列本脲。在开始治疗前和 12 周后测量胡芦巴对血糖控制和血脂状况的影响。12 名研究参与者中只有 9 人完成了研究。2 克/天的胡芦巴用量使空腹血糖下降不明显($P = 0.63$),但空腹胰岛素水平显著升高($P = 0.04$)。从治疗前到治疗后,高低密度脂蛋白的比率明显下降($P = 0.006$)。在整个研究过程中,胡芦巴没有对肝肾功能造成任何明显的不利影响。结果表明,胡芦巴可以作为抗糖尿病药物的辅助治疗来控制血糖,但还需要做进一步研究。

实例12 国内卢芙蓉等[12]进行了一项研究,该研究选取 2005 年 9 月至 2007 年 1 月华中科技大学同济医学院附属协和医院中西结合科和内分泌专科门诊和病房的 72 例 29～65 岁的 2 型糖尿病患者参加。72 例单纯使用磺脲类降糖药血糖控制不良的 2 型糖尿病患者,采用随机、安慰剂平行对照法,按就诊顺序随机分为对照组(36 例)和治疗组(36 例),在服用磺脲类降糖药的基础上,治疗组给予胡芦巴总皂苷胶囊,每日 3 次,每次 6 粒,温水送服,疗程为 12 周。对照组给予山药安慰剂,每日 3 次,每次 6 粒,温水送服,疗程为 12 周。治疗结束后,治疗组总有效率明显高于对照组。予治疗后,治疗组空腹血糖、餐后 2 h 血糖、糖化血红蛋白、临床症状积分显著下降,且优于对照组。两组体重指数和肝肾功能无明显变化。该研究结果表明,胡芦巴总皂苷联合磺脲类降糖药治疗 2 型糖尿病患者显示了良好的降糖效果,同时能改善患者的临床症状,且具有较好的安全性。推测胡芦巴可能通过增加胰岛素敏感性,与磺脲类降糖药合用达到良好的降糖效果。

5. 生姜

本品为姜科植物姜 *Zingiber officinale* Rosc. 的新鲜根茎。秋、冬二季采挖,除去须根及泥沙。归肺、脾、胃经。味辛,性微温。生姜具有解表散寒、温中止呕、化痰止咳的作用。生姜常用于风寒感冒、胃寒呕吐、寒痰咳嗽。生姜含有姜醇、姜烯酚、姜酮酚和姜油酮等生物化合物,具有抗癌、抗血栓、抗炎、抗关节炎、降血脂和镇痛的特性。

实例13 伊朗 Shidfar F 等[13]进行了一项关于生姜对伊朗 2 型糖尿病患者血糖指数影响的研究。该研究是在 20～60 岁未注射胰岛素的 2 型糖尿病患者中进行的双盲、安慰剂对照、随机的临床试验。干预组和对照组的参与者每天接受 3 g 姜粉或安慰剂(乳糖胶囊),为期 3 个月。在研究开始和结束时,以及在禁食 12 h 后,测量血糖指数、总抗氧化能力、丙二醛、C 反应蛋白、血清对氧磷酶、饮食摄入和身体活动。3 个月后的指标比较显示,干预组和对照组之间的差异具有统计学意义,具体如下:血清葡萄糖$[(-19.41\pm18.83)$ mg/dL $vs.$ (1.63 ± 4.28) mg/dL,$P<0.001]$,糖化血红蛋白$[(-0.77\pm0.88)\%$ $vs.$ $(0.02\pm0.16)\%,P<0.001]$,胰岛素$[(-1.46\pm1.7)\mu$U/mL $vs.$ $(0.09\pm0.34)\mu$U/mL,$P<0.001]$,胰岛素抵抗$[(-16.38\pm19.2)$ $vs.$ (0.68 ± 2.7),$P<0.001]$,高敏 C 反应蛋白$[(-2.78\pm4.07)$ mg/L $vs.$ (0.2 ± 0.77) mg/L,$P<0.001]$,对氧磷酶-1$[(22.04\pm24.53)$ U/L $vs.$ (1.71 ± 2.72) U/L,$P<0.006]$,总抗氧化能力$[(0.78\pm0.71)\mu$U/mL $vs.$ $(-0.04\pm0.29)\mu$U/mL,$P<0.01]$和丙二醛$[(-0.85\pm1.08)\mu$mol/L $vs.$ $(0.06\pm0.08)\mu$mol/L,$P<0.001]$有显著差异。报告显示,补充生姜 3 个月可以改善 2 型糖尿病患者的血糖指数、总抗氧化能力和对氧磷酶-1 活性。

实例14 伊朗 Mozaffari-Khosravi H 等[14]进行了一项补充姜粉对 2 型糖尿病患者的胰岛素抵抗和血糖指数的影响的一项随机双盲对照试验。该试验将 88 名受糖尿病影响的参与者被随机分配到生姜组和安慰剂组。生姜组接受3 粒含 1 g 姜粉的胶囊,而安慰剂组每天接受 3 粒含 1 g 微晶石的胶囊,持续 8周。干预前后评估糖化血红蛋白、果糖胺、空腹血糖、空腹胰岛素、平衡模型评估胰岛素抵抗指数、β 细胞功能、胰岛素敏感性和定量胰岛素敏感性检测指数。结果显示生姜组的空腹血糖平均值下降了 10.5%($P=0.003$),而安慰剂组的平均值增加了 21%($P=0.01$)。糖化血红蛋白平均值的变化与空腹血糖的变化相一致。在干预前后,两组在空腹胰岛素水平中位数、胰岛素敏感性和胰岛素抵抗指数方面存在统计学差异($P<0.005$)。此外,两组的定量胰岛素敏感性检测指数平均值明显增加,但生姜组的平均值差异明显更高。该研究表明,每天服用 3粒 1 g 的姜粉,持续 8 周,对 2 型糖尿病患者有帮助,因为空腹血糖和糖化血红蛋白降低,胰岛素抵抗指数(如定量胰岛素敏感性检测指数)也得到了改善。

6. 刺山柑

刺山柑又叫槌果藤、菠里克果、老鼠瓜。为白花菜科植物刺山柑 *Capparis spinosa* L. 的根皮、叶、果。秋季果将成熟时采收。味辛苦,性温。刺山柑有祛风、散寒、除湿的功效,其根皮、果、叶可外用以治疗急、慢性风湿性关节炎及布鲁氏菌病,叶还可用于治疗痛风病。

实例15 伊朗 Vahid H 等[15]完成了一项研究刺山柑对糖尿病动物的血糖状况和血清脂质的有益影响。该试验为随机三盲安慰剂对照临床试验,目的是研究刺山柑对血糖、血脂状况和其他代谢综合征诊断指标的安全性和有效性,这些指标在 2 型糖尿病患者中控制不佳。试验中菠萝蜜的制备方法是将菠萝蜜的水醇提取物加入葡萄醋和乳果糖的混合物。试验将 30 名血糖控制不佳并患有代谢综合征的糖尿病患者随机分配 3 组,分别接受安慰剂、菠萝蜜混合物和刺山柑草药(每天 1 次,10 毫升/次,持续 3 个月)。在研究期间,所有患者都继续接受常规治疗,服用降血脂、抗高血脂和抗高血压药物。结果显示与基线相比,在研究结束时,刺山柑明显降低了体重和体重指数。虽然安慰剂组和菠萝蜜混合物组的患者显示出空腹血糖或餐后血糖水平的进一步上升,但服用刺山柑草药可以抑制高血糖症的发展。然而,在研究结束时,安慰剂组和干预组在糖化血红蛋白方面没有显著差异。刺山柑对血清胆固醇没有明显的影响,但在研究期间抑制了高甘油三酯血症的发展。在刺山柑治疗后,肌酐、微量白蛋白尿、天冬氨酸氨基转移酶、丙氨酸氨基转移酶和碱性磷酸酶值没有明显变化,这表明它对肝肾功能没有不必要的影响。最终表明,虽然刺山柑不能增强降血糖和降血脂药物的作用,但它可以防止血糖和甘油三酯在控制不佳的糖尿病患者中进一步升高。

7. 大黄

本品为蓼科植物掌叶大黄 *Rheum palmatum* L.、唐古特大黄或药用大黄的干燥根及根茎。归脾、胃、大肠、肝、心包经。性味苦寒。作用为泻热通肠、凉血解毒、逐瘀通经。大黄可用于实热便秘、积滞腹痛、泻痢不爽、湿热黄疸、血热吐衄、目赤、咽肿、肠痈腹痛、痈肿疔疮、瘀血经闭、跌打损伤、外治水火烫伤及上消化道出血等。酒大黄善清上焦血分热毒,用于目赤咽肿、齿龈肿痛;熟大黄泻下力缓,泻火解毒,用于火毒疮疡;大黄炭凉血化瘀止血,用于血热有瘀出血症。以往的研究表明,大黄素(Rheum ribes)可以有效控制血糖水平。

实例⑯ 伊朗 Ghafouri A 等[16]进行一项随机双盲对照试验中旨在确定补充 R. ribes 对 2 型糖尿病患者的血糖指数和载脂蛋白的影响。该试验招募了 60 名年龄在 30~60 岁,体重指数 20~30 kg/m^2,糖化血红蛋白为 6%~8% 的 2 型糖尿病患者。患者被随机分配接受 450 mg R. ribes 水提取物(AG)、450 mg R. ribes 乙醇提取物(EG)或安慰剂(PG),每天 3 次,共 6 周。在基线和研究结束时,测量了血糖水平、胰岛素抵抗指数和胰岛素细胞功能指数,以及载脂蛋白 A1 和载脂蛋白 B。结果显示 AG 组和 EG 组血清中的胰岛素水平明显下降(分别为 $P=0.003$ 和 $P=0.001$),胰岛素抵抗指数(分别为 $P=0.01$ 和

$P=0.001$)、胰岛素细胞功能指数(分别为 $P=0.002$ 和 $P=0.001$)、载脂蛋白 B(分别为 $P=0.006$ 和 $P=0.03$)、载脂蛋白 B/载脂蛋白 A1 比值(分别为 $P=0.016$ 和 $P=0.04$)。然而,在研究结束时,与开始时的数值相比,载脂蛋白 A1(分别为 $P=0.08$ 和 $P=0.05$)明显增加,血糖没有明显变化。所有的变量在安慰剂组中都没有显示出明显的变化。在研究结束时,各组之间的胰岛素($P=0.04$)、胰岛素抵抗指数($P=0.03$)、胰岛素细胞功能指数($P=0.01$)、载脂蛋白 B($P=0.02$)和载脂蛋白 B/载脂蛋白 A1 比值($P=0.03$)存在明显差异,但载脂蛋白 A1 没有明显变化。结果表明摄入 R. ribes 可以对 2 型糖尿病患者的胰岛素抵抗和载脂蛋白产生有益影响。

8. 大蒜

大蒜为百合科葱属植物蒜 *Allium sativum* L. 以鳞茎入药。性味辛温。大蒜有健胃、止痢、止咳、杀菌、驱虫的作用。大蒜可用以预防流行性感冒、流行性脑脊髓膜炎,治疗肺结核、百日咳、食欲不振、消化不良、细菌性痢疾、阿米巴痢疾、肠炎、蛲虫病、钩虫病,外用可治阴道滴虫、急性阑尾炎。几个世纪以来,大蒜被广泛用于治疗各种疾病。近年来,大蒜已成为医学和临床关注的焦点,因为它能够降低一些心血管风险因素,如降低血清脂质、血压和血黏度。

实例17 巴基斯坦 Ashraf R 等[17]研究评估大蒜对 2 型糖尿病患者的主要心血管危险因素血脂异常的影响。这项为期 12 周的随机、单盲、安慰剂对照研究主要是针对新诊断为血脂异常的 2 型糖尿病患者($n=70$),患者分为两组,每组 35 人,分别给予大蒜片 300 mg(含 1.3% 大蒜素),每天 2 次,以及相同的安慰剂片。两组都有饮食和运动计划。12 周后,大蒜治疗组($n=33$)的总胆固醇(-28 mg/dL,-12.03%,$P\leqslant0.001$)和低密度脂蛋白胆固醇(-30 mg/dL,-17.99%,$P\leqslant0.001$)显著下降,而安慰剂治疗组($n=32$)的总胆固醇(-2 mg/dL,-0.9%,$P=$ns)和低密度脂蛋白胆固醇(-3 mg/dL,-1.6%,$P=$ns)无显著下降。与安慰剂组(0.62,1.6%,$P=$ns)相比,用大蒜治疗的患者的高密度脂蛋白胆固醇明显增加(3.35 mg/dL,8.81%,$P\leqslant0.05$),但两组之间的甘油三酯没有明显差异。本研究表明,大蒜对 2 型糖尿病患者的血脂异常可能有短期的好处。与安慰剂组相比,大蒜明显降低了血清总胆固醇和低密度脂蛋白胆固醇,并适度提高了高密度脂蛋白胆固醇。此外,需要进行持续时间较长的临床对照试验来评估大蒜对血管和循环系统疾病过程的长期益处。

9. 红瓜

葫芦科红瓜 *Coccinia grandis*（L.）*Voigt* 属攀援草本植物，别称老鼠瓜、金瓜、老鸦菜、山黄瓜。味甘，微苦，微涩，性寒有毒。红瓜有清热解毒、化瘀散结、化痰利湿的功效。

实例18 斯里兰卡 Wasana K G P 等[18]进行了一项红瓜对 2 型糖尿病患者的疗效和安全性的双盲随机临床试验。首先根据空腹血糖浓度，共招募 158 名新诊断的 2 型糖尿病患者（45±15 岁）参加本试验，被随机分配到试验组或安慰剂组，接受 500 mg 的红瓜草药（$n=79$）或安慰剂药物（$n=79$），每天 1 次，为期 3 个月。在基线和干预结束时测量糖化血红蛋白百分比、胰岛素和脂质概况参数。在试验的每一次都测量血清中的果糖胺浓度。该试验计算了胰岛素抵抗指数、致癌指数、心脏保护指数和冠状动脉风险指数。此外，在整个研究过程中，每周 2 次对空腹血糖浓度、肝肾毒性参数、血液学参数、血压进行评估，直到 3 个月结束。结果表明，在 158 名患者中，共有 145 名患者成功完成了整个临床试验。试验组和安慰剂组的变量从基线到干预结束的平均（SD）变化为：糖化血红蛋白百分比为 0.65（0.54）和 0.08（0.66）（$P<0.001$），胰岛素为 1.91（3.07）和－1.28（9.77）（$P<0.001$），果糖胺为 0.02（0.03）和－0.01（0.04）（$P<0.001$），空腹血糖为 1.51（0.49）和 0.05（0.50）（$P<0.001$），胰岛素抵抗指数为 1.73（1.36）和－0.37（3.38）（$P<0.001$），甘油三酯为 0.16（0.18）和－0.04（0.42）（$P<0.001$），极低密度脂蛋白胆固醇为 0.07（0.08）和－0.02（0.19）（$P<0.001$）。然而，与安慰剂相比，红瓜的草本药物无法显著改变其他结果变量（$P>0.05$）。所有的肝肾毒性参数、血液学参数和血压在每次访问时都在正常的生理参考范围内。结论表明，对新诊断的 2 型糖尿病患者使用红瓜中药（每天 500 mg）治疗 3 个月，可明显改善患者血糖和选定的脂质谱参数，且安全性良好。

10. 苦瓜

苦瓜为葫芦科植物苦瓜 *Momordica charantia* L. 的果实，别名锦荔枝、癞葡萄、红姑娘、凉瓜、癞瓜、红羊。味苦，性寒。归心、脾、肺经。苦瓜具有祛暑涤热、明目、解毒的作用。苦瓜常用于治疗暑热烦渴、消渴、赤眼疼痛、痢疾、疮痈肿毒。

实例19 韩国 Kim S K 等[19]开展了一项评估苦瓜给药对胰岛素分泌和敏感性影响的随机双盲对照临床试验，该试验中 24 名患者在 3 个月内接受了苦瓜（2 000 mg/d）或安慰剂治疗。干预前后进行了 2 h 口服葡萄糖耐量试验，计算葡萄糖和胰岛素的曲线下面积、总的胰岛素分泌(胰岛素生成指数)、胰岛素分泌的第一阶段(Stumvoll 指数)和胰岛素敏感性(Matsuda 指数)。在苦瓜组,体重、体重指数、脂肪百分比、腰围、糖化血红蛋白、口服葡萄糖耐量试验中的 2 h 葡萄糖和葡萄糖的曲线下面积均有显著下降。服用苦瓜后观察到胰岛素曲线下面积[56 562±36 078 $vs.$ 对 65 256±42 720 pmol/(L·min),$P=$ 0.043]、胰岛素总分泌量(0.29±0.18 $vs.$ 0.41±0.29,$P=$0.028)和胰岛素分泌第一阶段(557.8±645.6 $vs.$ 1 135.7±725.0,$P=$0.043)有明显增加。胰岛素敏感性没有因为任何干预措施而改变。总而言之,服用苦瓜可降低糖化血红蛋白、2 h 血糖、葡萄糖曲线下面积、体重、体重指数、脂肪百分比和腰围,同时增加胰岛素曲线下面积、第一阶段和总胰岛素分泌。

实例20 墨西哥 Cortez-Navarrete M 等[20]进行了一项研究,调查在苦瓜治疗糖尿病 12 周后对血糖水平、血脂状况的影响和不良事件的发生。90 名受试者被纳入苦瓜降糖疗效的最终分析中。结果显示,苦瓜提取物组和安慰剂组在年龄、性别、糖化血红蛋白水平方面没有差异。在使用苦瓜提取物治疗 12 周后,苦瓜组和安慰剂组的糖化血红蛋白水平保持不变;但是,苦瓜组的平均空腹血糖水平下降($P=$0.014)。在治疗期间没有严重不良事件的报告。该研究证明苦瓜对 2 型糖尿病患者有降糖的作用。

实例21 美国 Tongia A 等[21]对苦瓜果实进行了植物化学和药理学的相互作用的研究,并对 2 型糖尿病患者进行了口服降血糖治疗。在四氯化碳(CCl_4)＋苯(C_6H_6)溶剂系统中,通过植物化学、色谱分析和对苦瓜软体(半固体形式)的提取,产生了 15 种不同的化学成分——生物碱、糖苷、苷元、单宁、甾醇、苯酚和蛋白质。CCl_4＋C_6H_6 苦瓜软性提取物以 200 mg 的剂量每天 2 次口服,与两种不同作用的口服降糖药物:二甲双胍和格列本脲在 15 名男女(52～65 岁)2 型糖尿病患者中的药理相互作用。据观察,用 CCl_4＋C_6H_6 苦瓜软性提取物加上半量的二甲双胍或格列本脲或两者联合使用,所引起的低血糖比研究中使用的全量药物引起的低血糖要大。最后,该提取物与口服降糖药协同作用,并增强了 2 型糖尿病的降糖作用。

11. 黑种草子

黑种草子为毛茛科植物瘤果黑种草的干燥成熟种子。味甘、辛,性温。黑种草子有补肾健脑、通经、通乳、利尿的作用。黑种草子主要用于耳鸣健忘、经闭乳少、热淋、石淋。

实例22　沙特阿拉伯 Kaatabi H 等[22]完成了一项研究对黑种草子对口服降糖药的 2 型糖尿病患者的长期降糖作用(超过 1 年),并研究其对此类患者氧化还原状态的影响。该研究将 114 名服用标准口服降糖药的 2 型糖尿病患者分配到 2 组。对照组($n=57$)接受活性炭作为安慰剂,黑种草子组($n=57$)除了标准药物外,每天接受 2 g 黑种草子,为期 1 年。空腹血糖、糖化血红蛋白、C 肽、总抗氧化能力、超氧化物歧化酶、过氧化氢酶、谷胱甘肽和硫代巴比妥酸反应物在基线时进行测定,此后每 3 个月测定一次。使用 HOMA 2 计算器计算胰岛素抵抗和 β 细胞活性。两组之间的比较显示空腹血糖(实验组从 180 ± 5.75 降至 180 ± 5.59,对照组从 195 ± 6.57 降至 172 ± 5.83),糖化血红蛋白百分比(实验组从 8.2 ± 0.12 降至 8.5 ± 0.14,对照组从 8.6 ± 0.13 降至 8.2 ± 0.14),硫代巴比妥酸反应物(从实验组的 48.3 ± 6.89 到 52.9 ± 5.82,对照组从 54.1 ± 4.64 到 41.9 ± 3.16),此外,与对照组相比,黑种草子组患者的总抗氧化能力、超氧化物歧化酶和谷胱甘肽明显升高。在整个治疗期间,黑种草子组的胰岛素抵抗明显降低,而 β 细胞活性则明显高于基线值。结果表明长期补充黑种草子可改善 2 型糖尿病患者的血糖平衡,并增强抗氧化防御系统,并接受口服降糖药治疗。

实例23　伊朗 Hadi S 等[23]进行了一项研究黑种草子提取物对 2 型糖尿病患者的心脏代谢风险因素的影响。该试验对 43 名 2 型糖尿病患者(23 名女性和 20 名男性;年龄 53.5 ± 7.4 岁)进行了一项随机、对照、临床试验。干预组($n=23$)每天接受两粒含有黑种草子油提取物的 500 g 软胶囊,对照组($n=20$)每天接受 2 粒相同的含有葵花油的安慰剂软胶囊,为期 8 周。对干预前和干预后的心脏代谢风险因素进行测量。与安慰剂相比,葵花籽油显著降低了空腹血糖($P=0.03$)、糖化血红蛋白($P=0.001$)、总胆固醇($P=0.04$)、甘油三酯($P=0.003$)、低密度脂蛋白胆固醇($P=0.001$)、体重指数($P<0.001$)、腰围($P<0.001$)、收缩压($P=0.001$)和舒张压($P=0.002$)。补充黑种草子油后,胰岛素抵抗指数($P=0.51$)和高密度脂蛋白胆固醇($P=0.91$)没有明显变化。黑种草子油对 2 型糖尿病患者的血糖控制、血清脂质状况、血压和体重产生了有益影响。未来进一步的长期试验可能有助于证实目前黑种草子对 2 型糖尿病的治疗效果。

12. 三七

本品为五加科植物三七 *Panax notoginseny*（Burk.）F. H. Chen 的干燥

根。归肝、胃经。味甘、微苦,性温。三七有散瘀止血、消肿定痛的作用。三七用于咯血、吐血、衄血、便血、崩漏、外伤出血、胸腹刺痛、跌仆肿痛等。

实例24 国内 Guo Q 等[24]完成了一项研究观察三七降糖粉对血浆一氧化氮和内皮素-1 水平的影响。试验共 168 例 2 型糖尿病患者将糖尿病和血管性痴呆纳入研究,采用简单随机法随机分为 2 组。治疗组患者口服三七降糖粉联合盐酸吡格列酮,每日 3 次,对照组患者单独服用盐酸吡格列酮。疗程为 12 周。进行简易智能精神状态检查量表(中文版)和蒙特利尔认知评估量表(中文版),测定治疗前后空腹血糖、空腹胰岛素、糖化血红蛋白、胰岛素抵抗指数、血浆一氧化氮和内皮素-1 水平。两组患者治疗后各项指标均优于治疗前水平($P<0.05$)。治疗组治疗后各项指标均优于对照组($P<0.05$)。结果表明,2 型糖尿病与血管性痴呆具有共同的胰岛素抵抗和内皮功能障碍病理机制。三七降糖粉能促进一氧化氮的释放,抑制内皮素-1 的分泌。因此,中医以同一方法治疗不同疾病有其物质基础。

实例25 国内 Guo Q 等[25]进行了一项研究评估三七粉对单药控制不佳的 2 型糖尿病患者的疗效和安全性。在单次口服二甲双胍不能充分控制的 2 型糖尿病患者中进行随机对照试验,以评估三七粉的有效性和安全性。试验共有 132 名 2 型糖尿病患者被纳入研究。受试者只服用二甲双胍(500～1 000 mg/d)至少 3 个月并在过去 3 个月内血糖控制不佳(糖化血红蛋白 7.0%～9.0%)。患者在生活方式干预下停用二甲双胍 3 周,有 105 名患者符合该计划。受试者被随机分为三七粉组和二甲双胍组(1500 mg/d)。随访期为 12 周。对几个变量的比较结果进行了分析。两组之间在糖化血红蛋白方面没有发现显著差异,空腹血糖和餐后 2 h 血糖均有明显的下降($P<0.01$)。均衡模型评估的 β 细胞功能指数在三七粉组有明显改善($P<0.01$)。两组的胰岛素抵抗指数和胰岛素敏感性指数有统计学意义($P<0.05$)。结果表明,三七粉显著降低了甘油三酯水平($P<0.05$),但在体重方面没有显著差异。两组的体重和体重指数无统计学意义。在这项为期 12 周的研究中,三七粉可以显著降低 2 型糖尿病患者糖化血红蛋白、空腹血糖和 2 h 血糖水平,改善 β 细胞功能和胰岛素抵抗。

实例26 国内 Lian F M 等[26]进行了一项研究评估在 12 个月的治疗过程中,三七是否能预防糖耐量受损受试者的 2 型糖尿病。该研究将糖耐量受损患者以双盲方式随机分配接受三七($n=210$)或安慰剂($n=210$),为期 12 个月。

每 3 个月进行一次口服葡萄糖耐量测试,以评估糖尿病的发展或是否能够恢复到正常葡萄糖耐量。所有受试者都接受了相同的生活方式教育。主要终点是糖耐量受损向 2 型糖尿病的转化。观察体重和体重指数,监测不良反应。在 420 名糖耐量受损患者中,389 人完成了试验(三七组 198 人,安慰剂组 191 人)。在 12 个月的试验结束时,三七组的 36 名受试者(18.18%)和安慰剂组的 56 名受试者(29.32%)患上了糖尿病($P=0.01$)。在研究结束时,三七组和安慰剂组中糖耐量正常的受试者人数有显著差异($n=125$,63.13%;$n=89$,46.60%;$P=0.001$)。Cox 的比例危害模型分析显示,与安慰剂相比,三七降低了 32.1% 的糖尿病风险。试验中没有发生严重的不良事件。在 12 个月的试验中,三七组和安慰剂组的体重和体重指数变化没有统计学差异。结果证明,使用三七胶囊治疗 12 个月可显著降低糖耐量受损受试者的 2 型糖尿病发生率,且使用比较安全。

13. 肉桂

本品为樟科植物肉桂 *Cinnamomum cassia* Presl 的干燥树皮。归肾、脾、心、肝经。味辛、甘,性大热。肉桂有补火助阳、引火归源、散寒止痛、活血通经的功效。肉桂用于阳痿、宫冷、腰膝冷痛、肾虚作喘、阳虚眩晕、目赤咽痛、心腹冷痛、虚寒吐泻、寒疝、奔豚、经闭、痛经等。

实例27 德国 Mang B 等[27]完成了一项研究,评估肉桂补充剂对基于基线体重指数的 2 型糖尿病患者的血糖和血脂的影响。该研究被设计为一项三盲安慰剂对照的随机临床试验,采用平行设计。将 140 名诊断为 2 型糖尿病的患者随机分配到 4 组:肉桂组(体重指数≥27 kg/m²,体重指数<27 kg/m²)和安慰剂组(体重指数≥27 kg/m²,体重指数<27 kg/m²)。患者接受肉桂树皮粉或安慰剂胶囊(500 mg),每天 2 次,为期 3 个月。干预前后对人体测量、血糖和血脂结果进行了测量。肉桂补充剂导致所有人体测量(体重指数、体脂和内脏脂肪)、血糖(空腹血糖、2 h 血糖、糖化血红蛋白、空腹胰岛素和胰岛素抵抗)和血脂(总胆固醇、低密度脂蛋白胆固醇和高密度脂蛋白胆固醇)结果的改善(甘油三酯水平除外)。所有观察到的变化(除了总胆固醇和低密度脂蛋白胆固醇)在基线体重指数较高(体重指数≥27 kg/m²)的患者中更突出。根据研究结果,肉桂可以改善 2 型糖尿病患者的人体测量参数、血糖指数和脂质状况。这些益处在基线体重指数较高(体重指数≥27 kg/m²)的患者中明显更为突出。

实例28 葡萄牙 Rachid A P 等[28]进行了一项研究调查肉桂水提取物对 2

型糖尿病成人的餐后血糖水平的影响。这项临床试验招募了 36 名患有 2 型糖尿病的成年人,随机分为 2 组:对照组($n=18$)只做口服葡萄糖耐量试验,干预组($n=18$)做完口服葡萄糖耐量试验后立即摄入肉桂水提取物(6 g/100 mL)。两组都是在空腹和 30、60、90 min 和 120 min 后测量血糖水平。肉桂水提物的化学分析包括总酚含量测定和通过 FRAP 和 DPPH 方法评估抗氧化活性。数据显示,与对照组相比,摄取肉桂水提物在曲线下面积增量($P=0.834$)、最大葡萄糖浓度($P=0.527$)和葡萄糖浓度变化($P=0.873$)方面没有明显差异。通过 DPPH(5 125.0 μmol Trolox/L)和 FRAP(3 658.8 μmol Trolox/L)测试,肉桂提取物的总酚含量为 1 554.9 mg/L 没食子酸当量,具有很强的抗氧化能力。结果证明,肉桂水提物对糖尿病患者在口服葡萄糖耐量试验中的餐后血糖反应没有明显影响。

实例29 国内卢婷等[29]完成了一项研究肉桂是否有效改善中国 2 型糖尿病患者的血糖控制。该研究进行了一项随机、双盲的临床研究,分析肉桂提取物对中国 2 型糖尿病患者的糖化血红蛋白和空腹血糖水平的影响。共招募了 66 名 2 型糖尿病患者,并随机分为 3 组:安慰剂组以及低剂量(120 mg/d)组和高剂量(360 mg/d)组。在整个 3 个月的研究过程中,所有 3 组的患者都服用格列齐特。低剂量组和高剂量组患者的糖化血红蛋白和空腹血糖水平均明显下降,安慰剂组则没有变化。低剂量组血液中甘油三酯水平也明显降低。3 组患者血液中的总胆固醇、高密度脂蛋白胆固醇、低密度脂蛋白胆固醇和肝脏氨基转移酶的水平保持不变。研究表明,补充肉桂能够显著改善中国 2 型糖尿病患者的血糖控制。

实例30 伊朗 Zare R 等[30]进行了一项试验以确定肉桂水提物是否能改善 2 型糖尿病患者的糖化血红蛋白、空腹血糖、总胆固醇、低密度脂蛋白、高密度脂蛋白和甘油三酯的浓度。该试验在一项双盲研究中,共有 79 名 2 型糖尿病患者没有接受胰岛素治疗,但接受口服抗糖尿病药物或饮食治疗,受试者被随机分配服用肉桂提取物或安慰剂胶囊,每天 3 次,为期 4 个月。肉桂水提取物的量相当于每天 3 g 肉桂粉。数据表明,肉桂组和安慰剂组的干预前和干预后空腹血糖水平的平均绝对值和百分比差异显著。肉桂组的下降幅度(10.3%)明显高于安慰剂组(3.4%)。在糖化血红蛋白、血脂曲线或这些变量的干预前和干预后的水平方面没有观察到明显的组内或组间差异。血糖的下降与基线浓度明显相关,表明初始血糖水平较高的受试者可能从肉桂摄入中获益更多。同时没有观察到不良反应。结果证明,肉桂提取物对降低血糖控制不佳的糖尿病患者的空腹血糖浓度似乎有一定的效果。

14. 桑叶

本品为桑科植物桑树 Morus alba L. 的干燥叶。归肺、肝经。味甘、苦,性寒。桑叶有疏散风热、清肺润燥、清肝明目的作用。桑叶用于风热感冒、肺热燥咳、头晕头痛、目赤昏花。

在亚洲,桑叶被用来治疗许多疾病,包括葡萄糖异常。动物和人体研究表明,桑叶提取物对 2 型糖尿病有潜在的益处。

（实例31）美国 Riche D M 等[31]进行了一项关于桑叶提取物对 2 型糖尿病患者的血糖和安全性影响的研究,使用随机、双盲、安慰剂对照。嘱患者服用桑叶提取物(标准化 1 000 mg)与匹配的安慰剂,每天 3 次随餐服用。如果患者($n=24$)接受单一或联合口服治疗且糖化血红蛋白稳定的 2 型糖尿病,则被纳入研究。在为期 2 周的安慰剂磨合期(基线)后,开始进行为期 3 个月的随机药物治疗。主要终点是糖化血红蛋白和自我监测血糖的变化,并对安全性进行评估。在入选的 24 名患者中,17 名患者完成了研究。与基线相比,桑叶提取物组的餐后自我监测血糖在 3 个月时显著下降(16.1%;$P<0.05$)。与安慰剂相比,这种餐后自我监测血糖的改善持续存在(18.2%;$P<0.05$)。桑叶提取物组的糖化血红蛋白从基线的 7.30% 下降到 6.94%,但没有达到统计学意义($P=0.079$)。桑叶提取物和安慰剂之间的糖化血红蛋白没有差异。当桑叶提取物组与基线或安慰剂相比,血清肌酐显著增加 15%(两者均为 $P<0.05$)。对体重、空腹自我监测血糖、血压、低血糖或其他安全评价指标没有明显影响。这些结果表明,桑叶提取物可能是 2 型糖尿病患者的一种有用的辅助控制餐前血糖的选择。

（实例32）美国 Taghizadeh M 等[32]进行了一项确定桑叶提取物对 2 型糖尿病患者的肝酶、炎症和氧化应激生物标志物、胰岛素代谢和脂质概况影响的研究。该试验运用随机、双盲、安慰剂对照,试验是在 60 名 2 型糖尿病患者中进行的。受试者被随机分为两组:接受桑叶提取物(300 mg)组($n=30$)或安慰剂组($n=30$),每天 2 次。在基线和干预后 12 周收集空腹血样,以量化相关的标志物。与安慰剂组相比,桑叶提取物的摄入显著降低了胰岛素($P=0.026$)和丙二醛(MDA)($P<0.001$),并显著提高高密度脂蛋白胆固醇的浓度($P=0.001$)。然而,桑叶提取物的摄入并不影响其他代谢情况。

15. 枸杞

本品为茄科植物宁夏枸杞 *Lycium barbarum* L. 的干燥成熟果实。归肝、肾经。味甘,性平。枸杞有滋补肝肾、益精明目的功效。枸杞多用于虚劳精亏、腰膝酸痛、眩晕耳鸣、内热消渴、血虚萎黄、目昏不明。

枸杞多糖作为枸杞子的主要成分,历来被中医用于治疗各种具有频繁饮酒和尿频症状的疾病。

实例33 国内蔡慧珍等[33]进行了一项研究枸杞多糖对 2 型糖尿病患者抗糖尿病疗效的实际应用,该研究以随机对照的临床试验方式进行。共有 67 名 2 型糖尿病患者(对照组 30 人,枸杞组 37 人)被纳入这项前瞻性、随机、双盲研究[按 300 mg/(kg·d)体重给药]。为了观察枸杞多糖对 2 型糖尿病患者晚餐后的降血糖和降血脂活性,在 3 个月内对对照组和枸杞多糖干预组进行了各种测试。虽然该研究的样本量小、随访时间短,但还是观察到了重要的发现。结果表明,枸杞多糖对 2 型糖尿病患者有明显的保护作用。在使用枸杞多糖 3 个月后的 OMTT 期间,血糖明显下降,胰岛素生成指数增加。枸杞多糖还能提高 2 型糖尿病患者的高密度脂蛋白水平。与服用降糖药物的患者相比,没有服用任何降糖药物者显示出更明显的降糖功效。这项研究表明枸杞子是一种很好的潜在的治疗 2 型糖尿病的辅助药物。

16. 诃子

本品为使君子科植物诃子 *Terminalia chebula* Retz. 或绒毛诃子的成熟果实。归肺、大肠经。味苦、酸、涩,性平。具有涩肠敛肺、降火利咽的功效。诃子可用于久泻久痢、便血脱肛、肺虚喘咳、久嗽不止、咽痛音哑。

实例34 印度 Pingali U 等[34]完成了一项随机双盲对照的临床研究,以评估诃子水提取物 250 mg 和 500 mg 与安慰剂对 2 型糖尿病患者的内皮功能障碍和氧化应激生物标志物的影响。共有 60 名符合条件的患者被随机分配接受诃子 250 mg、500 mg 或安慰剂,每天 2 次,为期 12 周。根据内皮功能、一氧化氮水平、丙二醛、谷胱甘肽、高敏 C 反应蛋白、糖化血红蛋白以及基线和 12 周治疗后的脂质状况,对受试者进行评估。与安慰剂相比,使用诃子 250 mg 和诃子 500 mg 治疗 12 周,可明显改善内皮功能(反射指数)[绝对变化:诃子 250 mg:$(-2.55 \pm 1.82)\%$;诃子 500 mg:$(-5.21 \pm 2.41)\%$;安慰剂:$(1.40\% \pm 2.11\%)$]。与安慰剂组相比,治疗组的其他心血管风险指标也有明显改善。总之,与安慰剂组相比,诃子(特别是 500 mg,每天 2 次)能显著减少 2 型糖尿病患者的心血管危险因素。

17. 蒺藜

蒺藜别名刺蒺藜、白蒺藜、硬蒺藜。本品为蒺藜科植物蒺藜的干燥成熟果实。归肝经。味辛、苦,性微温;有小毒。蒺藜有平肝解郁、活血祛风、明目、止痒的功效。蒺藜用于头痛眩晕、胸胁胀痛、乳闭乳痈、目赤翳障、风疹瘙痒。

实例35 伊朗 Samani NB 等[35]进行了一项试验评估蒺藜的水醇提取物对非胰岛素依赖型糖尿病妇女的血糖和血脂状况的疗效。该试验中将 98 名患有 2 型糖尿病的妇女被随机分配到蒺藜提取物(1 000 mg/d)组或安慰剂组,为期 3 个月。对患者的空腹血糖、餐后 2 h 血糖、糖化血红蛋白和脂质状况进行评估。与安慰剂相比,白蒺藜对糖尿病妇女有明显的降血糖作用($P<0.05$)。同时,与安慰剂组相比,蒺藜组的总胆固醇和低密度脂蛋白明显降低,而甘油三酯和高密度脂蛋白水平无显著影响。该研究显示,蒺藜对女性 2 型糖尿病患者有初步的降血糖作用。

18. 马齿苋

马齿苋别名马齿菜、马苋菜、猪母菜、瓜仁菜、瓜子菜、长寿菜、马蛇子菜。本品为马齿苋科植物马齿苋 *Portulaca oleracea* L.,以全草入药。味酸,性寒。具有清热利湿、凉血解毒的功效。马齿苋用于细菌性痢疾、急性胃肠炎、急性阑尾炎、乳腺炎、痔疮出血、白带;外用治疗疮肿毒、湿疹、带状疱疹。

实例36 以色列 Wainstein J 等[36]进行了一项研究以评估马齿苋提取物在改善 2 型糖尿病成人患者的血糖控制、血压和血脂状况方面的疗效和安全性,这些患者在基线时接受单一的口服降糖药治疗。受试者被随机分配到马齿苋提取物组(每天 3 粒)或安慰剂组。从基线到第 12 周随访结束时的血糖平衡、血流动力学和血脂状况的变化,按治疗分配进行比较。此外,这些指标还在"应答者"亚组中进行评估。"应答者"是指第 12 周糖化血红蛋白低于基线值的患者,无论治疗分配如何。该组在基线口服降糖药治疗的亚组中做进一步评估。共有 63 名参与者接受马齿苋提取物[$n=31$,11 名女性,平均年龄(52.4±7.9)岁]或匹配的安慰剂[$n=32$,11 名女性,平均年龄(58.3±10.8)岁]治疗。在总队列中,马齿苋提取物组的收缩压下降幅度明显大于安慰剂组[(−7.5±5.0)mmHg *vs.* (−0.01±0.3)mmHg,$P<0.000\,1$]。在应答者亚组中,马齿苋提取物组的糖化血红蛋白下降幅度明显大于安慰剂组[(−0.8±0.4)% *vs.* (−0.6±0.5)%,$P=0.03$]。同时很少有不良事件的报告。这些都是温和的,

并且没有治疗分配的差异。马齿苋提取物似乎是一种安全的 2 型糖尿病辅助治疗方法,可显著降低总队列中的收缩压和应答者亚组的糖化血红蛋白。

19. 秋葵

秋葵为锦葵科植物咖啡黄葵的根、叶、花或种子。味淡,性寒。具有利咽、通淋、下乳、调经的功效。秋葵主咽喉肿痛、小便淋涩、产后乳汁稀少、月经不调。在传统医学中,秋葵常用于治疗糖尿病。

实例37 伊朗 Saatchi A 等[37]完成了一项研究调查秋葵全果对同时使用口服降糖药的 2 型糖尿病患者血糖水平的影响。在这项双盲随机临床试验中,120 名糖尿病患者被分配到秋葵组($n=60$)和对照组($n=60$)。秋葵组接受口服 1000 mg 秋葵全果胶囊,每 6 h 一次,持续 8 周。对照组以同样的方式接受安慰剂胶囊。在基线和干预后测量两组的空腹血糖、血糖和糖化血红蛋白的水平。与对照组相比,秋葵组的空腹血糖、血糖和糖化血红蛋白的水平在干预过程中明显下降($P<0.05$)。此外,空腹血糖、血糖和糖化血红蛋白的治疗人数分别为 7、8、7 名。在接受口服药剂的 2 型糖尿病患者中,补充秋葵全果具有良好的抗高血糖作用。糖尿病患者可以从秋葵与其他药物的辅助治疗中获益。

20. 红花

本品为菊科植物红花 *Carthamus tinctorius* L. 的干燥花。归心、肝经。味辛,性温。具有活血通经、散瘀止痛的功效。红花多用于闭经、痛经、恶露不行、癥瘕痞块、跌仆损伤、疮疡肿痛。

实例38 伊朗 Moravej Aleali A 等[38]一项研究调查了藏红花提取物对 2 型糖尿病患者空腹血糖、糖化血红蛋白、血脂状况、肝酶和肾功能测试的影响。在这项双盲随机临床试验中,对 64 名正在服用口服抗糖尿病药物的 2 型糖尿病患者进行了检查。参与者接受 15 mg 藏红花或安慰剂胶囊(每天 2 粒),为期 3 个月。在干预前和干预后测量人体体重指数、饮食摄入量、空腹血糖、糖化血红蛋白、脂质概况、肝酶(丙氨酸氨基转移酶、天冬氨酸氨基转移酶、碱性磷酸酶)和肾功能(尿素氮、肌酐)。采用独立 t 检验和配对 t 检验进行数据分析。经过 3 个月的干预,两组之间空腹血糖、胆固醇、低密度脂蛋白胆固醇和低密度脂蛋白与高密度脂蛋白比值均值差异显著降低($P<0.0001$),但糖化血红蛋白、高密度脂蛋白胆固醇、API、甘油三酯显示出没有明显的差异($P>0.05$)。在藏红花组,空腹血糖、HbA1c、胆固醇、LDL - C 和 LDL/HDL 比率在 3 个月的干预后与基线相比明显下降($P<0.0001$)。研究表明,藏红花及其衍生物可

使实验模型中的血浆葡萄糖水平明显下降。

21. 茶叶

最近有证据表明,来自山茶的茶叶(如绿茶、乌龙茶和红茶)可能有降低血糖的作用。

实例39 美国 Mackenzie T 等[39]进行了一项评估绿茶和红茶提取物在 3 个月内改善血糖控制能力的研究。该试验对未服用胰岛素的成人 2 型糖尿病患者进行了一项双盲、安慰剂对照、随机多剂量(每天 0、375 mg 或 750 mg,持续 3 个月)的研究。主要终点是 3 个月时糖化血红蛋白的变化。完成这项研究的 49 名受试者主要是白种人,平均年龄为 65 岁,糖尿病病程中位数为 6 年,其中 80% 的受试者报告使用降糖药物。3 个月后,安慰剂组、375 mg 组和 750 mg 组的糖化血红蛋白平均变化分别为 $+0.4(95\%CI\ 0.2\sim0.6)$、$+0.3(95\%CI\ 0.1\sim0.5)$ 和 $+0.5(95\%CI\ 0.1\sim0.9)$。这些变化在各研究组之间没有显著差异。该研究没有发现绿茶和红茶提取物对成人 2 型糖尿病患者有降糖作用。

实例40 伊朗 Zemestani M 等[40]进行了一项饮用洋甘菊茶对 2 型糖尿病患者血糖控制和抗氧化状态的影响的研究。干预组($n=32$)每天 3 次在餐后立即饮用甘菊茶(3 g/150 mL 热水),持续 8 周,对 64 名 2 型糖尿病受试者(男性和女性)进行了单盲随机对照临床试验。对照组($n=32$)在相同的治疗期间只饮用普通的纯净水。在基线和试验结束时收集空腹血液样本。数据通过独立 t 检验、配对 t 检验和协方差分析进行分析。与对照组相比,洋甘菊茶显著降低了糖化血红蛋白浓度、血清胰岛素水平、胰岛素抵抗指数和血清丙二醛($P<0.05$)。干预结束时,与对照组相比,洋甘菊组的总抗氧化能力、超氧化物歧化酶、谷胱甘肽过氧化物酶和过氧化氢酶活性分别显著增加了 6.81%、26.16%、36.71% 和 45.06%($P<0.05$)。结果表明,短期摄入甘菊茶对 2 型糖尿病患者的血糖控制和抗氧化状态有好处。但可能需要更大的样本人群和更长的干预期才能显示出明显的临床改善。

22. 青蒿

青蒿别名蒿子、臭蒿、香蒿、苦蒿、臭青蒿、香青蒿、细叶蒿、细青蒿、草青蒿、草蒿子。本品为菊科植物黄花蒿 *Artemisia annua* L. 的干燥地上部分。归肝、胆经。味苦、辛,性寒。具有清热解暑、除蒸、截疟的作用。青蒿用于暑邪发热、阴虚发热、夜热早凉、骨蒸劳热、疟疾寒热、湿热黄疸。

实例41 国内孙霞等[41]进行了一项关于青蒿提取物对妊娠糖尿病患者胰

岛素抵抗和血脂状况的影响的研究。妊娠中期患者被随机分配到青蒿提取物组或安慰剂组。他们被指示每天食用青蒿提取物或安慰剂，为期 10 周。在基线（第 0 周）和治疗后（第 10 周）对血糖和胰岛素谱以及脂肪素水平进行评估。与安慰剂组相比，青蒿提取物组参与者的空腹血糖、血清胰岛素水平、胰岛素抵抗指数和 β 细胞功能都显著降低。此外，青蒿提取物组的循环脂肪素水平也明显上调，对改善胰岛素敏感性起到了积极作用。每日服用青蒿提取物可以通过上调妊娠糖尿病妇女的脂肪素来改善胰岛素敏感性。

23. 银杏叶

本品为银杏科植物银杏 *Ginkgo biloba* L.（白果树、公孙树）的干燥叶。归心、肺经。味甘、苦、涩，性平。具有敛肺、平喘、活血化瘀、止痛的功效。银杏叶主治肺虚咳喘、冠心病、心绞痛、高血脂等。

实例42 国外的 Lasaite L 团队[42]进行了一项关于银杏叶和山茶提取物对 2 型糖尿病患者血糖控制和心理状态的影响的研究，56 名 2 型糖尿病患者被随机分配接受标准化的银杏叶干提取物、绿茶干提取物或安慰剂胶囊。使用抗氧化制剂或安慰剂 9 个月和 18 个月后，在基线时评估糖化血红蛋白水平、抗氧化状态和心理数据测量的糖尿病血糖控制。9 个月（$P=0.038$）和 18 个月（$P=0.030$）后，感知到的压力水平明显降低，使用银杏叶干提取物 18 个月后，生活质量的心理方面明显改善（$P=0.019$）。使用绿茶提取物后没有发现明显差异。在使用安慰剂的患者中，18 个月后观察到糖化血红蛋白水平明显降低（$P=0.017$）。总之，抗氧化剂银杏叶提取物对心理状态表现出温和的影响，并有改善 2 型糖尿病患者血糖控制的趋势。

有报告显示，正常葡萄糖耐受者每天摄入 120 mg 银杏叶提取物（EGB761）3 个月后，在 2 h 标准（75 g）口服葡萄糖耐量试验中，胰岛 β 细胞胰岛素和 C 肽反应明显增加。

实例43 美国 Kudolo G B[43]进行了一项研究旨在确定同样的银杏叶治疗对非胰岛素依赖型糖尿病受试者的葡萄糖刺激的胰腺 β 细胞功能的影响。该试验在饮食控制的受试者中［空腹血糖（117 ± 16）mg/dL；空腹血浆胰岛素 29 ± 8 mIU/mL；$n=6$］，摄入银杏叶对胰岛素 AUC0→120［193 ± 53 *vs.* 182 ± 58 mIU/(mL·h)，分别在摄入银杏叶之前和之后］没有产生明显影响。在服用口服降糖药物的高胰岛素血症非胰岛素依赖型糖尿病受试者（$n=6$）［空腹血糖（143 ± 48）mg/dL；空腹血浆胰岛素（46 ± 13）mIU/mL］中，摄入银杏叶导致口服葡萄糖耐量试验期间 30～120 min 的血浆胰岛素水平钝化,导致胰岛素 AUC0→120 的减少[199±33 *vs.* 147±58 mU/(mL·h),分别在银杏叶之前和之后]。C 肽水平增加,因此 AUC0→120 与胰岛素 AUC0→120 不平行,形成一个不同的胰岛素/C 肽比率,表明相对于 C 肽而言,肝脏对胰岛素的提取增强。因此,在已经受到最大刺激的胰岛 β 细胞中,摄取银杏叶可能导致血浆胰岛素水平的降低。只有在胰腺衰竭的非胰岛素依赖型糖尿病受试者[空腹血糖(152±46) mg/dL;空腹血浆胰岛素(16±8)mU/mL;$n=8$],同时服用口服降糖药,摄入银杏叶可显著增加胰腺 β 细胞对葡萄糖负荷的功能[胰岛素 AUC0→120 从 51±29 增加到 98±20 mU/(mL·h),$P<0.0001$],同时 C 肽 AUC0→120 从 7.2±2.8 增加到 13.7±6.8($P<0.0001$)。然而,即使在这一组中,胰岛 β 细胞活性的增加也没有导致口服葡萄糖耐量试验期间血糖的降低。结论:非胰岛素依赖型糖尿病受试者摄入银杏叶提取物可能不仅增加胰岛素的肝脏代谢清除率,而且还增加降糖药物的肝脏代谢清除率。其结果是胰岛素介导的葡萄糖代谢减少,血糖升高。

24. 洋紫荆

洋紫荆 *Bauhinia forficata* Link 是一种巴西本土植物,俗称"牛爪"。在巴西的传统习俗中,用其叶子制作的茶被广泛用于治疗糖尿病。

实例44 巴西 Tonelli C A 等[44]进行了一项研究以评估含有洋紫荆叶标准化提取物颗粒的胶囊作为辅助治疗对 2 型糖尿病患者血糖控制的影响。该试验进行了一项双盲、随机的临床试验,使用含有由洋紫荆叶子的标准化提取物湿法制粒的胶囊作为辅助治疗。来自门诊的 92 名 18～75 岁的 2 型糖尿病患者通过简单的随机化方案,以 1∶1 的比例随机分配接受洋紫荆胶囊或安慰剂,为期 4 个月。所用的胶囊含有 300 mg 的洋紫荆叶子的标准化提取物,每粒胶囊可产生 2%的总黄酮含量。主要结果是 4 个月时的糖化血红蛋白水平和空腹血糖,还研究了可能的危害。研究结果显示,4 个月时,洋紫荆组的平均空腹血糖水平和糖化血红蛋白均明显低于安慰剂组。该研究表明,在 2 型糖尿病患者的代谢和炎症控制方面,辅助使用含有洋紫荆标准化提取物的胶囊可以增加常规口服抗糖尿病药物的效果。

25. 柳叶菜

柳叶菜科柳叶菜属植物柳叶菜,以花、根、带根全草入药。味淡,性平。花:清热消炎、调经止带、止痛,用于牙痛、急性结膜炎、咽喉炎、月经不调、白带过多。根：理气活血、止血，用于闭经、胃痛、食滞饱胀。根或带根全草：用于骨折、跌打损伤、疔疮痈肿、外伤出血。

实例45 美国 Williams J A 等[45]进行了一项研究以评估柳叶菜草药提取物对 2 型糖尿病患者在摄入高糖膳食后餐后血糖和胰岛素血症的影响。在这项随机、双盲交叉研究中，有 66 名糖尿病患者被纳入研究。在空腹状态下，受试者食用以下三餐中的一餐：标准液体控制餐、控制餐＋240 mg 柳叶菜提取物，以及控制餐＋480 mg 柳叶菜提取物。在基线和餐后 180 min 内测量血糖和胰岛素样品。结果显示，两种剂量的柳叶菜提取物都显著降低了餐后葡萄糖曲线下的面积（240 mg 提取物为 14％，480 mg 提取物为 22％）和对照餐的调整后的葡萄糖峰值反应（低剂量的提取物为 19％，高剂量的提取物为 27％）。此外，两种剂量的草药提取物都显著降低了餐后胰岛素反应，与对照餐相比，胰岛素曲线下面积和调整后的胰岛素反应峰值均降低（240 mg 提取物分别为 14％和 9％；480 mg 提取物分别为 19％和 12％）。该研究证明，柳叶菜提取物可降低高糖类膳食后 2 型糖尿病患者的急性血糖和胰岛素血症。这项研究的结果表明，柳叶菜可能对该人群的餐后血糖控制有益。

26. 胰岛素木

胰岛素木属茜草科，是一种原产于中美洲的小乔木。胰岛素木树皮的提取物，最早被墨西哥和中美洲人发现。后来在民间医学中用于治疗甚至逆转高血糖、胰岛素抵抗、2 型糖尿病和代谢综合征。而它的有效成分是从这种树皮中提取到的 1 种活性多酚物质，称为库塔（reagenin）。这种多酚物质和类黄酮非常接近，能够降低胰岛素抵抗以及炎症。

实例46 斯洛伐克 Korecova M 等[46]完成了一项公开的、前瞻性的临床研究，该试验对 41 名饮食稳定的 2 型糖尿病患者测试了一种胶囊形式的干燥浓缩的胰岛素木树皮提取物。在 6 个月的时间里，记录了对血糖控制参数的影响。结果显示，空腹和餐后血糖以及糖化血红蛋白值明显下降。就糖化血红蛋白而言，其绝对值从（7.49±0.72）％降至（6.82±0.67）％。此外，胆固醇和甘油三酯略有下降，对其他实验室参数没有负面影响，也没有观察到肝脏数值的变化。耐受性非常好，特别是没有不良反应，没有低血糖发作或糖尿病症状的恶化。该研究证实，胰岛素木树皮提取物对血糖有积极作用，这表明在 2 型糖尿病患者的糖代谢管理方面有潜在的好处。

27. 圣罗勒叶

圣罗勒叶为唇形科植物圣罗勒的带根全草。圣罗勒叶具有止痛、平喘之功效，主治头痛、哮喘等。

（实例47）印度 Agrawal P 等[47]进行了一项随机、对照交叉、单盲试验,研究了圣罗勒叶对人类空腹和餐后血糖及血清胆固醇水平的影响。结果表明,与使用安慰剂相比,在使用圣罗勒叶治疗期间,空腹和餐后血糖水平明显下降。空腹血糖下降 21.0 mg/dL,置信区间为 -31.4-(-)11.2($P<0.001$),餐后血糖下降 15.8 mg/dL,置信区间为 -27.0-(-)5.6($P<0.02$)。较低的葡萄糖值代表空腹和餐后血糖水平分别减少了 17.6% 和 7.3%。尿糖水平也显示出类似的趋势。在治疗期间,平均总胆固醇水平显示轻度降低。这项研究的结果表明,圣罗勒叶可以作为轻度至中度非胰岛素依赖型糖尿病的饮食疗法和药物治疗的辅助处方。

28. 匙羹藤

匙羹藤为萝藦科匙羹藤属植物匙羹藤的根或嫩枝叶,具有祛风止痛、解毒消肿的功效。匙羹藤用于风湿痹痛、咽喉肿痛、瘰疬、乳痈、疮疥、湿疹、无名肿毒、毒蛇咬伤。

（实例48）印度 Baskaran K 等[48]一项研究中,共有 27 名接受胰岛素治疗的胰岛素依赖型糖尿病患者服用 GS4(一种水溶性的匙羹藤叶提取物,400 mg/d)。胰岛素需求量与空腹血糖、糖化血红蛋白和糖化血浆蛋白水平一起下降。虽然血清脂质在 GS4 治疗下恢复到接近正常水平,但糖化血红蛋白和糖化血浆蛋白水平仍高于对照组。仅接受胰岛素治疗的胰岛素依赖型糖尿病患者在 10~12 个月后的随访中,血清脂质、糖化血红蛋白或糖化血浆蛋白没有明显下降。GS4 疗法似乎能增强内源性胰岛素,可能是通过对胰岛素依赖型糖尿病患者残留的 β 细胞进行再生/修复。

29. 荨麻叶

荨麻叶为荨麻科植物麻叶荨麻、狭叶荨麻等的全草。味辛、苦,性寒,有毒。主治风湿疼痛、产后抽风、小儿惊风、荨麻疹等。

（实例49）印度 Kianbakht S 等[49]进行了一项研究荨麻叶在治疗需要使用胰岛素的晚期 2 型糖尿病患者中的疗效和安全性。在这项随机、双盲、安慰剂对照的临床试验中,该团队评估了服用荨麻叶提取物胶囊(500 mg,每 8 h 一粒,持续 3 个月)联合常规口服抗高血糖药物对 46 名患者的空腹血糖、餐后血糖、糖化血红蛋白、肌酐和肝酶(天冬氨酸氨基转移酶和丙氨酸氨基转移酶),以及收缩压和舒张压的影响,并与安慰剂组($n=46$)进行了比较。在终点,与安慰剂相比,荨麻叶提取物明显降低了空腹血糖、餐后 2 h 血糖和糖化血红蛋白的水平(分别为 $P<0.001$、$P=0.009$ 和 $P=0.006$),而对其他参数没有任何明显影响($P>0.05$)。结果表明,荨麻叶可安全地改善正在接受胰岛素治疗的2 型糖尿病患者的血糖。

30. 香蜂花

香蜂花是唇形科蜜蜂花属的多年生草本植物。其药理作用包括消除感冒发热和咳嗽,可祛风、抗痉挛、治胃痛、具有发汗和镇静作用等。

实例50 伊朗 Asadi A 等[50]开展了一项关于香蜂花(一种生物活性成分的良好来源)对 2 型糖尿病患者的载脂蛋白 B、载脂蛋白 A-I 及其比率、脂质比率和细胞间黏附分子-1 的安全性和影响的研究。该研究在随机、双盲、安慰剂对照的临床试验中,70 名年龄在 20～65 岁的 2 型糖尿病患者被随机分配接受药用香蜂花的水醇提取物(700 mg/d)或安慰剂,每天 2 次,持续 12 周。在研究结束时,两组之间的血清载脂蛋白 A-I、总胆固醇/高密度脂蛋白胆固醇和低密度脂蛋白胆固醇/高密度脂蛋白胆固醇有明显的差异($P<0.05$),但研究组间载脂蛋白 B、载脂蛋白 B/载脂蛋白 A-I、甘油三酯/高密度脂蛋白胆固醇、细胞间黏附分子-1 和肝酶(包括天冬氨酸氨基转移酶、丙氨酸氨基转移酶和碱性磷酸酶)有明显差异。虽然两组的细胞间黏附分子-1、天冬氨酸氨基转移酶、碱性磷酸酶都有明显的下降($P<0.05$),但在细胞间黏附分子-1、天冬氨酸氨基转移酶、碱性磷酸酶方面没有观察到明显差异。最后,与初始值相比,香蜂花组的载脂蛋白 A-I($P=0.003$)明显增加,甘油三酯/高密度脂蛋白胆固醇($P=0.05$)明显减少;与基线值相比,安慰剂组的载脂蛋白 B/载脂蛋白 A-I($P=0.02$)明显上升,载脂蛋白 A-I($P=0.001$)明显减少。香蜂花对改善 2 型糖尿病患者的载脂蛋白 A-I、载脂蛋白 B/载脂蛋白 A-I 和血脂比率是安全、有效的,是促进心血管疾病的关键因素。

实例51 伊朗 Asadi A 等[51]完成了一项评估药用香蜂花水醇提取物对 2 型糖尿病患者的抗糖尿病特性的研究。该研究做了一项随机、安慰剂对照的试验,包括 62 名患者,接受药用香蜂花胶囊(700 mg/d;$n=31$)或安慰剂($n=31$),每天 2 次,持续 12 周。在研究结束时,两组之间的血清空腹血糖($P=0.007$)、糖化血红蛋白($P=0.002$)、β 细胞活性($P=0.05$)、甘油三酯($P=$

0.04)、高密度脂蛋白胆固醇($P=0.05$)、超敏 C 反应蛋白($P=0.001$)和收缩压($P=0.04$)有明显差异;但总胆固醇、低密度脂蛋白胆固醇、胰岛素和胰岛素抵抗指数在组间没有显示明显变化。在香蜂花组,与基线值相比,高密度脂蛋白胆固醇($P=0.009$)和定量胰岛素敏感性检测指数($P=0.005$)有明显变化。未观察到不良反应。结果证明,香蜂花在改善血脂状况、控制血糖和减少炎症方面是安全和有效的。

31. 洋车前子

本品为车前科植物车前或平车前的干燥成熟种子。归肝、肾、肺、小肠经。味甘,性微寒。具有清热利尿、渗湿通淋、明目、祛痰的作用。洋车前子用于水肿胀满、热淋涩痛、暑湿泄泻、目赤肿痛、痰热咳嗽。

实例52 伊朗 Noureddin S 等[52]进行了一项比较洋车前子与安慰剂对 2 型糖尿病和慢性便秘患者的便秘症状、体重、血糖和血脂控制的影响的研究。在一项单盲、随机、对照试验中,51 名体重指数为 20~47 kg/m² 的 2 型糖尿病和慢性便秘患者接受了 10 g 预混在饼干中的洋车前子补充剂,每天 2 次,或接受安慰剂饼干,为期 12 周。便秘症状、体重指数、空腹血糖、糖化血红蛋白和脂质状况在 4、8 和 12 周的开始和结束时被测定。用便秘罗马Ⅲ诊断标准来评估便秘情况。结果表明,与基线和安慰剂组相比,洋车前子组的便秘症状、体重、葡萄糖和血脂值都有改善。洋车前子组的体重和空腹血糖比基线有所下降(分别为 $P<0.001$ 和 $P=0.056$)。体重[−2.0(−3.0~−1.0)kg;$P<0.001$]、空腹血糖[−13.6(−24.3~−2.9)mg/dL;$P=0.040$]和糖化血红蛋白[−1.7(−2.9~−0.5);$P=0.002$]组间绝对变化的差异(95%CI)具有统计学意义。胆固醇[−21.5(−25.6~−14.4);$P<0.001$]、甘油三酯[−20.0(−32.3~−7.7);$P=0.021$]和便秘症状[1.5(0.4~2.3);$P<0.001$]在车前子组有所下降。依从性良好,没有观察到不良反应。在 2 型糖尿病和慢性便秘患者中,补充车前子可减少便秘症状、体重、血糖、胆固醇,并提高高密度脂蛋白胆固醇水平。

32. 西洋参

本品为五加科植物西洋参 *Panax quinquefolium* L. 的干燥根。归心、肺、肾经。味甘、微苦,性凉。具有补气养阴、清热生津的作用。用于气虚阴亏、内热、咳喘痰血、虚热烦倦、消渴、口燥咽干。

实例53 加拿大 Vuksan V 等[53]有一项初步的短期临床研究,以评估西洋参是否会影响人类的餐后血糖水平。在 4 个不同的场合,10 名非糖尿病患者平均年龄(34±7)岁;平均体重指数(25.6±3)kg/m²]和 9 名 2 型糖尿病患者平均年龄(62±7)岁;平均体重指数(29±5)kg/m²;平均糖化血红蛋白(0.08±0.005),随机接受 3 g 西洋参或安慰剂胶囊,在 25 g 口服葡萄糖耐量试验前 40 min 或同时进行。安慰剂胶囊含有面粉,其中糖类含量和外观与西洋参胶囊一致。空腹时,在葡萄糖耐量试验后 15、30、45、60、90 和 120 min(仅对 2 型糖尿病患者)采集毛细血管血样。结果表明,在非糖尿病受试者中,安慰剂和西洋参在餐后血糖方面没有发现差异。当西洋参在葡萄糖挑战前 40 min 服用时,观察到明显的降低($P<0.05$)。在患有 2 型糖尿病的受试者中,无论是在葡萄糖耐量试验前或同时服用胶囊,情况均是如此($P<0.05$)。非糖尿病受试者的血糖曲线下面积减少了(18±31)%,2 型糖尿病受试者的血糖曲线下面积减少了(19±22)%和(22±17)%,分别是在葡萄糖耐量试验之前或同时服用。研究表明西洋参在两个研究组中都减弱了餐后血糖。对于非糖尿病受试者来说,为防止意外的低血糖,西洋参在进餐时服用可能很重要。

33. 紫草

本品为紫草科植物新疆紫草、紫草或内蒙紫草的干燥根。归心、肝经。味甘、咸,性寒。具有凉血、活血、解毒透疹的功效。紫草用于血热毒盛、斑疹紫黑、麻疹不透、疮疡、湿疹、水火烫伤。

实例54 墨西哥 Romero-Cerecero O 等[54]进行了一项双盲、随机和对照的临床试验,其中包括患有轻度或中度甲癣的 2 型糖尿病患者。受试者在 6 个月的时间里局部使用含有紫草恩西卡林标准化提取物的漆剂(实验组)或 8% 的环吡酮胺(对照组)的漆剂。在对照组(77.2%)和实验组(78.5%)中,有很大比例的人检测到临床疗效,即受影响的指甲数量减少,指甲受影响的严重程度降低。在没有表现出组间的统计学差异的情况下,紫草恩西卡林标准化提取物对治疗 2 型糖尿病患者的轻度和中度甲癣具有临床和真菌学上的治疗效果。治疗 2 型糖尿病患者甲癣意味着更大的挑战,而控制这些患者的血糖水平,对患者的治疗反应起到了非常重要的作用。

34. 羊蹄草

羊蹄草为菊科植物一点红的全草或带根全草。味苦,性凉。具有清热、利水、凉血、解毒的功效。主治痢疾、腹泻、便血、水肿、肠痈、目赤、喉蛾、疔疮、肿毒等。

实例55 摩洛哥Jaouhari J T等[55]进行了一项非胰岛素依赖型糖尿病患者对羊蹄草提取物的降血糖反应的研究。在13名非胰岛素依赖型糖尿病患者中给予羊蹄草水提物的单次口服剂量(440 mg/kg)产生明显的降血糖效果的反应时间是在给药后6 h。同样的剂量,每天2次,在第1周内可使血糖明显下降,并在整个2周的治疗过程中使患者保持正常血糖,体重没有变化。

35. 水飞蓟

菊科水飞蓟属植物水飞蓟以瘦果入药。味苦,性凉。可清热解毒,保肝、利胆,保护大脑,抗X线。水飞蓟对急性或慢性肝炎、肝硬化、脂肪肝、代谢中毒性肝损伤、胆石症、胆管炎及肝胆管周围炎等肝、胆炎病均有良好疗效,可使肝病患者自觉症状和某些生化指数如血清胆红素、凝血酶原、谷丙转氨酶等迅速改善。

实例56 伊朗Huseini H F等[56]完成了一项中药水飞蓟种子提取物(水飞蓟素)对于2型糖尿病治疗效果的研究。该研究在51名2型糖尿病患者中进行了为期4个月的随机、双盲临床试验,分2组进行良好的匹配。第1组($n=25$)接受水飞蓟素(200 mg)片剂,每天3次,外加常规治疗。第2组($n=26$)接受同样的治疗,但用安慰剂片剂代替水飞蓟素。每月对患者进行访问,并在研究开始和结束时测定糖化血红蛋白、空腹血糖、胰岛素、总胆固醇、低密度脂蛋白和高密度脂蛋白、甘油三酯、天冬氨酸氨基转移酶和丙氨酸氨基转移酶水平。结果显示,与安慰剂相比,水飞蓟素治疗的患者的糖化血红蛋白、空腹血糖、总胆固醇、低密度脂蛋白、甘油三酯、天冬氨酸氨基转移酶和丙氨酸氨基转移酶水平明显下降,且与各组研究开始时的数值相比,也有明显下降。总之,2型糖尿病患者水飞蓟素治疗4个月,对改善血糖状况有好处。

(二) 中药复方

1. 半夏泻心汤

半夏泻心汤出自《伤寒论》,为和解剂,由半夏、干姜、黄芩、黄连、人参、甘草、大枣组成。全方辛开苦降,恢复脾胃气机升降,平调寒热,调整脏腑阴阳。现代研究表明半夏泻心汤可通过多途径、多靶点保护糖尿病胰岛细胞,其可能机制为改善胰岛素抵抗、增强胰岛素敏感性、保护胰岛β细胞功能;增强机体抗氧化能力,抑制胰岛β细胞凋亡,促进糖原合成,增加靶器官或靶组对葡萄糖的摄取和利用;增加胰高血糖素样肽-1水平的表达,降低胰高血糖素的表达等[57]。现代研究发现人参发挥降糖作用的主要成分为人参多糖或人参皂苷类。黄连中的小檗碱具有较好的改善糖脂代谢、降低血糖、保护胰岛细胞的作用。黄芩中的黄芩苷和黄芩素均具有较好的降低血糖、保护胰岛细胞的作用，可用于糖尿病及其并发症的治疗。干姜可较好的改善糖脂代谢、保护胰岛细胞，其主要作用成分为 6-姜酚，大枣中的多糖类具较好的改善糖脂代谢、保护胰岛细胞的作用。甘草中含有黄酮类化合物、甘草粗提取物、甘草酸和甘草苷，具有较好的改善糖脂代谢、胰岛素抵抗、保护胰岛细胞的作用。

实例57 国内谈钰濛等[58]进行了一项随机对照临床研究，于 2018 年 10 月至 2020 年 12 月，纳入 82 例 27～70 岁的 2 型糖尿病寒热错杂证患者参与。纳入的 2 型糖尿病患者皆为初诊者，且近 6 个月内未使用任何降糖药。采用随机数字表法分为治疗组、对照组，按 1∶1 进行设计，两组各 41 例。治疗组给予口服半夏泻心汤配方颗粒，处方：法半夏 12 g 干姜 9 g，黄芩 9 g，黄连 3 g，人参 9 g，大枣 20 g，炙甘草 9 g，每日 1 剂，早晚分 2 次温服，疗程为 12 周。对照组给予口服格列美脲片，每日 1 次，每次 1 mg，疗程为 12 周。最终治疗组和对照组各有 36 例完成试验。治疗后治疗组患者中医证候积分优于对照组，治疗组中医证候疗效总有效率为 77.78%，血糖疗效总有效率为 50.00%，对照组分别为 44.44% 和 66.67%，治疗组中医证候疗效总有效率显著高于对照组，而血糖疗效无差异。与本组治疗前比较，治疗组治疗后 3h 胰高血糖素样肽-1 曲线下面积、高密度脂蛋白胆固醇、生长抑素水平及各时间点血清胰高血糖素样肽-1 水平均升高，中医证候积分、糖化血红蛋白、餐后 1h 血糖、餐后 2h 血糖、总胆固醇、低密度脂蛋白胆固醇、体重指数、胃泌素、胃动素水平均显著下降。与对照组治疗后比较，治疗组治疗后中医证候积分、胃泌素、胃动素、体重指数、低密度脂蛋白胆固醇水平降低，3h 胰高血糖素样肽-1 曲线下面积、餐前血糖、餐后 0.5h 血糖、餐后 1h 血糖、3h 血糖曲线下面积水平显著升高。结果说明半夏泻心汤和格列美脲片均能改善患者的血糖水平，半夏泻心汤治疗后患者的糖化血红蛋白水平和口服葡萄糖耐量试验 3h 血糖曲线下面积都较治疗前明显下降，口服葡萄糖耐量试验检测各时间点的血糖水平也呈现下降趋势，但半夏泻心汤的血糖疗效总有效率略弱于格列美脲片，提示半夏泻心汤降糖作用可能较为平缓。两组患者安全性指标均未见明显异常，且无严重不良事件发生。结果显示半夏泻心汤可显著改善 2 型糖尿病寒热错杂证患者中医证候，安全有效，其机制可能是通过促进血清胰高血糖素样肽-1 的分泌，调节胃肠激素，纠正脂代谢来发挥降糖作用。

2. 干姜黄芩黄连人参汤

干姜黄芩黄连人参汤出自《伤寒论》第 359 条:"伤寒本自寒下,医复吐下之,寒格更逆吐下,若食入口即吐,干姜黄芩黄连人参汤主之。"主治因误下客热内陷,导致寒邪格热于上,胃热充斥,热势上趋,而致"食入即吐"之病。辨证为脾虚胃热。干姜黄芩黄连人参汤中,干姜、人参作用于脾,温中补虚;黄芩、黄连作用于胃,清热泻火。两组药物寒温并用、清热和胃、健脾助运。现代药理学研究表明,干姜黄芩黄连人参汤中主要的有效成分为槲皮素、黄芩素和山奈酚。槲皮素具有降糖、调节血脂、抗炎等多种作用,黄芩素具有较强的抗氧化作用,清除机体氧自由基,从而改善胰岛功能。干姜其化学成分为姜辣素,具有抗病原微生物、抗氧化和抗溃疡作用,临床中常用黄连配干姜降糖,对脾胃虚弱患者可去其苦寒之性。黄连主要成分为小檗碱(黄连素),小檗碱通过抑制线粒体功能激活 AMP 活化蛋白激酶,抑制肠道二糖酶来减少肠道对葡萄糖的吸收,以减少体重增加、增强胰岛素敏感性、降低血糖。现研究发现,人参具有调节血糖、血压、胃肠收缩的功能。黄芩中的黄芩苷、黄芩素、黄酮等物质,具有抗炎及抗过敏作用、调控脂质分解和脂肪生成的相应途径并改善脂质谱、有效的抗肿瘤及抗菌等作用。

实例58 国内陈欣燕等[59]进行了一项临床研究。该研究纳入 80 名脾虚胃热证 2 型糖尿病患者参与。治疗处方:干姜 3~6 g,黄芩 15~30 g,黄连 15~30 g,人参(西洋参)6~9 g,随证可加入其他药物。煎服,每日 1 剂,分两次服用。治疗时间:治疗前是指开始使用干姜黄芩黄连人参汤的当次就诊时间,治疗后是指最后 1 次使用干姜黄芩黄连人参汤的下次就诊时间。对 80 例采用干姜黄芩黄连人参汤治疗 2 型糖尿病患者的临床资料进行数据采集与统计分析,服用汤剂后,80 例 2 型糖尿病患者糖化血红蛋白水平治疗后有明显改善,症状积分有改善明显,证候疗效方面,痊愈率为 10%,显效率为 16%,有效率为 46%,总有效率为 71%。说明本方对脾虚胃热证 2 型糖尿病具有一定疗效,具有控制患者临床症状,改善患者中医证候的作用。

3. 草药茶

实例59 加拿大 Ryan E A 等[60]研究中将 40 名患者在 1 个月的"磨合期"后,受试者每天饮 250 mL 的花草茶或安慰剂茶,持续 10 天,然后再进行 4 周的跟踪。应答者分析定义为根据每天 4 个毛细血管葡萄糖读数,平均血糖水平变化 10%。次要终点包括糖化血红蛋白、果糖胺的变化以及使用 Ensure 对膳食挑战的反应。响应者分析显示,花草茶没有任何益处。两组研究人员在茶疗前后的果糖胺水平都明显下降。两个研究组的平均糖化血红蛋白水平和膳食挑战中葡萄糖曲线下面积都没有变化。这些数据在糖化血红蛋白水平大于正常值120%的高血糖受试者中进行了重新分析。两组的应答者分析和糖化血红蛋白水平均没有变化。茶疗法前后,花草茶组的平均(和标准差)果糖胺水平明显低于安慰剂茶组。在高血糖亚组中,在茶疗前后,膳食挑战期间的平均曲线下面积,凉茶组为 776(369)μmol/L $vs.$ 639(331)μmol/L($P=0.22$),安慰剂组为 433(125)μmol/L $vs.$ 420(173)μmol/L($P=0.90$)。尽管应答者分析未能显示出凉茶的效果,但数据表明,在血糖控制不佳的受试者中,凉茶可能有短期益处。

实例60 伊朗 Khalili N 等[61]一项研究评估水飞蓟种子、荨麻叶、乳香树胶树脂在草药配方中对 2 型糖尿病患者的降糖作用。60 例诊断为 2 型糖尿病、空腹血糖水平 8.33~10.00 mmol/L、糖化血红蛋白 7.5%~8.5%、口服降糖药物的患者,在 90 天的双盲、随机、安慰剂对照临床试验中被分配到混合草药制剂组或安慰剂组。干预 3 个月后,中药组平均空腹血糖、糖化血红蛋白、甘油三酯显著低于安慰剂组。该研究显示,草药配方具有潜在的降糖和降低甘油三酯的作用,而没有任何显著的降胆固醇或降血压的作用。

实例61 伊朗 Mirfeizi M 等[62]完成了一项研究确定肉桂和高加索越橘对 2 型糖尿病患者血糖控制、血脂和体重指数的影响。该研究共招募 105 例 2 型糖尿病患者进行随机三盲临床试验。患者被随机分为 3 组,分别服用安慰剂、肉桂或越橘补充剂(每天 1 g),持续 90 天。研究前后分别测量空腹血糖、血清胰岛素、血脂和糖化血红蛋白。3 组患者的基线特征无显著差异。治疗后,越橘组患者的空腹血糖、餐后 2 h 血糖和胰岛素抵抗指数评分均显著降低,而安慰剂组患者无显著降低。治疗后,肉桂组与对照组的体重指数差异有统计学意义($P=0.02$)。肉桂组和越橘组之间各变量均无显著差异($P>0.05$)。此外,肉桂组和越橘组血糖控制各项指标均显著降低($P<0.05$)。结果表明 3 组患者的血糖水平、胰岛素敏感性和血脂水平无显著差异。然而,在常规药物治疗的基础上,建议分别使用肉桂和越橘来调节 2 型糖尿病患者的体重和血糖水平。

(三) 中成药

1. 金匮肾气丸

金匮肾气丸作为千年古方,最早记载于《金匮要略》一书:"男子消渴,小便反多,以饮一斗,小便一斗,肾气丸主之",可谓开温补肾阳治疗消渴病之先河。金匮肾气丸是中医治疗糖尿病的基本方之一,方中以地黄滋阴补肾为主,用桂枝、附子温阳补肾,实际上为阴阳双补之方。历代中医认为金匮肾气丸具有温补下元、壮肾益阳、化气利水、消肿止渴的功效,主要适用于肾气不足、阴阳俱虚的病证,适合于糖尿病及其相关病证肾虚患者,尤其是糖尿病晚期并发症阶段临床表现为肾阴阳俱虚的患者。现代药理研究表明,附子主要成分是生物碱类,C-19 型二萜生物碱,具有强心、抗血栓、抗炎、镇痛的作用,2 型糖尿病的发生与炎性反应有关,糖尿病患者应用抗炎治疗可改善异常糖代谢。桂枝主要成分为反式桂皮酸、酚类、多糖、苷类,具有解热、镇静、镇痛、止咳的作用。干地黄主要成分为梓醇,能够改善胰岛素抵抗、提高胰岛素敏感性,具有良好的降血糖作用。山茱萸主要成分有山茱萸新苷、乌索酸、微量元素等,具有抗心律失常、抗氧化、抗炎、抑菌、降糖的作用。山茱萸有明显的降血糖作用,对糖尿病肾病、糖尿病血管并发症有良好的保护作用。山药主要成分有薯蓣皂苷元、淀粉、游离氨基酸等,俱有降糖、抗氧化的作用。泽泻主要成分有萜类、生物碱、天门冬素等,现代研究发现泽泻具有降糖、降脂、抗血小板聚集、抗血栓的作用,能保护胰岛组织免受损伤。茯苓主要成分有萜类化合物、多糖类化合物,具有抗氧化、增强免疫、抗肿瘤、抑菌的作用。牡丹皮的主要成分为 β 茯苓聚糖等,具有抗动脉硬化、抗心律失常、抗菌降血糖的作用,对 2 型糖尿病患者空腹血糖及并发症有一定的治疗作用。在临床治疗中茯苓、山药、泽泻的健脾、利湿功能能够改善部分患者因服用盐酸二甲双胍产生的胃肠道症状。

实例62 国内杨晓明[63]进行了一项金匮肾气丸治疗 2 型糖尿病的随机双盲对照试验,共纳入 240 名 2 型糖尿病患者,分为金匮肾气丸治疗组和消渴丸对照组各 120 例。治疗组:口服金匮肾气丸,中、重型 5 克/次,轻型 3 克/次,3 次/日,饭前 30 min 温开水送服。对照组:口服消渴丸,中、重型 10 粒/次,轻型 6 粒/次,3 次/天,饭前 30 min 温开水送服。疗程 1 个月,随访 1 个月。实验结果显示,治疗组总有效率为 93.33%,与消渴丸(84.17%)比较具有明显优势。两组中医证候疗效,治疗组由 17.38±4.34 下降至 4.85±3.44,对照组由 18.32±4.42 下降至 6.77±4.23,两组均有明显改善,但治疗组明显优于对照组。两组糖代谢指标中空腹血糖、餐后 2 h 血糖、24 h UG、胰岛素抵抗指数、胰岛素、糖化血红蛋白治疗后均改善显著;除糖化血红蛋白组间无明显差异外,两组间其他指标治疗组均优于对照组。治疗组两组第 1、3、4 周空腹血糖、4 周

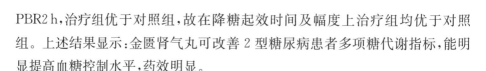

PBR2 h,治疗组优于对照组,故在降糖起效时间及幅度上治疗组均优于对照组。上述结果显示:金匮肾气丸可改善 2 型糖尿病患者多项糖代谢指标,能明显提高血糖控制水平,药效明显。

2. 玉泉丸

玉泉丸是清代名医叶天士治疗消渴病的有效药物,系由葛根、天花粉、地黄、麦冬、五味子等经现代工艺制成的浓缩丸,具有益气生津、止渴除烦、滋肾养阴的功效。现代药理研究,五味子具有较好的抗氧化降低血糖的作用,其发挥作用的有效成分主要是五味子总提取物、五味子油、木脂素类、多糖类等。麦冬具有较好的降低血糖的作用,其化学成分主要有麦冬总皂苷、高异黄酮类和多糖类等。地黄具有较好的降低血糖血脂等作用,地黄多糖、地黄寡糖、梓醇等是其发挥改善糖脂代谢作用的有效成分。研究发现天花粉中的棕榈酸能显著增加细胞葡萄糖消耗量,天花粉醇提取物同时具有降糖和改善糖尿病症状的特点。

实例63 国内邓银泉等[64]进行了一项随机对照实验,纳入 90 名年龄 29～70 岁的阴虚热盛证或气阴两虚证 2 型糖尿病患者参与。按 2∶1 随机分成治疗组($n=60$)和对照组($n=30$)(根据随机数字表)。两组均接受饮食控制、运动等基础治疗。治疗组予玉泉丸(系由葛根、天花粉、地黄、麦冬、五味子等经现代工艺制成的浓缩丸)每次 6 g,每日 4 次。疗程为 3 个月。对照组予以拜糖平片,每次 50 mg,每日 3 次,疗程为 3 个月。最终治疗组 C 反应蛋白、肿瘤坏死因子-α、白介素-6 水平均较治疗前显著降低,两组间 C 反应蛋白、肿瘤坏死因子-α、白介素-6 治疗前后差值比较,治疗组均明显高于对照组。结果显示玉泉丸不仅具有一定的降糖效应,而且能降低已升高的 C 反应蛋白、肿瘤坏死因子-α、白介素-6 水平,提示它在降低血糖、改善症状的同时,具有降低促炎细胞因子的作用,其机制通过多种环节调整机体免疫状态,提高了机体的抗炎潜能从而发挥作用。

3. 黄精中药制剂

黄精中药制剂始载于《名医别录》:"其味甘,平,无毒。主补中益气,除分湿,安五脏。久服轻身、延年、不饥。"黄者,土也,黄精者,得坤土之气,获天地之精,故为土之精华也,黄精自古以来便称"太阳之草",被认为是延缓衰老的圣药。黄精中药制剂能够养阴润肺、补脾益气、滋肾填精,可用于消渴病的治疗。黄精是常用的药食同源中药,具有多种生物活性物质,而黄精多糖是其主要活性成分之一。

实例64 国内徐锦龙等[65]进行黄精中药制剂治疗2型糖尿病的Meta分析。选取2016年3月18日之前发表的应用黄精中药制剂治疗2型糖尿病的随机对照试验研究的文献4篇。来自国内的564名2型糖尿病患者分别参与4项研究。黄精制剂包括:地麦消渴胶囊(黄芪、黄精等)、珍芪降糖丸(人参、珍珠、黄芪、黄精)、消渴灵胶囊(人参、熟地黄、黄芪、黄精等),黄精1剂(50 g)水煎服。西药对照组药物包含:二甲双胍、格列苯脲、格列齐特。采用固定效应模型进行Meta分析。Meta分析显示,试验组总有效率明显优于西药对照组($P=0.005$),空腹血糖降低值不劣于西药对照组($P=0.36$),餐后血糖降低值明显优于西药对照组($P=0.002$)。亚组分析:非黄精单药的总有效率不劣于对照组($P=0.08$),而黄精单药的总有效率明显优于对照组($P=0.01$)。本研究对黄精中药制剂治疗2型糖尿病的有效性进行了系统评价。通过比较发现,黄精中药制剂中通常佐以黄芪、人参等药物配成方剂然后制成不同的中药制剂。通过总有效率、空腹血糖降低值和餐后血糖降低值的疗效评价,合并不同研究文献的病例样本,显示黄精中药制剂治疗2型糖尿病不劣于单纯西药治疗。

4. 津力达

津力达是一种用于糖尿病治疗的中药复方制剂,由人参、黄精、苍术(炒)、苦参、麦冬、地黄、制何首乌、山茱萸、茯苓、佩兰、黄连、知母、淫羊藿(炙)、丹参、粉葛、荔枝核、地骨皮组成。津力达有益气养阴、健脾运津之功能,可用于2型糖尿病气阴两虚证,症见口渴多饮、消谷易饥、尿多、形体渐瘦、倦怠乏力、自汗盗汗、五心烦热、便秘等。

实例65 国内Tian J X等[66]进行了一项研究比较津力达对2型糖尿病分层治疗的疗效分析。该试验对一项为期12周的随机、双盲、安慰剂对照、多中心研究的数据进行了分析,研究共纳入192名2型糖尿病患者(186人完成研究)。疗效评估包括糖化血红蛋白、空腹血糖和餐后2 h血糖水平,按基线糖化血红蛋白、性别、年龄、体重指数和2型糖尿病诊断时间分层。胰岛素抵抗指数和胰岛β细胞功能指数并依据基线胰岛素水平进行评估。津力达组患者治疗后糖化血红蛋白显著降低($P<0.05$),在基线糖化血红蛋白>8.5%、年龄>60岁、体重指数≤24 kg/m²的男性患者或2型糖尿病诊断时间>5年的患者中,指标改善尤为明显($P<0.05$)。另外,津力达明显减轻了基线胰岛素水平>

20 mU/L患者的胰岛素抵抗水平（$P<0.05$），津力达还能显著改善基线胰岛素水平≤20 mU/L患者的β细胞功能（$P<0.05$）。结果表明，津力达明显改善了血糖代谢，血糖控制不佳和男性、老年人、体重正常或病程较长的患者中血糖代谢得到了较大幅度的改善。此外，津力达缓解了高胰岛素血症患者的胰岛素抵抗，促进了低胰岛素血症患者的胰岛素分泌，但这些结果仍需要在进一步临床试验中得到证实。

实例66 国内 Lian F M 等[67]进行了一项研究评估了津力达是否能提高二甲双胍单药治疗效果不佳的2型糖尿病患者的血糖控制。该研究采用随机、双盲、安慰剂对照、多中心设计。该试验中186名受试者完成了研究，其中津力达组92名，安慰剂组94名。在第12周，津力达组与安慰剂组的糖化血红蛋白降低非常显著（$P<0.01$）。津力达组与安慰剂组比较，FG 显著降低（$P<0.01$，津力达组与安慰剂组2 h FG 降低非常显著（$P<0.01$）。FG 和2 h 血糖的变化与观察到的糖化血红蛋白数据一致。津力达组和安慰剂组胰岛β细胞功能指数均升高。津力达组（0.36 ± 0.67）明显高于安慰剂组（0.16 ± 0.6；$P<0.05$）。与安慰剂组相比，体重、体重指数和腰围均无统计学意义。此外，受试者的食量和食欲均无明显变化。总之，在这项对照试验中，证明了津力达治疗2型糖尿病的有效性和安全性。作为二甲双胍单药治疗的新候选药物，该中药在糖尿病治疗中可能具有临床应用价值。

实例67 国内 Pan J M 等[68]完成了一项研究旨在评价津力达颗粒对新诊断的2型糖尿病患者在接受或不接受二甲双胍治疗时血糖变异性的影响。该研究是一项为期16周的双盲、随机、对照临床试验。将新诊断的2型糖尿病患者随机分为对照组、津力达组、二甲双胍组和联合治疗组。采用回顾性动态血糖监测系统，连续3天进行组织间液葡萄糖监测。在试验前和试验后分别评估糖化血红蛋白、中医症状评分和动态血糖监测参数（包括血糖变异系数、血糖值的标准差、血糖在3.9～10.0 mmol/L 范围内的时间）。共有138名参与者完成了整个过程。与试验前相比，4组在试验结束时，空腹血糖、餐后2 h 血糖、糖化血红蛋白评分、中医症状评分均下降，联合治疗组下降最为显著。在动态血糖监测参数方面，干预后津力达和二甲双胍组的活动时间较基线有所改善（津力达组 78.68 ± 26.15 *vs.* 55.47 ± 33.29；二甲双胍组 87.29 ± 12.21 *vs.* 75.44 ± 25.42；$P<0.01$）。此外，只有津力达组在干预后出现血糖标准差下降（$P<0.01$）。津力达颗粒可改善新诊断的2型糖尿病患者的血糖控制和血糖变

异性。

5. 六味地黄丸

六味地黄丸为补益剂,具有滋阴补肾之功效。六味地黄丸由熟地黄、酒萸肉、牡丹皮、山药、茯苓、泽泻组成,用于肾阴亏损、头晕耳鸣、腰膝酸软、骨蒸潮热、盗汗遗精、消渴等。

实例68 国内 Zhao Y 等[69]进行了一项研究银杏叶片和六味地黄丸两种中成药对 2 型糖尿病患者氧化应激、动脉粥样硬化和大血管疾病的影响的试验。该试验将入选的 140 例 2 型糖尿病患者随机分为治疗组和对照组,两组均接受降糖、降压、调整生活方式、健康教育等糖尿病基础管理。治疗组同时给予银杏叶片和六味地黄丸,对照组给予银杏叶片和六味地黄丸安慰剂。准确收集两组患者连续治疗 36 个月前后大血管事件发生、动脉粥样硬化程度(动脉内中膜厚度水平)、体内氧化应激(血浆羧甲基赖氨酸、8 -异前列腺素水平)、血糖、血脂、血压、其他用药情况等相关临床指标,并进行统计分析。结果表明,两组患者治疗前心脑血管疾病、动脉内中膜厚度水平、血浆羧甲基赖氨酸、8 -异前列腺素水平比较,差异均无统计学意义。治疗 36 个月后,治疗组血浆羧甲基赖氨酸和 8 -异前列腺素水平均显著低于对照组[羧甲基赖氨酸:(312.4 ± 90.4)ng/mL $vs.$ (463.5 ± 97.2)ng/mL,$P < 0.0001$;8 -异前列腺素:(23.7 ± 9.5)Pg/mL $vs.$ (62.6 ± 16.1)Pg/mL,$P < 0.0001$],尽管这种改善与动脉内中膜厚度和大血管事件无关。结论显示,银杏叶片和六味地黄丸均有利于氧化应激,氧化应激在糖尿病动脉粥样硬化及大血管并发症中起重要作用。草药的预防和治疗价值将在进一步的糖尿病并发症研究中得到证实。

6. 参苓白术散

参苓白术散由白扁豆、白术、茯苓、甘草、桔梗、莲子、人参、砂仁、山药、薏苡仁组成。参苓白术散具有补脾胃、益肺气的作用,用于脾胃虚弱、食少便溏、气短咳嗽、肢倦乏力。成分中人参补气,健脾养胃;白术、茯苓燥湿健脾;山药、薏苡仁、扁豆健脾化湿;砂仁芳香化湿,和胃降逆;桔梗宣肺养肺;甘草调和诸药,诸药合用,共奏健脾益气、渗湿止泻之效。

实例69 中国台湾 Huang Y H 等[70]进行了一项研究浓缩草药提取物颗粒 YH1 作为 2 型糖尿病控制不佳的附加药物的疗效和安全性的一项随机、双盲、对照试验。该试验中使用 YH1,是一种浓缩的中药提取物配方,结合了黄连和参苓白术散。这项试验初步研究评估了 YH1 作为控制不佳的 2 型糖尿病的附加药物。将 46 例控制不佳的 2 型糖尿病患者按 1：1 随机分为 YH1 组和安慰剂组。在试验前,所有受试者均接受了 3 个或更多等级的 OHA 治疗,糖化血红蛋白＞7.0％(53 mmol/mol),体重指数 23 kg/m^2。在 12 周的试验中,参与者继续服用 OHA,没有任何剂量或药物变化。主要终点是糖化血红蛋白水平的百分比变化。按方案分析应用于最终评价。在第 12 周,YH1 组糖化血红蛋白较基线降低 11.1％,胰岛 β 细胞功能指数增加 68.9％,餐后 2 h 血糖(－26.2％)、甘油三酯(－29.5％)、总胆固醇(－21.6％)、低密度脂蛋白胆固醇(－17.4％)、体重(－0.5％)和腰围(－1.1％)显著降低。空腹血糖、胰岛素抵抗指数和症状评分的变化在 YH1 组和安慰剂组之间无显著差异。本临床试验期间未发生严重不良事件。结果表明:YH1 联合 OHAs 可改善超重/肥胖合并控制不良的 2 型糖尿病患者的降糖作用和 β 细胞功能。YH1 是一种安全的 OHAs 附加药物,对体重控制和脂质代谢有益。但仍需要更大的研究人群、更长的治疗和随访期来进一步验证。

7. 消渴丸

消渴丸由葛根、地黄、黄芪、天花粉、玉米须、南五味子、山药、格列本脲组成。消渴丸为补益剂,具有滋肾养阴、益气生津之功效。消渴丸主治气阴两虚所致的消渴病,症见多饮、多尿、多食、消瘦、体倦乏力、睡眠差、腰痛以及 2 型糖尿病见上述证候者。

实例70 国内 Ji L N 等[71]进行了一项对照、双盲、多中心、非劣效性试验,研究消渴丸治疗 2 型糖尿病的疗效和安全性。该试验将 800 例血糖控制不理想的患者(空腹血糖 7～13 mmol/L,糖化血红蛋白 7％～11％)随机分为两组:初次用药组和二甲双胍组(既往单用二甲双胍治疗的患者),分别服用中药消渴丸或格列本脲。48 周的结局指标包括低血糖的发病率和糖化血红蛋白患者的比例。与二甲双胍组相比,消渴丸组总低血糖率和轻度低血糖发作率分别降低 38％(P＝0.024)和 41％(P＝0.002);与二甲双胍组比,消渴丸组年平均低血糖率降低 62％(P＝0.003)。消渴丸和格列本脲的糖化血红蛋白较基线平均变化分别为－0.70％和－0.66％,初用药组组间差异为 95％CI 为－0.04％(－0.20,0.12),二甲双胍组分别为－0.45％、－0.59％和 0.14％(－0.12,0.39)。消渴丸组糖化血红蛋白水平＜6.5％的患者比例分别为 26.6％和 23.4％,二甲双胍组分别为 20.1％和 18.9％。结果表明,在血糖控制不充分的 2 型糖尿病患者中,与格列本脲相比,消渴丸治疗可显著降低低血糖风险,48 周后血糖控制也有类似改善。

8. 糖敏灵丸

糖敏灵丸主要是黄连、大黄、白芍、柴胡、天花粉等组成的,有助于达到通腹泻浊的作用,用于治疗2型糖尿病的患者,对于糖尿病患者出现的口苦咽干以及大便干燥等症状,有助于达到缓解的作用。

实例71 国内 Tong X L 等[72]进行了一项大规模对照临床试验,旨在评估糖敏灵丸(TM81)治疗2型糖尿病的安全性和有效性。经过2周的磨合期,纳入480例超重2型早期糖尿病患者(35~65岁,糖化血红蛋白≥7.0%,空腹血糖7.0~13.9 mM或2 h血糖>11.1 mM,体重指数≥24 kg/m^2)。这些患者按3:1的比例分为TM81组和安慰剂组。受试者接受6 g TM81或安慰剂治疗,每天3次,持续12周。治疗后,TM81组糖化血红蛋白下降1.02%,安慰剂组为0.47%。TM81组空腹血糖下降(0.8±0.1)mM,安慰剂组空腹血糖增加(0.2±0.2)mM。TM81组血糖下降(2.7±0.3)mM,安慰剂组血糖下降(0.9±0.4)mM(P<0.05)。TM81对基线糖化血红蛋白水平较高的患者更有效。TM81组β细胞功能改善,胰岛β细胞功能指数增加。此外,TM81组受试者体重、体重指数、腰围均有所降低,糖尿病相关症状有所改善。两组患者不良反应类型及发生频率无显著差异。结论:TM81对早期2型糖尿病患者血糖控制有效,可安全使用。

三、小结

无论是单药还是复方,中药有多靶点、多途径、多环节的作用特点,提示中药可能通过改善机体对胰岛素的敏感性,调节糖脂代谢、炎症反应、免疫应答等多种途径,达到对糖尿病的综合治疗作用,为中药治疗糖尿病提供了理论依据。我们发现,诸多经典古方如金匮肾气丸、桃红四物汤、葛根芩连汤等对糖尿病存在良好的潜在治疗作用,这在诠释中医"同病异治,异病同治"特点的同时,也将拓展中药方剂的应用范围,推进中医学的现代化发展,对临床用药具有一定的指导意义。

参考文献

[1] GOH K P, LEE H Y, LAU D P, et al. Effects of resveratrol in patients with type 2

diabetes mellitus on skeletal muscle SIRT1 expression and energy expenditure [J]. Int J Sport Nutr Exerc Metab, 2014,24(1):2 - 13.

[2] MOVAHED A, RAJ P, NABIPOUR I, et al. Efficacy and safety of resveratrol in type 1 diabetes patients: a two-month preliminary exploratory trial [J]. Nutrients, 2020,12(1):161.

[3] LUDVIK B H, MAHDJOOBIAN K, WALDHAEUSL W, et al. The effect of Ipomoea batatas (Caiapo) on glucose metabolism and serum cholesterol in patients with type 2 diabetes: a randomized study [J]. Diabetes Care, 2002,25(1):239 - 240.

[4] PARK K, KIM Y, KIM J, et al. Supplementation with Korean Red Ginseng improves current perception threshold in Korean type 2 diabetes patients: a randomized, double-blind, placebo-controlled trial [J]. J Diabetes Res, 2020(2020):5295328.

[5] PARK K, AHN C W, KIM Y, et al. The effect of Korean Red Ginseng on sarcopenia biomarkers in type 2 diabetes patients [J]. Arch Gerontol Geriatr, 2020,90:104108.

[6] Vuksan V, Sung M K, SievenPiPer J L, et al. Korean red ginseng (Panax ginseng) improves glucose and insulin regulation in well-controlled, type2 diabetes: results of arandomized, double-blind, placebo-controlled study of efficacy and safety [J]. Nutr Metab Cardiovasc Dis, 2008,18(1):46 - 56.

[7] Bang H, Kwak J H, Ahn H Y, et al. Korean red ginseng improves glucose control in subjects with impaired fasting glucose, impaired glucose tolerance, or newly diagnosed type 2diabetesmellitus [J]. J Med Food, 2014,17(1):128 - 134.

[8] Losso J N, Holliday D L, Finley J W, et al. Fenugreek bread: a treatment fordiabetesmellitus [J]. J Med Food, 2009,12(5):1046 - 1049.

[9] Hadi A, Arab A, Hajianfar H, et al. The effect of fenugreek seed supplementation on serum irisin levels, blood pressure, and liver and kidney function in patients with type 2 diabetes mellitus: A parallel randomized clinical trial [J]. ComPlement Ther Med, 2020,49:102315.

[10] GuPta A, GuPta R, Lal B. Effect of Trigonella foenum-graecum (fenugreek) seeds on glycaemic control and insulin resistance in type 2 diabetes mellitus: a double blind placebo controlled study [J]. J Assoc Physicians India, 2001(49):1057 - 1061.

[11] Najdi R A, Hagras M M, Kamel F O, et al. A randomized controlled clinical trial evaluating the effect of Trigonella foenum-graecum (fenugreek) versus glibenclamide in patients with diabetes [J]. Afr Health Sci, 2019,19(1):1594 - 1601.

[12] 卢芙蓉,沈霖,秦铀,等.葫芦巴总皂苷联合磺脲类降糖药治疗2型糖尿病36例临床观察[J].中国中药杂志,2008,1(33):184 - 187.

[13] Shidfar F, Rajab A, Rahideh T, et al. The effect of ginger (Zingiber officinale) on glycemic markers in patients with type 2 diabetes [J]. J ComPlement Integr Med, 2015,12(2):165 - 170.

[14] Mozaffari-Khosravi H, Talaei B, Jalali BA, et al. The effect of ginger powder supplementation on insulin resistance and glycemic indices in patients with type 2

diabetes: a randomized, double-blind, placebo-controlled trial [J]. ComPlement Ther Med, 2014,22(1):9 − 16.

[15] Vahid H, Bonakdaran S, Khorasani Z M, et al. Effect of Capparis spinosa Extract on Metabolic Parameters in Patients with Type-2 Diabetes: A Randomized ControlledTrial [J]. Endocr Metab Immune Disord Drug Targets, 2019,19(1):100 − 107.

[16] Ghafouri A, Karegar S J, Hajiluian G, et al. The effects of aqueous and ethanolic extracts of Rheum ribes on insulin-resistance and apolipoproteins in patients with type 2 diabetes mellitus: a randomized controlled trial [J]. BMC Complement Med Ther, 2023,23(1):46.

[17] Ashraf R, Aamir K, Shaikh A R, et al. Effects of garlic on dyslipidemia in patients with type 2 diabetes mellitus [J]. J Ayub Med Coll Abbottabad, 2005,17(3):60 − 64.

[18] Wasana K G P, Attanayake A P, Weerarathna T P, et al. Efficacy and safety of a herbal drug of Coccinia grandis (Linn.) Voigt in patients with type 2 diabetes mellitus: A double blind randomized placebo controlled clinical trial [J]. Phytomedicine, 2021,81:153431.

[19] Kim S K, Jung J, Jung J H, et al. Hypoglycemic efficacy and safety of Momordica charantia (bitter melon) in patients with type 2 diabetes mellitus [J]. ComPlement Ther Med, 2020:102524.

[20] Cortez-Navarrete M, Martínez-Abundis E, Pérez-Rubio KG, et al. Momordica charantia administration improves insulin secretion in type 2 diabetes mellitus [J]. J Med Food, 2018,21(7):672 − 677.

[21] Tongia A, Tongia S K, Dave M. Phytochemical determination and extraction of Momordica charantia fruit and its hypoglycemic potentiation of oral hypoglycemic drugs in diabetes mellitus (NIDDM) [J]. Indian J Physiol Pharmacol, 2004,48(2): 241 − 244.

[22] Kaatabi H, Bamosa A O, Badar A, et al. Nigella sativa improves glycemic control and ameliorates oxidative stress in patients with type 2 diabetes mellitus: placebo controlled participant blinded clinical trial [J]. PLoS One, 2015,10(2):e0113486.

[23] Hadi S, Daryabeygi-Khotbehsara R, Mirmiran P, et al. Effect of Nigella sativa oil extract on cardiometabolic risk factors in type 2 diabetes: A randomized, double-blind, placebo-controlled clinical trial [J]. Phytother Res, 2021,35(7):3747 − 3755.

[24] Guo Q, Cao W Z, Zhao H, et al. Effect of Sancaijiangtang on plasma nitric oxide and endothelin-1 levels in patients with type 2 diabetes mellitus and vascular dementia: a single-blind randomized controlled trial [J]. J Tradit Chin Med, 2015, 35(4):375 − 380.

[25] Guo Q, Zhang H Z, Li M D, et al. Efficacy and safety of Sancai powder in patients with type 2 diabetes mellitus: a randomized controlled trial [J]. J Tradit Chin Med, 2016,36(5):640 − 648.

[26] Lian F M, Li G W, Chen X Y, et al. Chinese herbal medicine Tianqi reduces progression

from impaired glucose tolerance to diabetes: a double-blind, randomized, placebo-controlled, multicenter trial [J]. J Clin Endocrinol Metab, 2014,99(2):648 – 655.

[27] Mang B, Wolters M, Schmitt B, et al. Effects of a cinnamon extract on plasma glucose, HbA, and serum lipids in diabetes mellitus type 2[J]. Eur J Clin Invest, 2006,36(5):340 – 344.

[28] Rachid A P, Moncada M, Mesquita M F, et al. Effect of Aqueous Cinnamon Extract on the Postprandial Glycemia Levels in Patients with Type 2 Diabetes Mellitus: A Randomized Controlled Trial [J]. Nutrients, 2022,14(8):1576.

[29] Lu T, Sheng H, Wu J, et al. Cinnamon extract improves fasting blood glucose and glycosylated hemoglobin level in Chinese patients with type 2 diabetes [J]. Nutr Res, 2012,32(6):408 – 412.

[30] Zare R, Nadjarzadeh A, Zarshenas M M, et al. Efficacy of cinnamon in patients with type II diabetes mellitus: A randomized controlled clinical trial [J]. Clin Nutr, 2019, 38(2):549 – 556.

[31] Riche D M, Riche K D, East H E, et al. Impact of mulberry leaf extract on type 2 diabetes (Mul – DM): A randomized, placebo-controlled pilot study [J]. Complement Ther Med, 2017,32:105 – 108.

[32] Taghizadeh M, Mohammad Zadeh A, Asemi Z, et al. Morus Alba leaf extract affects metabolic profiles, biomarkers inflammation and oxidative stress in patients with type 2 diabetes mellitus: A double-blind clinical trial [J]. Clin Nutr ESPEN, 2022,49:68 – 73.

[33] Cai H Z, Liu F K, Zuo P G, et al. Practical Application of Antidiabetic Efficacy of Lycium barbarum Polysaccharide in Patients with Type 2 Diabetes [J]. Med Chem, 2015,11(4):383 – 390.

[34] Pingali U, Sukumaran D, NutalaPati C, et al. Effect of an aqueous extract of Terminalia chebula on endothelial dysfunction, systemic inflammation, and lipid profile in type 2 diabetes mellitus: A randomized double-blind, placebo-controlled clinical study [J]. Phytother Res, 2020,34(12):3226 – 3235.

[35] Samani N B, Jokar A, Soveid M, et al. Efficacy of the hydroalcoholic extract of tribulus terrestris on the serum glucose and lipid profile of women with diabetes mellitus: A double-blind randomized placebo-controlled clinical trial [J]. J Evid Based Complementary Altern Med, 2016,21(4):91 – 97.

[36] Wainstein J, Landau Z, Bar Dayan Y, et al. Purslane extract and glucose homeostasis in adults with type 2 diabetes: A double-blind, placebo-controlled clinical trial of efficacy and safety [J]. J Med Food, 2016,19(2):133 – 140.

[37] Saatchi A, Aghamohammadzadeh N, Beheshtirouy S, et al. Anti-hyperglycemic effect of Abelmoschus culentesus (Okra) on patients with diabetes type 2: a randomized clinical trial [J]. Phytother Res, 2022,36(4):1644 – 1651.

[38] Moravej Aleali A, Amani R, Shahbazian H, et al. The effect of hydroalcoholic Saffron

(Crocus sativus L.) extract on fasting plasma glucose, HbA1c, lipid profile, liver, and renal function tests in patients with type 2 diabetes mellitus: A randomized double-blind clinical trial [J]. Phytother Res, 2019,33(6):1648 - 1657.

[39] Mackenzie T, Leary L, Brooks W B. The effect of an extract of green and black tea on glucose control in adults with type 2 diabetes mellitus: double-blind randomized study [J]. Metabolism, 2007,56(10):1340 - 1344.

[40] Zemestani M, Rafraf M, Asghari-Jafarabadi M. Chamomile tea improves glycemic indices and antioxidants status in patients with type 2 diabetes mellitus [J]. Nutrition, 2016,32(1):66 - 72.

[41] Sun X, Sun H, Zhang J, et al. Artemisia Extract Improves Insulin Sensitivity in Women With Gestational Diabetes Mellitus by Up-Regulating Adiponectin [J]. J Clin Pharmacol, 2016,56(12):1550 - 1554.

[42] Lasaite L, Spadiene A, Savickiene N, et al. The effect of Ginkgo biloba and Camellia sinensis extracts on psychological state and glycemic control in patients with type 2 diabetes mellitus [J]. Nat Prod Commun, 2014,9(9):1345 - 1350.

[43] Kudolo G B. The effect of 3-month ingestion of Ginkgo biloba extract (EGb 761) on pancreatic beta-cell function in response to glucose loading in individuals with non-insulin-dependent diabetes mellitus [J]. J Clin Pharmacol, 2001,41(6):600 - 611.

[44] Tonelli C A, de Oliveira S Q, Silva Vieira A A D, et al. Clinical efficacy of capsules containing standardized extract of Bauhinia forficata Link (pata-de-vaca) as adjuvant treatment in type 2 diabetes patients: A randomized, double blind clinical trial [J]. J EthnoPharmacol, 2022,282:114616.

[45] Williams J A, Choe Y S, Noss M J, et al. Extract of Salacia oblonga lowers acute glycemia in patients with type 2 diabetes [J]. Am J Clin Nutr, 2007,86(1):124 - 130.

[46] Korecova M, Hladikova M. Treatment of mild and moderate type-2 diabetes: open prospective trial with Hintonia latiflora extract [J]. Eur J Med Res, 2014,19(1):16.

[47] Agrawal P, Rai V, Singh R B. Randomized placebo-controlled, single blind trial of holy basil leaves in patients with noninsulin-dependent diabetes mellitus [J]. Int J Clin Pharmacol Ther, 1996,34(9):406 - 409.

[48] Baskaran K, Kizar Ahamath B, Radha ShanmugasundaramK, et al. Antidiabetic effectof a leaf extract from Gymnema sylvestre in non-insulin-dependent diabetes mellituspatients [J]. J Ethno Pharmacol, 1990,30(3):295 - 300.

[49] Kianbakht S, Khalighi-Sigaroodi F, Dabaghian F H. Improved glycemic control in patients with advanced type 2 diabetes mellitus taking Urtica dioica leaf extract: a randomized double-blind placebo-controlled clinical trial [J]. Clin Lab, 2013,59(9 - 10):1071 - 1076.

[50] Asadi A, Shidfar F, Safari M, et al. Safety and efficacy of Melissa officinalis (lemon balm) on ApoA-I, Apo B, lipid ratio and ICAM - 1 in type 2 diabetes patients: A randomized, double-blinded clinical trial [J]. Complement Ther Med, 2018,40:83 - 88.

[51] Asadi A, Shidfar F, Safari M, et al. Efficacy of Melissa officinalis L. (lemon balm) extract on glycemic control and cardiovascular risk factors in individuals with type 2 diabetes: A randomized, double-blind, clinical trial [J]. Phytother Res, 2019, 33(3): 651 - 659.

[52] Noureddin S, Mohsen J, Payman A. Effects of psyllium vs. placebo on constipation, weight, glycemia, and lipids: A randomized trial in patients with type 2 diabetes and chronic constipation [J]. Complement Ther Med, 2018, 40:1 - 7.

[53] Vuksan V, SievenPiPer J L, Koo V Y, et al. American ginseng (Panax quinquefolius L) reduces postprandial glycemia in nondiabetic subjects and subjects with type 2 diabetes mellitus [J]. Arch Intern Med, 2000, 160(7): 1009 - 1013.

[54] Romero-Cerecero O, Islas-Garduño A L, ZamilPa A, et al. Effectiveness of an encecalin standardized extract of Ageratina pichinchensis on the treatment of onychomycosis in patients with diabetes mellitus [J]. Phytother Res, 2020, 34(7): 1678 - 1686.

[55] Jaouhari J T, Lazrek H B, Seddik A, et al. Hypoglycaemic response to Zygophyllum gaetulum extracts in patients with non-insulin-dependent diabetes mellitus [J]. J EthnoPharmacol, 1999, 64(3): 211 - 217.

[56] Huseini H F, Larijani B, Heshmat R, et al. The efficacy of Silybum marianum (L.) Gaertn. (silymarin) in the treatment of type IIdiabetes: a randomized, double-blind, placebo-controlled, clinical trial [J]. Phytother Res, 2006, 20(12): 1036 - 1039.

[57] 史丽伟,杜立娟,倪青. 半夏泻心汤治疗糖尿病的理论探讨与临床应用[J]. 中医杂志, 2018, 59(3): 246 - 250.

[58] 谈钰濛,胡骏,赵晖,等. 半夏泻心汤治疗 2 型糖尿病寒热错杂证的随机对照临床研究 [J]. 中医杂志, 2022, 7(63): 1343 - 1348.

[59] 陈欣燕,金末淑,姬航宇,等. 仝小林教授运用干姜黄芩黄连人参汤治疗 2 型糖尿病 80 例临床观察[J]. 中华中医药杂志, 2013, 2(28): 463 - 465.

[60] Ryan E A, Imes S, Wallace C, et al. Herbal tea in the treatment of diabetes mellitus [J]. Clin Invest Med, 2000, 23(5): 311 - 317.

[61] Khalili N, Fereydoonzadeh R, Mohtashami R, et al. Silymarin, olibanum, and nettle, a mixed herbal formulation in the treatment of type II diabetes: A randomized, double-blind, placebo-controlled, clinical trial [J]. J Evid Based Complementary Altern Med, 2017, 22(4): 603 - 608.

[62] Mirfeizi M, Mehdizadeh Tourzani Z, Mirfeizi S Z, et al. Controlling type 2 diabetes mellitus with herbal medicines: A triple-blind randomized clinical trial of efficacy and safety [J]. J Diabetes, 2016, 8(5): 647 - 656.

[63] 杨晓明. 金匮肾气丸治疗 2 型糖尿病 120 例[J]. 中国实验方剂学杂志, 2011, 9(17): 261 - 263.

[64] 邓银泉,范小芬,吴国琳,等. 玉泉丸对 2 型糖尿病促炎细胞因子干预的影响[J]. 中国中西医结合杂志, 2006. 8(26): 706 - 709.

［65］徐锦龙,陈武,段宝忠.黄精中药制剂治疗Ⅱ型糖尿病的 Meta 分析[J].中华中医药学刊.2017.7(7):1698-1701.

［66］Tian J, Lian F, Yang L, et al. Evaluation of the Chinese herbal medicine Jinlida in type 2 diabetes patients based on stratification: Results of subgroup analysis from a 12-week trial [J]. J Diabetes, 2018,10(2):112-120.

［67］Lian F M, Tian J X, Chen X Y, et al. The efficacy and safety of Chinese herbal medicine jinlida as add-on medication in type 2 diabetes patients ineffectively managed by metformin monotherapy: a double-blind, randomized, placebo-controlled, multicenter trial [J]. PLoS One, 2015,10(6):e0130550.

［68］Pan J, Xu Y, Chen S, et al. The effectiveness of traditional Chinese medicine jinlida granules on glycemic variability in newly diagnosed type 2 diabetes: A double-blinded, randomized trial [J]. J Diabetes Res, 2021,2021:6303063.

［69］Zhao Y, An X F, Liu J S, et al. The improvement of oxidative stress by two proprietary herbal medicines in type 2 diabetes [J]. Complement Ther Med, 2018,40:120-125.

［70］Huang Y H, Chen S T, Liu F H, et al. The efficacy and safety of concentrated herbal extract granules, YH1, as an add-on medication in poorly controlled type 2 diabetes: A randomized, double-blind, placebo-controlled pilot trial [J]. PLoS One, 2019, 14 (8):e0221199.

［71］Ji L N, Tong X L, Wang H Y, et al. Efficacy and safety of Traditional Chinese Medicine for diabetes: a double-blind, randomised, controlled trial [J]. PLoS One, 2013,8(2):e56703.

［72］Tong X L, Wu S T, Lian F M, et al. The safety and effectiveness of TM81, a Chinese herbal medicine, in the treatment of type 2 diabetes: a randomized double-blind placebo-controlled trial [J]. Diabetes Obes Metab, 2013,15(5):448-454.

第三节 针刺治疗糖尿病

一、概述

目前糖尿病的治疗策略虽然已经成熟,但仍然无法完全阻止或逆转疾病的进展。传统药物治疗存在不良反应和并发症,如胰岛素、磺脲类和格列奈类药物引起的体重增加[1]。相比之下,针刺作为传统中医疗法,在降低血糖方面有独特优势。针刺治疗不良反应小,能有效避免药物过敏、相互作用或体重增加等情况发生。研究显示[2-6],针刺能通过调节神经内分泌途径降低血糖,改善胰岛素抵抗、促进胰岛素分泌和提高免疫力。同时针刺还能较好地促进细胞解聚及降低血液黏滞性效能,对于疏通糖尿病患者气血、改善组织和血管的血液供应,以及进一步调节机体阴阳平衡有积极作用。除胰内作用外,针刺的其他作用如增加靶细胞受体数目、刺激外周组织利用葡萄糖等也可能在治疗糖尿病过程中发挥作用。

电针刺激可作为管理胰岛功能和治疗 2 型糖尿病的替代疗法,可调节交感神经通路,影响代谢和内分泌。体表穴位针刺通过多种反射通路降低血糖,包括中枢神经系统、内分泌系统、免疫系统、消化系统和心血管系统。由此可见针刺可能是通过改善全身代谢状况,从而达到降低血糖的目的。

肠道菌群失衡,尤其是丰度的降低,被认为是一种病理性情况。其破坏了肠道屏障的完整性,导致肠道通透性增加。这进一步导致肠道炎症的发生,并使得炎症因子通过肠道进入循环系统,引发系统性低度炎症状态[7]。通过对 2 型糖尿病患者进行观察,发现存在肠道菌群的失衡现象。这种失衡对患者的菌群组成产生了显著影响。具体而言,肠道菌群丰度降低的个体更容易出现胰岛素抵抗等糖代谢异常的情况[8]。进一步的研究表明,通过增加肠道菌群的丰度,可以改善糖代谢,并有助于控制 2 型糖尿病的发展[9]。另外,增加有益菌群的丰度,如双歧杆菌和乳杆菌等,以及减少有害菌群的存在,可以通过调整肠道微生物的代谢产物、影响肠道黏膜屏障和免疫调节等方式,对改善胰岛素敏感性和血糖控制起到积极作用。但目前尚无临床研究从调节肠道菌群方面探讨针刺对血糖的影响。

二、临床研究实例介绍

1. 单纯毫针刺

实例 1 国内张智龙等[10]评估了单纯毫针刺和降糖药对 2 型糖尿病患者胰岛素抵抗的影响。其团队对 120 例 2 型糖尿病患者进行研究,根据就诊序号按 1∶1 配对原则随机分组,观察组 60 例采用单纯针刺治疗,取中脘、曲池、合谷、足三里、阴陵泉、丰隆、三阴交、太冲、血海。毫针常规操作,施以平补平泻法,留针 30 min,每日 2 次,6 天为 1 个疗程,每疗程间休息 1 天。对照组 60 例口服优降糖治疗,每次 2.5～5 mg,每日 3 次,血糖稳定后改用维持量(每次 2.5 mg,每日 1 次)。两组病例均于治疗 2 周、4 周后进行疗效评定。将尿糖、空腹血糖、口服葡萄糖耐量试验、空腹胰岛素、胰岛素敏感指数、葡萄糖利用率、总胆固醇、甘油三酯、血液流变性作为观察指标。按照卫生部 1993 年制订的《新药(中药)治疗消渴病(糖尿病)临床研究的技术指导原则》中的疗效判定标准来判定临床疗效。治疗结束后,观察组在临床疗效和降低患者尿糖、空腹血糖、口服葡萄糖耐量试验水平方面优于口服药物组;观察组在空腹胰岛素、胰岛素敏感指数、葡萄糖利用率治疗前后比较差异有显著性意义,而对照组无明显变化。除总胆固醇外,单纯针刺组在降低甘油三酯、高密度脂蛋白胆固醇方面优于口服药物组。其团队研究发现,针刺对 2 型糖尿病患者有良好的临床疗效,总有效率为 88.33%;观察组经治疗后,血糖、尿糖水平明显下降,而其胰岛素水平并未伴随相应升高,反而下降,推测其降血糖作用机制是通过加强胰岛素的外周作用,使外周组织摄取葡萄糖的能力增强;针刺能提高葡萄糖的摄取能力,降低血脂,改善糖脂代谢,促进血液循环,而具有降脂抗凝的作用。

实例2 国内谌剑飞[4]观察针刺对 2 型糖尿病患者血清生长激素的影响。将 120 例 2 型糖尿病患者分成 3 组,单纯针刺组 18 例依据既往对糖尿病研究的辨证论治、循证加减选穴原则进行针刺,主穴为脾俞、肾俞、气海、曲池、内关、足三里等,配穴循证按经加减,施治方法按常规毫针针刺,平补平泻法,15 min 后配合 G6805 电针治疗仪,以疏密波 80～100 Hz 频率,强度由小到大,以患者能耐受为度,继续刺激 15 min,每日 1 次,10 次为 1 个疗程,观察 2～3 个疗程。此间同时给予糖尿病教育、饮食控制和血糖监测。单纯药物组 50 例以单用或联用格列吡嗪(美吡达)2.5～5 mg,盐酸二甲双胍 0.25～0.5 g 等常规药物治疗,每日 3 次,疗程同单纯针刺组。针药联合组 52 例在针刺疗法基础上配以上述降糖药物联合治疗,观察时间同以上两组。研究发现,三组治疗后生长激素、空腹血糖与治疗前比较量下降差别显著($P<0.05$,$P<0.01$),其中幅度最大的为针药联合组($P<0.001$),推测血糖浓度与生长激素关系可能密切(r 为 0.391～0.423,$P<005$ 与 $P<001$);针药联合组调节生长激素的作用优于其他两组,单纯针刺组优于单纯药物组,推测针刺对 2 型糖尿病患者的下丘脑、垂体功能紊乱可能较强的调整能力。

实例3 国内谌剑飞等[5]研究针刺对糖尿病患者血浆胰岛素含量变化的影响。该团队运用针灸治疗 26 例糖尿病患者,入院后控制饮食 3 天,待检测血糖后再行针刺治疗。针刺取穴以脾俞、膈俞、足三里为主,并按辨证酌加穴位。如多饮、烦渴、口干加肺俞、意舍、承浆;多食、易饥、便结加胃俞、丰隆;多尿、腰痛、耳鸣、心烦、潮热、盗汗加肾俞、关元、复溜;神倦乏力、少气懒言、腹泻头胀、肢体困重加胃俞、三阴交、阴陵泉等。手法平补平泻加指压,以针刺得气为指标,待患者对针刺有较强反应时,留针 15 min,出针后重复运针一次再指压。每日针刺1次,12次为1个疗程。每疗程间隔3天,共治疗3个疗程,治疗期间所需饮食热量,按病情、活动情况及体重(30～35 kcal/kg)计算。其团队研究发现,针刺可以促进内生胰岛素分泌能力,增加胰岛素含量,进而达到降低血糖的目的;且针刺对胰岛素依赖型糖尿病或重度消瘦的胰岛素非依赖型糖尿病胰岛素分泌缺乏型患者疗效不明显。

实例 4 国内徐延坤等[11]研究针刺治疗消渴的临床疗效。采用针刺治疗消渴,取鱼际、肺俞、胃俞、肾俞、命门、关元、足三里、三阴交、太溪、胰点。上消配太渊、承浆;中消配脾俞、丰隆、内庭;下消肾阴亏虚配照海,阴阳两虚配气海,灸命门。视物模糊配光明;烦躁不寐配印堂、神门;头晕耳鸣配肝俞、太冲;尿频灸关元。运用1～2寸毫针,得气后留针30～45 min,每日1次,10天为1个疗程,疗程间隔3～5天。鱼际穴主要用泻法,余穴则根据三消的不同而定。研究发现,经4个疗程的治疗后,临床症状消失,尿糖、血糖转阴,为临床控制,计11例,占84.6%;尿糖、血糖均未转阴为无效,计2例,占15.4%。

2. 耳针

实例 5 国内刘岩红等[12]探讨耳针治疗糖尿病的临床疗效。针对86例糖尿病患者,右耳取内分泌、肺、胃、胰、缘中、肾上腺、渴点,左耳取内分泌、肺、脾、肾、三焦、屏间、饥点,用30号1寸不锈钢毫针缓慢进针,得气后留针1 h,30 min捻针1次,每次针单侧,两次交替,隔日1次,30天为1个疗程。采用的疗效标准:近愈:空腹血糖恢复正常;显效:血糖较治疗前下降3 mmol/L以上;进步:血糖下降不足3 mmol/L,自觉症状改善;无效:各项指标无改善。其团队研究发现,病例经1～3个月治疗,近愈35例,占40.7%;显效28例,占32.6%;进步19例,占22%;无效4例,占4.7%。有效率为95.3%。

实例 6 国内龙文君等[13]运用耳针治疗25例糖尿病患者。按国际耳穴标准化方案,取耳穴胰胆、肝、肾、缘中、屏间、交感、下屏尖及配穴三焦、渴点、饥点。根据主证及辨证分型,每次选用5～6穴,耳郭常规消毒,采用捻入法将毫针快速刺入耳穴。捻转法运针1 min,留针1～2 h,留针期间每30 min行针1次,隔日1次,两耳交替,10次为1个疗程。其团队研究发现:①耳针对糖尿病主要症状(多饮、多食、多尿)的改善效果显著;②治疗后空腹血糖、餐后2h血糖及24h尿量与治疗前相比明显下降;③疗效:治疗后空腹血糖降至正常范围,症状、体征基本消失,尿糖定性持续转阴,评为显效者6例;空腹血糖较治疗前下降100 mg%以上,症状体征明显好转,尿糖转阴,评为良效者6例,血糖较治疗前下降

50～100 mg％，症状有所改善，尿量、尿糖减少，评为好转者 8 例，空腹血糖较前下降 50 mg 以下，但血糖、尿糖不稳定，评为无效者 5 例。总有效率为 80％。

3. 穴位注射

穴位注射作为现代医疗辅助技术之一，运用传统中医经络穴位理论在穴位处注射中草药或生物物质，旨在调节人体经络和脏腑功能。

实例7 Lee S W 等[14]通过对 7 项随机对照试验（涉及 598 名患者）进行荟萃分析。评估穴位注射在治疗 2 型糖尿病方面的有效性证据，结果显示穴位注射显著降低了空腹血糖、餐后 2 h 葡萄糖以及糖化血红蛋白水平。然而，穴位注射对总胆固醇、高密度脂蛋白胆固醇、低密度脂蛋白胆固醇和甘油三酯水平并没有显著影响。综合来看，穴位注射可能对 2 型糖尿病患者的空腹血糖、餐后 2 h 葡萄糖和糖化血红蛋白水平产生积极影响。然而，由于一些限制因素的存在，如研究中使用了 3 种不同类型的对照组；缺乏足够的原始数据，纳入本综述和荟萃分析的试验总数和总样本量太小，无法得出确定性结论；所有研究都在中国进行，可能存在偏倚。这些都导致了目前的研究结果还没有明确结论。因此，穴位注射治疗糖尿病有必要进行更多严格的随机对照试验，以克服之前研究的局限性。

4. 电针

电针作为针刺疗法的一种，也被称为电针疗法或电针刺激疗法，在针刺的同时应用电流刺激穴位，通过改变电流的频率、强度和波形来调节治疗效果。2 型糖尿病是一种进行性疾病，其特征是胰腺 β 细胞的功能障碍和胰岛素抵抗[15,16]。这就意味着患者的胰腺需要不断分泌更多的胰岛素来维持正常的血糖水平，然而这种状态又会对胰腺 β 细胞造成持续的负担和损害。在早期，患者可能没有明显的症状，但随着病情的发展，血糖控制逐渐变得困难，需要更加积极地进行治疗和管理。

实例8 国内 Wen Q D 等[17]进行了一项三臂随机对照试验。在该试验中，针灸、二甲双胍和安慰针灸组进行了比较。其团队研究发现，针灸组并不比二甲双胍组或安慰针灸组能更有效地改善胰岛素敏感性。然而，与二甲双胍真实针灸组相比，针灸治疗的不良反应以淤血为常见，胃肠道不良反应远低于二甲双胍真实针灸组出现（14.9％）。这些发现对于了解针灸作为一种治疗多囊卵巢综合征和胰岛素抵抗的选择性和安全性具有重要意义。此外，这项研究也为寻找更有效、更安全的治疗方法提供了参考。

三、小结

近年来的研究表明,针灸作为一种替代疗法,在糖尿病治疗中具有显著的潜力。已有的一些临床试验表明,针灸治疗可以改善糖尿病患者的血糖水平、胰岛素敏感性、血脂水平等代谢指标,并可以减少糖尿病相关并发症的发生。然而,目前的临床证据数量仍然有限,需要进行更多基于证据的临床随机对照试验来验证针灸对糖尿病治疗的有效性。实验研究表明,针灸对糖尿病的治疗作用可能与其调节代谢紊乱、抑制炎症反应、改善交感神经系统活动等多种机制有关,但具体机制仍需要更深入的研究来进一步探讨。因此,今后应该加强基础研究和临床试验之间联系的紧密性,以更好地在糖尿病治疗中发挥针灸治疗作用。

参考文献

［1］中国老年医学会内分泌代谢分会.中国老年 2 型糖尿病防治临床指南(2022 年版)[J].中国糖尿病杂志,2022,30(1):2-51.

［2］孙志,韩海荣,马丽,等.针灸对 2 型糖尿病胰岛 β 细胞凋亡的影响[J].中国老年学杂志,2011,31(6):966-967.

［3］孙志,马丽,韩海荣,等.针刺提高 2 型糖尿病模型大鼠胰岛 β 细胞胰岛素的表达[J].中国组织工程研究,2012,16(28):5227-5231.

［4］谌剑飞.针刺对Ⅱ型糖尿病患者血清生长激素的影响[J].针刺研究,2001(4):310-313.

［5］谌剑飞,魏稼.针治糖尿病的血浆胰岛素含量变化研究[J].中医杂志,1986,(6):42-46.

［6］谌剑飞,魏稼.针刺治疗糖尿病的血液流变学观察[J].中国针灸,1986(1):5-8.

［7］Jiang H, Deng S, Zhang J, et al. Acupuncture treatment for post-stroke depression: Intestinal microbiota and its role [J]. Front Neurosci, 2023;17:443.

［8］Qin J, Li Y, Cai Z, et al. A metagenome-wide association study of gut microbiota in type 2 diabetes [J]. Nature, 2012,490(7418):55-60.

［9］Cotillard A, Kennedy S P, Kong L C, et al. Dietary intervention impact on gut microbial gene richness [J]. Nature, 2013,500(7464):585-588.

［10］张智龙,薛莉,吉学群,等.针刺对 2 型糖尿病胰岛素抵抗影响的临床研究[J].中国针灸,2002(11):3-5.

［11］徐延坤.针刺治疗消渴 13 例[J].中国针灸,2002,22(S1):48.

［12］刘岩红,王华崇,宫玺,等.耳针治疗糖尿病 86 例[J].中国针灸,1993(1):7.

［13］龙文君,张全明,张侬,等.耳针治疗糖尿病 25 例[J].中西医结合杂志,1989(11):665.

［14］Lee S W, Nam M H, Lee B C. Herbal acupuncture for type 2 diabetes: A meta-analysis.

Experimental and therapeutic medicine〔J〕.2017,13(6):3249 - 56.

〔15〕 Cheon J M, Kim D I, Kim K S. Insulin sensitivity improvement of fermented Korean Red Ginseng (Panax ginseng) mediated by insulin resistance hallmarks in old-aged ob/ob mice. Journal of ginseng research〔J〕.2015,39(4):331 - 337.

〔16〕 Campbell R K. Fate of the beta-cell in the pathophysiology of type 2 diabetes〔J〕. J Am Pharm Assoc, 2009,49(5):S10 - S15.

〔17〕 Wen Q D, Hu M, Lai M, et al. Effect of acupuncture and metformin on insulin sensitivity in women with polycystic ovary syndrome and insulin resistance: a three-armed randomized controlled trial〔J〕. Hum Reprod, 2022,37(3):542 - 552.

第四节 艾灸治疗糖尿病

一、概述

艾灸作为中医绿色疗法之一,具有温经散寒、行气通络、扶正祛邪、调和气血的作用。研究表明[1]艾灸关元穴、足三里、胰俞穴可减少胰岛素细胞分泌的肿瘤坏死因子-α和白介素-6,改善胰岛素信号传导,减轻胰岛素抵抗作用;灸大椎、神阙穴不仅可以明显降低空腹血糖水平,还可显著增强胰岛 β 细胞对糖负荷的能力,增加胰岛素的分泌量,使糖尿病患者空腹及糖刺激后血液中 C 肽及胰岛素增加,同时降低胰高血糖素,抑制胰岛 α 细胞的分泌;灸神阙和足三里可同时改善高血脂和高血糖状态。

二、临床研究实例介绍

实例❶ 国内王尚明等[2]观察了特定穴聂俞穴对糖尿病的影响。该研究共纳入 280 例 2 型糖尿病患者,其中用西药降糖 90 例,中药降糖 90 例,艾灸聂俞 100 例。操作方法:在聂俞穴(位于距背中线二寸三分处)处将艾炷如蚕豆大点燃,灸至局部皮肤泛红,发热即可,时间 10～20 min,每日 1 次,连灸 7 天,灸双侧聂俞穴。其研究团队发现,艾灸聂俞穴双侧 7 天,血糖即降至正常值,临床"三多一少"症状明显改善或消失,生活质量显著提高;药物疗法平均降血糖为 28 周左右,但降后的血糖又极易升高。而艾灸聂俞既能降血糖又不易反弹。为巩固疗效,同时加灸关元、足三里 10～20 min。经临床反复验证聂俞穴不仅降糖效果显著,而且具有滋补强壮、通调胃肠、提高机体免疫力、促进和改善胰腺功能等作用。

实例 2 国内曹少明等[3]比较针刺、艾灸、针加灸 3 种疗法对糖尿病患者的影响。其研究团队将 42 例糖尿病患者随机分为针刺组（A 组）、艾灸组（B 组）、针刺加艾灸组（C 组），各组治疗所用腧穴均取肺俞、脾俞、肾俞。具体操作：A 组：毫针刺，进针后行平补平泻手法，得气后留针 20 min，每 5 min 行针 1 次；B 组：艾条温和灸距皮肤一寸左右，持续 20 min；C 组：毫针刺，进针后行平补平泻手法，得气后留针 20 min，每 5 min 行针 1 次，同时施艾条温和灸。每日上午 8～10 点进行，每日 1 次，10 次为 1 个疗程，疗程间休息 3 天，治疗 3 个疗程。该研究团队发现，治疗后 3 组病例多饮、多尿、易饥等症状较治疗前均有不同程度改善，且体力普遍增强，其中以针刺加艾灸组疗效最为明显。其研究团队还发现，3 组空腹血糖水平、24 h 尿糖定量水平与治疗前相比明显下降（$P<0.01$），其中针刺加艾灸组下降幅度最大，与其他各组比较有显著性差异（$P<0.01$）。研究团队进一步发现，3 组患者的糖化血红蛋白均有显著下降（$P<0.01$），其中 A 组与 B 组下降幅度比较无显著性差异（$P>0.05$），且均低于 C 组（$P<0.01$）。团队研究结果表明，艾灸可改善糖尿病患者临床症状，降低空腹血糖、24 h 尿糖定量和糖化血红蛋白，且具有一定的远期疗效。中医认为在治疗糖尿病方面艾灸均有调和阴阳、扶正祛邪和疏通经络的作用。

实例 3 国内廖辉等[4]研究胃脘下俞对 79 例非胰岛素依赖型糖尿病患者的作用。研究团队将符合纳入标准的糖尿病患者分为针刺组（A 组）、艾灸组（B 组）、针刺加艾灸组（C 组）。其中，A 组 29 例采用针刺治疗，根据患者的胖瘦程度，选用 0.35 mm×（40～50）mm 的毫针，取胃脘下俞穴垂直进针，得气后留针 30 min。在得气后、行针中和起针前施以平补平泻手法 5 min。B 组 24 例采用艾灸治疗，取胃脘下俞艾条温和灸，距皮肤 25 mm 左右，持续灸 30 min。C 组 26 例采用针刺加艾灸治疗，在采用 A 组针刺治疗的同时施以 B 组艾条温和灸法。其团队研究发现，治疗后 3 组患者临床症状明显改善；空腹血糖、24 h 尿糖定量、糖化血红蛋白、胆固醇、甘油三酯、低密度脂蛋白较治疗前均有不同程度降低（$P<0.05$）；高密度脂蛋白均有升高（$P<0.05$）；但以 C 组的效果最佳（$P<0.01$）。研究表明，胃脘下俞主要由 T_8 神经分布，支配胰腺的传入神经也主要是 T_8，传出神经为 T_6～T_{10}，推测胃脘下俞穴与胰腺的神经分布有着高度的对应性，刺激该穴可改善 β 细胞的功能。因此，无论是针刺、艾灸还是针刺加艾灸胃脘下俞穴，都具有降低血糖、改善临床症状的作用，且 C 组疗效最显著；且在降糖的同时可调控血脂中的各项指标。

三、小结

艾灸通过艾热刺激穴位或特定部位,激发经气活动来调整人体紊乱状态,从而使人体达到阴阳平衡,气血调和。作为治疗糖尿病的绿色辅助疗法,艾灸操作简单,成本低廉,效果显著,与针刺和药物等疗法综合应用,大大提高了糖尿病的治疗率,值得在临床推广和应用。但通过查阅相关文献发现,艾灸治疗糖尿病的潜在作用机制还有待进一步挖掘和研究。

参考文献

［1］陈丽梅,王玮玮,姜樱娜,等.艾灸治疗糖尿病及并发症作用机制研究进展[J].中华中医药杂志,2020,35(3):1372-1375.

［2］王尚明,纪富荣.艾灸聶俞穴治疗糖尿病280例临床体会[J].中医杂志,2010,51(S1):207-208.

［3］曹少鸣.针刺、艾灸、针加灸治疗糖尿病的比较研究[J].中国针灸,1997,(10):586-587,641.

［4］廖辉,席萍,陈强,等.针刺、艾灸、针加灸胃脘下俞穴治疗糖尿病临床观察[J].中国针灸,2007(7):482-484.

第五节　其他疗法治疗糖尿病

一、推拿

(一)概述

推拿作为中医传统疗法之一,可以被用于辅助治疗糖尿病。实际上,推拿并不能直接治疗糖尿病,而是作为综合疗法的一部分,用于改善人体血液循环和调节经络脏腑功能。推拿通过弹拨、拿揉和按压特定的穴位和经络,调节气血,平衡阴阳,促进人体达到自我平衡。对于糖尿病患者,推拿可能有改善血液循环、缓解糖尿病并发症、调节内分泌系统等功效。然而需要注意的是,推拿治疗糖尿病的效果因个体而异,且仍需进一步的科学研究来验证其疗效。对于糖尿病患者,最重要的是采取科学的综合治疗,包括合理饮食、规律运动、药物治疗和定期监测血糖水平。在考虑使用推拿作为辅助疗法时,建议与医生或专业的中医师进行咨询,并确保了解患者的整体健康状况和个人情况,以制订个性化治疗方案。

(二) 临床研究实例介绍

实例 1 国内 Xie Y 等[1]研究腹部按摩对 2 型糖尿病患者的临床效果及对肠道菌群的影响。其团队共招募了 60 名来自南京中医药大学附属医院按摩科和南京集庆门医院门诊 2 型糖尿病患者,并按照 1∶1∶1 比例随机分为 3 组(对照组、常规按摩组和腹部按摩组)。其中 4 名患者失访,2 名患者被排除在研究之外,最终有 54 名受试者完成了为期 8 周的治疗和随访。对照组患者接受健康教育,维持降糖药物治疗计划。常规按摩组和腹部按摩组患者分别接受不同的按摩干预。除了葡萄糖和脂质代谢指标,研究团队还定量分析了肠道菌群,以评估按摩对 2 型糖尿病患者肠道菌群的影响。其团队研究发现,与对照组比较,腹部按摩组改善了糖化血红蛋白、总胆固醇、肠杆菌和双歧杆菌的水平,差异有显著性($P=0.02,P=0.03,P=0.03$ 和 $P=0.03$)。组内比较显示,腹部按摩组 4 种细菌属的水平在治疗前后有显著性差异($P=0.006,P<0.001,P<0.001,P=0.002$)。常规按摩组与腹部按摩组各项指标比较,差异无统计学意义,提示腹部按摩组对肠杆菌和乳酸杆菌的调节作用大于常规按摩组。此外,腹部按摩还可以降低肠球菌水平。团队研究结果显示,腹部按摩较常规按摩更具有临床优势,推测这种干预方法可以在一定程度上纠正微生物区系的紊乱。总之,在 2 型糖尿病患者中,腹部按摩显著减少了肠道微生物群和葡萄糖代谢的异常。腹部按摩比常规按摩更简单,因为它不需要改变患者的身体姿势。腹部按摩对医生和患者来说都很方便,尤其是考虑到肥胖者糖尿病的患病率增加。这项研究将为腹部按摩作为 2 型糖尿病患者治疗选择提供临床依据。

二、太极拳

(一) 概述

太极拳是中国传统的内家拳术,被认为是有益身心健康的练习方式,也可作为辅助疗法来管理糖尿病。练习太极拳可以增强糖尿病患者的体能和心血管功能,促进肌肉和关节灵活性,改善心理健康和减轻压力。尽管太极拳在糖尿病治疗中的作用仍需进一步做科学研究,但已有研究经证实习练太极拳能对糖尿病患者产生积极的影响。

（二）临床研究实例介绍

实例2　澳大利亚 Tracey T 等[2]完成一项关于检验"糖尿病太极"效果的临床随机对照试验,旨在探索解决糖尿病健康相关问题,包括运动和身体功能方面。其团队共纳入38名稳定型2型糖尿病的老年人,并被随机分配到太极组或假运动组,每周2次,共持续16周。疗效评估包括步态、平衡、肌肉骨骼和心血管健康、自我报告的活动和生活质量。其团队研究发现,静态和动态平衡指数(-5.8 ± 14.2;$P=0.03$)和最大步行速度[$(6.2\pm11.6)\%$;$P=0.005$]随着时间的推移而显著改善,但两组间比较无显著变化。其他疗效评估指标均无显著变化。其团队研究成果说明本研究中的太极拳虽然专门为老年2型糖尿病患者开发,但可能缺乏足够的强度、频率或持续时间,以产生生理或健康状况方面积极的变化。

三、穴位按压

（一）概述

穴位按压是中医传统疗法的重要组成部分,通过按摩或按压特定的穴位来调节身体的能量流动和平衡,从而预防和治疗某些疾病。研究表明,穴位按压可以通过血糖控制、改善胰岛素敏感性对糖尿病管理产生积极影响。因此,穴位按压被用作糖尿病的辅助疗法,但目前关于此方面的临床研究并不多见,仍需要我们做进一步的挖掘和探讨。

（二）临床研究实例介绍

实例3　印度尼西亚 Fitrullah 等[3]完成了一项关于穴位按摩作为一种舒适的治疗糖尿病的临床预实验。该研究共纳入30名糖尿病者并分成实验组和对照组,每组各15人。实验组每次按压足三里穴(ST36)30 min,持续11周,而对照组继续常规治疗;两组患者每周随机检查血糖。其团队研究发现,两组患者比较后显示 ST36 穴位按压能有效降低血糖,提示穴位按摩可能是降低血糖的有效方法,且有助于减少糖尿病并发症的发生。

实例4　伊朗 Mood M S 等[4]通过一项随机对照临床试验评估了穴位按摩对2型糖尿病患者压力、空腹血糖和糖化血红蛋白水平的影响。其团队将66例符合入选标准的糖尿病患者随机分为干预组和假干预组。干预组患者对行间(LR 2)和合谷(LI 4)穴位进行自我穴位按摩 1 个月。假干预组被要求轻轻触摸相同点。干预前、干预后 24 h 测定抑郁-焦虑-压力量表(DASS - 21)和空腹血糖。此外,在干预前和干预开始后 3 个月对两组患者进行糖化血红蛋白水平测定。数据采用 SPSS 15 软件进行分析。其团队研究发现,60 例患者的统计学资料分析显示,干预组的平均空腹血糖和平均压力评分在干预后显著降低($P<0.001$),而平均糖化血红蛋白水平在干预后没有显著差异($P=0.21$)。其团队研究结果显示穴位按压干预可以减轻糖尿病患者的应激和空腹血糖水平。

四、气功

(一)概述

气功是中国一项古老的强身健体和养生祛病的疗法,它通过调节呼吸和身体动作,达到调和身心、促进健康的目的。对于糖尿病患者来说,心血管疾病是常见的并发症之一,气功可以通过改善血糖控制,增强心血管功能等方面预防和治疗心血管问题。尽管已有研究表明气功可能对糖尿病产生积极影响,但仍然需要更多的基础研究和临床试验来验证其疗效和机制。

(二)临床研究实例介绍

实例 5 澳大利亚 Liu X 等[5]开展一项随机对照试验观察气功对糖尿病患者的影响。其团队将 41 例糖尿病患者随机分为气功干预组和常规医疗护理对照组,在基线和 12 周后对糖化血红蛋白、胰岛素抵抗、空腹血糖、胰岛素、2 h血糖和胰岛素、体重、腰围和腿部力量进行评估。其团队研究发现,治疗 12 周后气功干预组患者在降低糖化血红蛋白水平方面优于对照组($P<0.05$),在改善体重、腰围、腿部力量、胰岛素抵抗、空腹血胰岛素方面明显优于对照组($P<0.01$)。其团队进一步研究发现,气功对改善胰岛素抵抗的作用可能是由减轻体重间接导致的。研究结果显示气功干预与体重、腰围、腿力和胰岛素抵抗的改善有关,推测气功干预对改善胰岛素抵抗的作用是通过减轻体重来实现的。

实例 6 美国 Sun G C 等[6]探讨了气功在 2 型糖尿病患者治疗过程中发挥的作用。其团队将 32 例糖尿病患者随机分为气功干预组(11 例)接受气功干预、对照组(10 例)和渐进式阻力训练组(11 例)作为阳性对照。除此之外,3

组参与者都保持常规的糖尿病护理,包括药物、饮食和锻炼,且都在服用口服降糖药,但未使用胰岛素。其团队研究发现,治疗后气功干预组在改善空腹血糖水平方面明显优于其他两组($P<0.01$),并显示出胰岛素抵抗和糖化血红蛋白改善的趋势,推测气功可能是 2 型糖尿病患者的有效补充疗法。

实例7 日本 Tsujiuchi T 等[7]探讨气功对 2 型糖尿病患者的影响。其团队对最终纳入的 26 名 2 型糖尿病患者进行研究,第 1 组(16 例)采用气功干预,第 2 组(10 例)作为对照组。其团队研究发现,治疗后气功干预组在降低糖化血红蛋白方面明显优于对照组($P<0.01$);两组均能改善 C 肽水平和焦虑状态,与治疗前相比有统计学意义($P<0.05$)。其团队由此推测,气功可能改善胰岛素抵抗和高血糖状态,可能是 2 型糖尿病患者的有益辅助治疗。

参考文献

[1] Xie Y, Huan MT, Sang JJ, et al. Clinical Effect of Abdominal Massage Therapy onBlood Glucose and Intestinal Microbiota in Patients with Type 2 Diabetes [J]. Oxid Med Cell Longev, 2022, 2022:2286598.

[2] Tsang T, Orr R, Lam P, et al. Health benefits of Tai Chi for older patients with type 2 diabetes: The "Move It for Diabetes Study" A randomized controlled trial [J]. Clin Interv Aging, 2007, 2(3):429 - 439.

[3] Fitrullah, Rousdy A. Effectiveness of acupressure at the Zusanli (ST - 36) acupoint as a comfortable treatment for diabetes mellitus: a pilot study in Indonesia [J]. J Acpunct Meridian Stud, 2017, 10(2):96 - 103.

[4] Mood M S, Yavari Z, Taghanaki H B, et al. The effect of acupressure on fasting blood glucose, glycosylated hemoglobin and stress in patients with type 2 diabetes [J]. Complement Ther Clin Pract, 2021, 43:101393.

[5] Liu X, Miller Y D, Burton N W, et al. Qi-Gong Mind-Body therapy and diabetes control: a randomized controlled trial [J]. Am J Prev Med, 2011, 41(2):152 - 158.

[6] Sun G C, Lovejoy J C, Gillham S, et al. Effects of Qigong on glucose control in type 2 diabetes: a randomized controlled pilot study [J]. Diabetes care, 2010, 33(1):e8.

[7] Tsujiuchi T, Kumano H, Yoshiuchi K, et al. The effect of Qi-gong relaxation exercise on the control of type 2 diabetes mellitus: a randomized controlled trial [J]. Diabetes care, 2002, 25(1):241 - 242.

第六节　中医药综合疗法治疗糖尿病

一、概述

目前,糖尿病的西医治疗方案主要是通过口服降糖药和注射胰岛素来对血糖进行控制[1],生活方式的干预应贯穿始终。西药长期治疗有很多不良反应并可能出现严重并发症[2],单药治疗对有些类别如肥胖诱导的胰岛素抵抗控制效果也不够理想。而中医药治疗 2 型糖尿病则方法多样,包括中药、针刺、艾灸、耳穴,以及具有中医特色的运动如太极[3]、气功疗法[4]等,这些方法常可联合运用,以提高对血糖的控制,减少药量或减轻西医疗法带来的不良反应,并阻止或延缓并发症的发生。有研究证明,在原有方案治疗基础上,添加饮食和草药补充剂,或进行针刺,或气功干预等,均能够在 2 型糖尿病的管理中提供附加价值。国内外研究团队均对中医药综合疗法治疗糖尿病的有效性进行了探索和研究[5]。

二、临床研究实例介绍

（一）中药单药联合西药

1. 黄芩联合二甲双胍

黄芩 *Scutellaria baicalensis* Georgi 为唇形科黄芩属多年生草本植物黄芩的干燥根,别名山茶根、土金茶根,味苦、性寒,有清热燥湿、泻火解毒、止血、安胎等功效,主治温热病、上呼吸道感染、肺热咳嗽、湿热黄疸、肺炎、痢疾、咳血、目赤、胎动不安、高血压、痈肿疮疖等症,也是治疗 2 型糖尿病的常用草药,中国北方多数省区都可种植。二甲双胍是一种广泛使用的口服降糖药,其主要作用机制是减少肝脏葡萄糖的输出和改善外周胰岛素抵抗,是 2 型糖尿病患者的首选药物。

实例 1　韩国 Shin N R 等[6]进行了一项评价黄芩与二甲双胍联合作用的双盲、随机的探索性初步试验。该试验共纳入 17 例受试者,试验包括 2 种治疗、2 个阶段、2 个序列、1 个交叉和 1 个 4 周的洗脱期。治疗组 8 例给予 4 粒黄芩提取物胶囊,对照组 9 例给予安慰剂胶囊,同时均接受 500 mg 二甲双胍治疗,每日 3 次,为期 8 周。然后在洗脱期 4 周后,将两组交叉,进行另一个 8 周的相反治疗。共有 12 名患者完成了全部两个阶段的研究,每个序列组各 6 名。每个周期之前和之后测量包括血清、尿生化以及口服葡萄糖耐量试验的临床参数,而在第 1 周期之前和之后收集粪便和血液分别用于微生物群和 RNA 分析。治疗 8 周后,治疗组葡萄糖耐量低于对照组,且肿瘤坏死因子-α 的相对 RNA 表达显著降低,乳酸杆菌和阿克曼菌显著增加。该研究结果显示,黄芩联合二甲双胍治疗可以改善 2 型糖尿病患者糖耐量和炎症,并影响肠道微生物群,推测其作用机制可能是黄芩与二甲双胍联用可以通过调节 2 型糖尿病患者的肠道微生物群来改善葡萄糖代谢。

2. 银杏叶联合二甲双胍

银杏叶为银杏科植物银杏 *Ginkgo biloba* L. 的干燥叶,别名飞蛾叶、鸭脚子,气微,味微苦,具有敛肺平喘、活血化瘀、通络止痛、化浊降脂的功效,可用于肺虚咳嗽、高脂血症等。

实例2 伊拉克 Aziz T A 等[7]进行了一项多中心的双盲随机对照研究。该研究共纳入 60 例 2 型糖尿病患者,治疗组 30 例在常规 Meta 治疗的基础上给予银杏叶提取物胶囊(120 mg),对照组 30 例在常规 Met 治疗的基础上给予淀粉安慰剂胶囊(120 mg),每天 1 次,连续 90 天。最终共 47 名患者(对照组 20 名,治疗组 27 名)完成了研究。治疗结束后,治疗组糖化血红蛋白、空腹血糖、胰岛素水平、体重指数、腰围和内脏脂肪指数均显著降低,且对肝脏、肾脏或造血功能没有负面影响。该研究结果显示,银杏叶提取物作为辅助治疗可有效改善 2 型糖尿病患者的 Meta 治疗结局,提示银杏叶提取物是用于控制 2 型糖尿病的有效膳食补充剂。

3. 楤木根皮联合格列吡嗪

楤木 *Aralia elata*,又名鹊不踏、刺老包、仙人杖、刺春头、鹊不站、破凉伞等,为五加科楤木属植物。楤木的根或根皮入药,味辛性平,有祛风湿、利小便、散瘀血和消肿毒的功效,可用于关节炎、肾炎水肿、肝硬化腹水、急慢性肝炎、胃痛、无名肿毒等疾病的治疗。格列吡嗪为第二代磺脲类口服降血糖药,主要能促进胰岛 β 细胞分泌胰岛素,增强胰岛素作用,可有效地降低血糖浓度和糖化血红蛋白,并可改善高脂血症,对血管病变也可能有一定的防治作用。

实例3 国内 Liu X H 等[8]进行了一项多中心的双盲随机对照试验。研究共纳入 148 名受试者,格列吡嗪组 74 例服用格列吡嗪 15 mg/d 和安慰剂,联合治疗组 74 例服用格列吡嗪 15 mg/d 和楤木根皮提取物 2.7 g/d,疗程 8 周。

最终 143 名受试者完成了整个研究,治疗结束后,两组均显示组内糖化血红蛋白较基线显著降低($P<0.001$),组间差异边缘显著。在接受联合治疗的患者中观察到总胆固醇和低密度脂蛋白胆固醇水平降低与血糖变化之间存在显著相关性,这表明逆转脂质代谢功能障碍对 2 型糖尿病的血糖管理具有重要作用。这项随机试验的结果表明,格列吡嗪和椴木根皮提取物联合治疗 2 型糖尿病患者安全、有效,联合治疗在改善血糖控制和血脂状态方面优于单用格列吡嗪。其作用机制可能是椴木根皮含有多种具有抗氧化特性的生物活性成分,包括皂苷和萜类,可能通过保护 β 细胞免受氧化应激损伤而对糖尿病产生有益作用。

4. 西洋参联合常规治疗

西洋参 *Panax quinquefolius* L. 是五加科人参属的多年生草本植物,原产北美洲的加拿大南部和美国北部。西洋参的干燥根入药,其味苦,微甘,性凉,有补气养阴、清热生津的功效,可用于治疗气虚阴亏导致的内热、咳喘痰血、虚热烦倦、消渴、口燥咽干等。

实例 4 加拿大 Vuksan V 等[9]进行了一项临床研究。该研究纳入了 38 名受试者,其中 24 人完成了试验。受试者随机接受 1 克/餐(3 克/天)的西洋参提取物或安慰剂,持续 8 周,同时保持他们原来的常规治疗方案。经过≥4 周的洗脱期后,受试者被交叉到另一个 8 周的治疗组。治疗结束后,与安慰剂相比,西洋参提取物显著降低糖化血红蛋白和空腹血糖,并且降低收缩压,增加氮氧化合物,氮氧化合物最终值与糖化血红蛋白呈显著负相关,治疗前后的肝肾功能参数均无差异。该研究结果显示,在常规治疗的基础上加用西洋参提取物对 2 型糖尿病患者及相关心血管疾病危险因素的控制是一种安全、有效的辅助治疗方法。

(二)中药复方联合西药

1. 箭羽糖康片联合二甲双胍

箭羽糖康片是解放军总医院研制的以刺五加、鬼箭羽、知母等为主要成分的纯中药复方制剂,具有益气养阴、健脾补肾、活血化瘀的功效,用于治疗气阴两虚兼有血瘀的 2 型糖尿病患者。

实例 5 国内 Hu Y 等[10]进行了一项为期 26 周的双盲、对照临床试验。该试验纳入 150 例 2 型糖尿病患者,共有 112 例(治疗组 59 例,对照组 53 例)完成了本试验。两组均服用二甲双胍[1500 mg/(kg·d)]作为基础治疗,在此基础上,治疗组予箭羽糖康片每次 1.5 g,每日 3 次;对照组服用安慰剂。治疗结束后,与对照组相比,治疗组空腹血糖、糖化血红蛋白均显著升高($P \leqslant$ 0.05),总胆固醇、低密度脂蛋白胆固醇和甘油三酯水平稳步下降。结果表明,箭羽糖康片联合二甲双胍治疗可以安全地改善 2 型糖尿病患者的血糖控制和血脂水平。

(三)针灸联合西药

针灸是我国最古老的治疗方法之一,并得到了美国国立卫生研究院和世界卫生组织的认可。针灸可以调节气血,并可能影响物质的吸收、分布、代谢和排泄。针刺对 2 型糖尿病、肥胖、血浆游离脂肪酸水平及胰岛素敏感性的影响已在实验和临床研究中得到阐述。二甲双胍单药治疗是 2 型糖尿病的一线治疗,为了取得更好的治疗效果,二甲双胍联合其他疗法往往成为一种可行的选择。然而,传统的减肥方法并不能在所有 2 型糖尿病患者中实现理想的体重控制。而将针灸作为一种补充疗法,与二甲双胍联合使用,可以提高二甲双胍的疗效,改善病情并取得良好的效果,并在 2 型糖尿病患者中可以实现更好的体重管理。通过针灸的辅助作用,患者可能获得更好的血糖控制和代谢调节效果,从而改善其整体健康状况。

实例 6 Firouzjaei A 等[5]开展的一项随机对照临床研究纳入了 39 名 2 型糖尿病患者,均服用二甲双胍单药治疗,在此基础上,治疗组 19 名患者在选定的穴位接受电针和耳穴治疗;对照组 20 名患者接受假电针和假耳穴治疗,隔日 1 次,共 10 次,持续时间为 3 周。治疗结束后,相比于对照组,治疗组的体重和体重指数、游离脂肪酸、甘油三酯、低密度脂蛋白胆固醇、神经酰胺、肿瘤坏死因子- α、白介素- 6、瘦素、胰高血糖素样肽- 1、抵抗素均显著降低,高密度脂蛋白胆固醇水平、5 -羟色胺水平显著升高。两组的标志物均发生了变化,但仅在治疗组中观察到显著的降糖活性。二甲双胍和针灸联合治疗被证明具有胰岛素增敏作用,可以通过减轻体重和炎症来提高胰岛素敏感性,从而改善糖尿病患者的代谢状态。Firouzjaei 等的研究为将电针作为辅助治疗手段提供了理论依据,并为促进糖尿病患者的综合治疗方案提供了新的视角和治疗策略。

(四)气功联合西药

1. 气功作为补充疗法

气功是中国传统医学的重要组成部分,有着数千年的历史,旨在调整心身平衡,以达到健身治病的目的,是一种调身、调息、调心三调合一的心身锻炼技能。有研究表明[11],气功具有舒缓气循环和调整身心活动的特点,对血糖、糖化血红蛋白、胰岛素抵抗、血黏度均有良好作用[12]。因此可能是 2 型糖尿病常规治疗的潜在辅助方案[13]。

实例7 美国 Sun G C 等[4]进行了一项随机对照的初步研究。该研究纳入 32 名符合条件的受试者,随机分为 3 组:第 1 组 11 例患者接受气功干预,第 2 组 10 例作为对照组,第 3 组 11 例接受渐进式阻力训练作为主动比较。3 组的所有受试者均服用口服糖尿病药物并保持包括药物、饮食和锻炼的常规糖尿病护理。参加气功或渐进式阻力训练团体训练班每周 60 min,每周在家练习 2 次,每次 30 min。干预 12 周后,气功组血糖显著降低,空腹血糖与渐进式阻力训练组和对照组相比显著改善,并表现出改善胰岛素抵抗和糖化血红蛋白的趋势。这些结果表明气功对 2 型糖尿病患者可能是一种有效的补充疗法。

2. 气功用于减少针痛

1 型糖尿病的标准护理包括强化终身胰岛素治疗,患者需要进行胰岛素注射和血糖检测。这种注射和血糖检测的过程,尤其对儿童和青少年患者来说,是一种创伤性的经历。气功除了应用于 2 型糖尿病常规治疗的辅助疗法外,还因为其调整身心的功能,被认为是一种可以控制急性和轻度疼痛的可行策略。

实例8 韩国 Kim E 等[14]进行了一项初步研究,采用随机交叉设计,将 26 名 1 型糖尿病青少年患者随机分为气功组和休息组。气功组受试者接受 60 min 的气功训练,休息组则有自由时间作为对照。24 h 洗脱期后,治疗任务互换。干预后,只有注射胰岛素的预期疼痛显著降低。结果表明,设计的静态气功方案是一种可行的干预措施,至少可降低 1 型糖尿病青少年注射胰岛素时的预期疼痛。

(五)中药联合运动干预

1. 藏红花联合运动干预

藏红花 *Crocus sativus* L.,又称番红花、西红花,是鸢尾科多年生草本植物。藏红花原产欧洲南部,现分布南欧各国及伊朗等地,我国有栽培。藏红花的干燥柱头入药,其味甘,性平,具有活血祛瘀、散郁开结、凉血解毒的功效。藏红花可以治疗痛经、经闭、月经不调、产后恶露不净、腹中包块疼痛、跌扑损伤等。

实例9 伊朗 Hooshmand Moghadam B 等[15]进行了一项临床研究。该

研究共纳入 60 例肥胖的男性 2 型糖尿病患者,随机分为 4 组:CT 组(15 例)进行运动干预(阻力＋有氧),每周 3 次,连续 12 周,且每天服用安慰剂(麦芽糖糊精)1 片;S 组(15 例)每天补充 1 片 100 mg 的藏红花;CTS 组(15 例)进行运动干预,补充藏红花;CON 组(15 例)不进行训练或补充干预,继续常规生活方式。共 52 名患者完成了本研究,每组各 13 人。治疗结束后,3 组干预组的体重指数、腰臀比、体脂率、空腹血糖、糖化血红蛋白、胰岛素抵抗指数、胰岛素、肿瘤坏死因子- α、C 反应蛋白、白介素- 6、白介素- 1β 均显著降低,同时白介素- 10 浓度升高。与其他组相比,CTS 组中这些变量的测试后变化更显著。该研究结果显示,与单独的藏红花补充或运动干预相比,二者的累加效应能带来和血糖指标的更大改善。藏红花补充联合运动干预可用作改善 2 型糖尿病相关代谢异常的有效方法。这些变化的潜在机制可能是藏红花代谢产物,特别是类胡萝卜素(藏红花素和藏红花酸)和多酚类化合物与运动干预诱导的酶抗氧化防御系统增强的协同作用,然而其确切机制还需要进一步的研究。

2. 中药茶联合运动干预

中药茶是中国传统医学中一个重要组成部分,通常是指在茶叶中添加食物或药物制成的具有一定治疗作用的特殊饮品,或者不含茶叶,而仅由食物或药物经冲泡、煎煮、压榨及蒸馏等方法制作而成的代茶饮品。

实例⑩ 国内 Zhang J J 等[16]进行了一项随机对照试验,该试验共纳入 75 名 2 型糖尿病患者,单纯运动组(39 例)接受每周 3 次有氧和阻力运动干预;联合组(36 例)除接受每周 3 次运动干预外,每日服用中药茶。该茶含 6 种中药成分:桑叶 2 g、玉米须 2 g、黄芪 2 g、绞股蓝 2 g、地骨皮 2 g 和麦冬 3 g。用 500 mL 的沸水中浸泡 10 min,之后再用额外的沸水反复浸泡,每日饮茶量达到 1 000～1 500 mL,为期 12 周。共有 56 例受试者完成本研究,每组 28 例。干预结束后,糖化血红蛋白和空腹血糖无组间差异($P > 0.05$)。干预 12 周后,联合组比单纯运动组糖化血清蛋白显著降低($P < 0.05$),但在干预 4 周、8 周后无显著性差异($P > 0.05$)。联合治疗组中糖化血清蛋白的降低幅度也大于单个治疗组($P < 0.05$)。该研究结果显示,与单纯运动相比,12 周中药茶联合运动对 2 型糖尿病患者的糖脂代谢影响并不明显。然而,联合干预降低了糖化血红蛋白水平,增加了 6 min 步行测试做功,因此联合干预治疗 2 型糖尿病可能有潜在益处,长期或不同干预措施的效果还需要进一步研究证实。

(六) 中药联合膳食纤维

1. 西洋参联合魔芋纤维

魔芋 *Amorphophallus konjac* K. Koch,别名蒟蒻、蒻头等,是天南星科魔芋属多年生草本植物,主要分布在东南亚和非洲,在我国分布广泛,栽培和食用的历史悠久。魔芋的纤维含量高,是非常受欢迎的一种药食同源的食品。其块茎可入药,味辛、苦,性寒,有毒,具有化痰消积、解毒散结、行瘀止痛的功效。魔芋葡甘聚糖是魔芋块茎中的一种水溶性高分子多糖,可用做食品添加剂及膳食补充剂。

实例11 加拿大 Jenkins A L 等[17]进行了一项随机对照交叉临床试验,研究包括 4 周导入期、12 周治疗期、4 周洗脱期以及第 2 个 12 周的治疗期。试验纳入了 39 名 2 型糖尿病患者,试验组补充剂给予 6 g/d 的魔芋葡甘聚糖纤维混合物和 3 g/d 的西洋参胶囊,对照组补充剂为麦麸和玉米淀粉胶囊的安慰剂,每次干预持续 12 周,其他药物、饮食和生活方式保持不变。最终 30 名患者完成了研究。在第 12 周,与对照组相比,试验组的糖化血红蛋白和血脂水平均降低。研究结果表明,魔芋葡甘聚糖纤维混合物和西洋参联合应用可能通过适度但有临床意义的糖化血红蛋白和血脂降低,提高常规治疗的有效性。

2. 人参联合奇亚籽、黏性纤维

人参 *Panax ginseng* C. A. Mey. 是五加科人参属多年生草本植物。人参分布于中国、俄罗斯、日本和朝鲜,国内吉林、辽宁、黑龙江等省份均有栽培。人参的根部入药,味甘、微苦,性微温,有大补元气、复脉固脱、补脾益肺、生津安神的功效,可以用于治疗体虚欲脱、肢冷脉微、脾虚食少便溏、气短乏力、肺虚喘咳、津伤口渴、内热消渴等。

奇亚籽是薄荷类植物芡欧鼠尾草的种子,原产地为北美洲墨西哥南部、危地马拉等地区,富含 ω-3 脂肪酸,是一种广受欢迎的膳食补充剂。

实例12 加拿大 Zurbau A 等[18]进行了一项随机、双盲、对照试验。试验共纳入 104 名 2 型糖尿病患者。在接受常规标准治疗基础上,试验组 52 名患者予 10 g 高黏度魔芋/黄原纤维混合物、60 g 白奇亚籽、1.5 g 西洋参提取物和 0.75 g 高丽参提取物;对照组 52 名患者予 53 g 燕麦麸、25 g 菊粉、25 g 麦芽糖和 2.25 g 麦麸,干预 24 周。共有 87 名患者完成了试验,其中试验组 44 名,对照组 43 名。在第 24 周时,试验组的糖化血红蛋白显著降低,对照组糖化血红蛋白显著升高,其他血糖参数(空腹血糖、胰岛素和胰岛素抵抗指数)均无显著

变化。试验组糖化血红蛋白水平低于对照组,饮食和体重保持不变。试验结果表明,在临床集中治疗和整体管理良好的 2 型糖尿病患者中,联合使用黏性膳食纤维、功能性种子和人参可以改善血糖。结合高依从性和低损耗率表明,联合治疗可以作为一种可持续的补充治疗,并可以在目前的临床实践之外优化血糖控制。

(七) 穴位按压、催眠疗法与超觉静坐训练联用

穴位按压是指通过按压的方法来刺激人体特定穴位,激发经气,从而达到通经活络、调整脏腑功能、祛邪扶正目的的一种防病治病手段。催眠已被成功地用于辅助治疗几种疾病,如焦虑、抑郁、睡眠障碍、高血压、肥胖、慢性疲劳综合征等。1996 年,美国国立卫生研究院判定催眠有助于治疗癌症和其他慢性疾病引起的疼痛。有研究表明,它可以减轻烧伤患者、经历骨髓抽吸的儿童和分娩妇女的急性疼痛。催眠对侵入性医疗程序的镇痛也有效果。超觉静坐训练是一种起源于印度的心理学领域的放松技术。其有益影响包括增加快乐,减少压力与失眠,提高智力、创造力和记忆力,降低血压,改善人际关系以及提高社会生活质量等。

实例⑬ Bay R 等[19]采用非等效对照组的准试验设计,进行了一项临床研究。研究共纳入 20 名 2 型糖尿病患者,试验组进行每日 1 次 60～90 min 的穴位按压、催眠疗法与超觉静坐训练,连续 10 天;安慰剂组患者每天接受 2 粒含有 3g 小麦粉的安慰剂胶囊,早晚各 1 粒,服用 10 天。治疗结束后,与前测相比,试验组的平均 BS 水平在后测和随访测试中显著降低,而在安慰剂组中没有观察到这种变化。该研究结果表明,穴位按压疗法、催眠疗法和超觉静坐训练的联合治疗可以减少 2 型糖尿病患者的 BS,在这个参数上比安慰剂治疗更有效。

三、小结

国内外的相关临床研究表明,中医药疗法在干预治疗 2 型糖尿病方面具有很好的补充治疗作用,综合疗法往往能提高常规治疗的有效性。但相关研究者对糖尿病各种类别并发症的关注更多,在多种中医药方法综合治疗糖尿病方面,目前的研究仍相对较少。有些研究仅是探索性的初步试验,仍有待更大样本、更多中心的临床试验和对综合疗法协同作用机制的进一步探索。

参考文献

[1] Krentz A J, Bailey C J. Oral Antidiabetic Agents: current role in type 2 diabeles mellitus [J]. Drugs, 2005, 65(3): 385 – 411.

[2] Perera D P, DE Silva R E E, Perera W L S P. Knowledge of diabetes among type 2 diabetes patients attending a primary health care clinic in Sri Lanka [J]. East Mediterr Health J, 2013, 19(7): 644 – 648.

[3] Li X, Si H, Chen Y, et al. Effects of fitness qigong and tai chi on middle-aged and elderly patients with type 2 diabetes mellitus [J]. PloS One, 2020, 15(12): e0243989.

[4] Sun G-C, Lovejoy J C, Gillham S, et al. Effects of Qigong on glucose control in type 2 diabetes [J]. Diabetes Care, 2010, 33(1): e8.

[5] Firouzjaei A, Li G-C, Wang N, et al. Comparative evaluation of the therapeutic effect of metformin monotherapy with metformin and acupuncture combined therapy on weight loss and insulin sensitivity in diabetic patients [J]. Nutr Diabetes, 2016, 6(5): e209.

[6] Shin N R, Gu N, Choi H S, et al. Combined effects of Scutellaria baicalensis with metformin on glucose tolerance of patients with type 2 diabetes via gut microbiota modulation [J]. Am J Physiol Endocrinol Metab, 2020, 318(1): E52 – E61.

[7] Aziz T A, Hussain S A, Mahwi T O, et al. The efficacy and safety of Ginkgo biloba extract as an adjuvant in type 2 diabetes mellitus patients ineffectively managed with metformin: a double-blind, randomized, placebo-controlled trial [J]. Drug Design, Development and Therapy, 2018, 12: 735 – 742.

[8] Liu X-H, Li X-M, Han C C, et al. Effects of combined therapy with glipizide and Aralia root bark extract on glycemic control and lipid profiles in patients with type 2 diabetes mellitus [J]. J Sci Food Agric, 2015, 95(4): 739 – 744.

[9] Vuksan V, Xu Z Z, Jovanovski E, et al. Efficacy and safety of American ginseng (Panax quinquefolius L.) extract on glycemic control and cardiovascular risk factors in individuals with type 2 diabetes: a double-blind, randomized, cross-over clinical trial [J]. Eur J Nutr, 2019, 58(3): 1237 – 1245.

[10] Hu Y, Zhou X, Liu P, et al. A comparison study of metformin only therapy and metformin combined with Chinese medicine jianyutangkang therapy in patients with type 2 diabetes: A randomized placebo-controlled double-blind study [J]. Complement Ther Medi, 2016(24): 13 – 18.

[11] Lee M S, Chen K W, Choi T Y, et al. Qigong for type 2 diabetes care: a systematic review [J]. Complement Ther Med, 2009, 17(4): 236 – 242.

[12] Wasserman D H. Four grams of glucose [J]. Am J Physiol Endocrinol Metab, 2009, 296(1): E11 – 21.

[13] Putiri A L, Lovejoy J C, Gillham S, et al. Psychological effects of Yi Ren Medical Qigong and progressive resistance training in adults with type 2 diabetes mellitus: a randomized controlled pilot study [J]. Altern Ther Health Med, 2012,18(1):30 - 34.

[14] Kim E, Lee J E, Sohn M. The application of one-hour static Qigong program to decrease needle pain of Korean adolescents with type 1 diabetes: A randomized crossover design [J]. J Evid Based Complementary Altern Med, 2017,22(4):897 - 901.

[15] Hooshmand Moghadam B, Rashidlamir A, Attarzadeh Hosseini S R, et al. The effects of saffron (Crocus sativus L.) in conjunction with concurrent training on body composition, glycaemic status, and inflammatory markers in obese men with type 2 diabetes mellitus: A randomized double-blind clinical trial [J]. Br J Clin Pharmacol, 2022,88(7):3256 - 3271.

[16] Zhang J J, Liu M, Hu B, et al. Exercise combined with a Chinese medicine herbal tea for patients with type 2 diabetes mellitus: A randomized controlled trial [J]. J Integr Complement Med, 2022,28(11):878 - 886.

[17] Jenkins A L, Morgan L M, Bishop J, et al. Co-administration of a konjac-based fibre blend and American ginseng (Panax quinquefolius L.) on glycaemic control and serum lipids in type 2 diabetes: a randomized controlled, cross-over clinical trial [J]. Eur J Nutr, 2018,57(6):2217 - 2225.

[18] Zurbau A, Smircic Duvnjak L, Magas S, et al. Co-administration of viscous fiber, Salba-chia and ginseng on glycemic management in type 2 diabetes: a double-blind randomized controlled trial [J]. Eur J Nutr, 2021,60(6):3071 - 3083.

[19] Bay R, Bay F. Combined therapy using acupressure therapy, hypnotherapy, and transcendental meditation versus placebo in type 2 diabetes [J]. J Acupunct Meridian Stud, 2011,4(3):183 - 186.

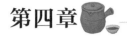
中医药治疗糖尿病并发症临床研究

第一节　中医药治疗糖尿病性脑血管病

一、概述

糖尿病性脑血管病是指糖尿病患者发生与高血糖密切相关的脑血管病变,主要以脑动脉粥样硬化所致脑组织缺血缺氧性脑部病变最为常见。

糖尿病性脑血管病属于中医"偏枯""消渴厥""消渴中风"等范畴,临床疾病主要包括脑动脉供血不足、短暂性脑缺血发作、腔隙性脑梗死、缺血性脑梗死及相关的认知功能障碍等。

(一)病因病机

糖尿病性脑血管病主要与糖尿病代谢紊乱、内分泌失调、血液高凝状态、微血管病变以及吸烟、肥胖等因素有关。由于糖尿病患者长期糖代谢紊乱,体内产生大量自由基,机体抗氧化系统功能减退,引发明显的氧化应激反应,进一步加重糖尿病代谢紊乱、脑动脉硬化及微血管病变。

糖尿病性脑血管病是在糖尿病病机阴津不足、肝肾阴虚、阴阳失调的基础上,复因气、火、痰、瘀等因素,致肝阳暴涨,气血上逆,挟痰挟火,横窜经络,蒙蔽清窍所致,其病位在脑,与心、肾、肝、脾密切相关。本为肝肾阴虚,气虚血瘀;标为风火相搏,痰湿壅盛,瘀血阻滞,气血逆乱。随着病情进展,病情呈动态演变,可分为先兆期、急性期、恢复期及后遗症期,基本按照气虚血瘀、风痰阻络、肝阳上亢、痰热腑实、肝肾阴虚的规律动态演变。

1. 先兆期

发病常见诱因多为久病耗气,气虚运化无力,瘀血内生,窍络窒塞,变生风痰,阻于脑脉。

2. 急性期

多由于久病耗气伤津,气虚血瘀,神机失用;或阴亏于下,肝阳暴亢,阳亢风动,上犯清窍;或痰浊化热内阻,腑气不通,逆上闭于清窍。

3. 恢复期

多由于久病耗气,气虚运化无力,瘀血内生,脑络不通,或肝肾阴虚,神机失用。

4. 后遗症期

多由于久病耗气,运化无力,风痰内生,阻滞脑络;或久病肝肾亏虚,肢体失养。

(二) 临床表现

主症:偏瘫、神志昏蒙,言语謇涩或不语,偏身感觉异常,口舌歪斜。

次症:头痛,眩晕,瞳神变化,饮水即呛,目偏不瞬,共济失调。

按不同病情不同分期,临床表现有所差异。

1. 先兆期

先兆期即发病前 7～30 天,出现头昏、眩晕、头痛、肢体麻木或乏力先兆症状,多在 24 h 内完全消失。

2. 急性期

急性期即发病 2 周以内,最长至 1 个月。表现为神志昏蒙、半身不遂,口舌歪斜,舌强言謇或不语;或头痛,眩晕,呕吐,烦躁,痰多,呃逆,二便失禁或不通。

3. 恢复期

发病 2 周末至 6 个月期间仍有偏瘫,口眼歪斜,语言及感觉障碍,伴认知、情感障碍。

4. 后遗症期

发病 6 个月后仍有头晕、偏瘫、语言障碍等症状。

(三) 诊断

1. 病史

有糖尿病史。

2. 临床表现

(1) 主症:偏瘫、神志昏蒙,言语謇涩或不语,偏身感觉异常,口舌歪斜。

(2) 次症:头痛,眩晕,瞳神变化,饮水即呛,目偏不瞬,共济失调。

（3）急性起病,发病前多有诱因,常有先兆症状。

（4）发病年龄多在 40 岁以上。

有病史,具备 2 个主症以上,或 1 个主症 2 个次症,结合起病、诱因、先兆症状、年龄即可确诊;不具备上述条件,结合影像学检查结果亦可确诊。

3. 中医辨证分型

临床上分为中经络和中脏腑两大类,中经络一般无神志变化,病症轻;中脏腑常有神志不清,病情重。

1）中经络

（1）气虚血瘀证:半身不遂,肢体软弱,偏身麻木,舌歪语謇,手足肿胀,面色㿠白,气短乏力,心悸自汗,舌质暗淡,苔薄白或白腻,脉细缓或细涩。

（2）风痰阻络证:半身不遂,口舌歪斜,舌强言謇,肢体麻木或手足拘急,头晕目眩,舌苔白腻或黄腻。

（3）肝阳上亢:半身不遂,舌强言謇,口舌歪斜,眩晕头痛,面红目赤,心烦易怒,口苦咽干,便秘尿黄,舌红或绛,苔黄或燥,脉弦有力。

（4）痰热腑实证:半身不遂,舌强不语,口舌歪斜,口黏痰多,腹胀便秘,午后面红烦热,舌红,苔黄腻或灰黑,脉弦滑大。

（5）阴虚动风证:半身不遂,肢体软弱,偏身麻木,舌歪语謇,心烦失眠,眩晕耳鸣,手足拘挛或蠕动,舌红或暗淡,苔少或光剥,脉细弦或数。

2）中脏腑

（1）痰热内闭证:突然昏倒,昏聩不语,躁扰不宁,肢体强直,项强;痰多息促,两目直视,鼻鼾身热,大便秘结;甚至抽搐,拘急,角弓反张,舌红,苔黄厚腻,脉滑数有力。

（2）痰湿蒙窍证:神昏嗜睡,半身不遂,肢体瘫痪不收,面色晦暗,痰涎壅盛,四肢逆冷,舌质暗淡,苔白腻,脉沉滑或缓。

（3）元气衰败证:神昏,面色苍白,瞳神散大,手撒肢厥,二便失禁,气息短促,多汗肤凉,舌淡紫或萎缩,苔白腻,脉微。

3）后遗症

（1）半身不遂。

A. 肝阳上亢,脉络瘀阻证:眩晕目眩,面赤耳鸣,肢体偏废,强硬拘急,舌红,苔薄黄,脉弦有力。

B. 气血两虚,瘀血阻络证:面色萎黄,体倦神疲,患侧肢体缓纵不收,软弱无力,舌体胖,质紫暗,苔薄,脉细涩。

（2）音喑。

A. 肾虚音喑证:音喑,腰膝酸软,下肢软弱,阳痿遗精早泄,耳鸣,夜尿频多,舌质淡体胖,苔薄白,脉沉细。

B. 痰阻音喑证:舌强语謇,肢体麻木,或见半身不遂,口角流涎,舌红,苔黄,脉弦滑。

C. 口眼歪斜:口眼歪斜,语言謇涩不利,舌红苔薄,脉弦细。

D. 髓海亏虚证:痴呆,头晕耳鸣,腰脊酸软,记忆模糊,神情呆滞,动作迟钝,肢体痿软,舌淡苔白,脉弱。

E. 肝肾亏损证:头晕眼花,耳鸣,腰膝酸软,颧红盗汗,舌红少苔,脉弦细数。

F. 眩晕:头目眩晕,耳鸣耳聋,或兼有肢体麻木偏枯,舌红苔黄,脉弦。

(四) 辅助检查

1. 血液检查

血小板、凝血功能、血糖、糖化血红蛋白、血清同型半胱氨酸等。

2. 影像学检查

影像学检查可以直观地显示病变的范围、部位、血管分布、有无出血、陈旧和新鲜梗死灶等,帮助临床判断组织缺血后是否可逆、血管状况,以及血流动力学改变。帮助选择溶栓患者、评估继发出血的危险程度。

1）头颅 CT

头颅 CT 平扫是最常用的检查,是诊断脑出血安全、有效的方法,可准确、清楚地显示脑出血的部位、出血量、占位效应、是否破入脑室或蛛网膜下腔及周围脑组织受损的情况,但是对超早期缺血性病变和皮质或皮质下小的梗死灶不敏感,特别是后颅窝的脑干和小脑梗死更难检出。脑出血 CT 扫描示血肿灶为高密度影,边界清楚,CT 值为 75～80 Hu;在血肿被吸收后显示为低密度影。在脑梗死超早期阶段(发病 6 h 内),CT 可以发现一些轻微的改变:大脑中动脉高密度征;皮质边缘(尤其是岛叶)以及豆状核区灰白质分界不清楚;脑沟消失等。通常平扫在临床上已经足够使用。若进行 CT 血管成像、灌注成像,或要排除肿瘤、炎症等则需注射造影剂增强显像。

2）头颅 MRI

标准的 MRI 序列(T_1、T_2 和质子相)对发病几小时内的脑梗死不敏感。弥散加权成像可以早期显示缺血组织的大小、部位,甚至可显示皮质下、脑干和小脑的小梗死灶。早期梗死的诊断敏感性达 88%～100%,特异性达 95%～100%。灌注加权成像是静脉注射顺磁性造影剂后显示脑组织相对血流动力学改变的成像。灌注加权改变的区域较弥散加权改变范围大,目前认为弥散-灌注不匹配区域为半暗带。对急性期脑出血的诊断 CT 优于 MRI,但 MRI 检查能更准确地显示血肿演变过程,对某些脑出血患者的病因探讨会有所帮助,如能较好地鉴别瘤卒中,发现动静脉畸形及动脉瘤等。

3）经颅多普勒超声

对判断颅内外血管狭窄或闭塞、血管痉挛、侧支循环建立程度有帮助。经颅多普勒超声应用于溶栓治疗的监测,对预后判断有参考意义。

4）血管影像

目前血管造影已经达到了微创、低风险水平,因此对脑梗死的诊断没有必要常规进行数字减影血管造影检查。在开展血管内介入治疗、动脉内溶栓、判断治疗效果等方面数字减影血管造影很有帮助,但仍有一定的风险。磁共振血管成像、CT 血管成像等是无创的检查,对判断受累血管、治疗效果有一定的帮助。

（五）鉴别诊断

1. 中风与口僻鉴别

口僻俗称吊线风,主要症状是口眼歪斜,多伴有耳后疼痛,因口眼歪斜有时伴流涎、言语不清。多由正气不足,风邪入中脉络,气血痹阻所致,不同年龄均可罹患。中风病口舌歪斜者多伴有肢体瘫痪或偏身麻木,病由气血逆乱,血随气逆,上扰脑窍而致脑髓神经受损,且以中老年人为多。

2. 中风与痫病鉴别

痫病与中风、中脏腑均有猝然昏仆的见症。而痫病为发作性疾病,昏迷时四肢抽搐,口吐涎沫,双目上视,或作异常叫声,醒后一如常人,且肢体活动多正常,发病以青少年居多。

3. 中风与厥证鉴别

厥证神昏常伴有四肢逆冷,一般移时苏醒,醒后无半身不遂、口舌歪斜、言语不利等症。而中风后多遗留半身不遂、口舌歪斜等后遗症。

4. 中风与痉病鉴别

痉病以四肢抽搐,项背强直,甚至角弓反张为主症。病发亦可伴神昏,但无半身不遂、口舌歪斜、言语不利等症状。而中风后多遗留半身不遂、口舌歪斜等后遗症。

5. 中风与痿病鉴别

痿病以手足软弱无力、筋脉弛缓不收、肌肉萎缩为主症,以双下肢或四肢为多见,或见有患肢肌肉萎缩,或见筋惕肉瞤。起病缓慢,起病时无突然昏倒不省人事、口舌歪斜、言语不利。中风病亦有见肢体肌肉萎缩者,多见于后遗症期由半身不遂而废用所致。

(六) 治疗

1. 基础干预

1)控制饮食

严格糖尿病饮食,切忌肥甘厚腻之品,鼓励药膳调理。根据患者标准体重及劳动强度计算每天所需的总热量,按比例三餐或四餐分配定制食谱。神志清楚、有咀嚼功能的患者应给予高纤维饮食,防止便秘。对肥胖和高血压患者摄入食盐应控制在 $3\,g/d$ 内。

2)合理运动

中风急性期应绝对保持安静,减少搬运。恢复期保持起居适宜,顺应四时,保精养生。可以进行适当的体育锻炼,如练五禽戏、练气功、打太极拳等,有助于身体恢复和预防复发。

3)心理调摄

保持心态平衡,节制情欲,修身养性,保持身心健康。

2. 辨证论治

首辨病位深浅,邪中经络者浅,中脏腑者深。二辨病程的急性期、恢复期、后遗症期等不同阶段。三辨标本主次,虚、火、风、痰、气、血六端的盛衰变化。四辨病势的顺逆,根据不同的表现分别予以治标、治本或标本同治。临床治疗的关键在恢复脑髓功能;治疗的重点应是扶助正气和祛除痰、瘀、风、毒等病理因素。国内有专家提出从虚论治、从痰论治、从瘀论治、从风论治和从毒论治(表4-1)。

表4-1　中风证型治法及方药

	证型	治法	方药
中经络	气虚血瘀	益气活血、化瘀通络	补阳还五汤加减
	风痰阻络	化痰息风,通络	导痰汤合牵正散加减
	肝阳上亢	平肝潜阳、息风通络	天麻钩藤饮加减
	痰热腑实	化痰通络、泄热攻下	星蒌承气汤加减
	阴虚风动	滋阴潜阳、镇肝息风	大定风珠加减
中脏腑	痰热内闭	清热涤痰开窍	导痰汤加减送服至宝丹
	痰湿蒙窍	燥湿化痰、开窍通闭	涤痰汤加减送服苏合香丸
	元气衰败	温阳固脱	参附汤加减

表4-2　中风后遗症证型治法及方药

后遗症	证型	治法	方药
半身不遂	肝阳上亢、脉络瘀阻	平肝息风、活血舒筋	天麻钩藤饮加减
	气血两虚、瘀血阻络	补气养血、活血通络	补阳还五汤加减
音喑	肾虚音喑	滋阴补肾、开音利窍	地黄饮子加减
	痰阻音喑	祛风化痰、宣窍通络	解语丹加减
痴呆	髓亏	补精益髓	补天大造丸加减
	肝肾亏损	滋补肝肾、安神定志	左归丸或合二至丸加减
口眼歪斜	—	化痰通络	牵正散加减
眩晕	—	平肝息风、活血通络	天麻钩藤饮加减

3. 中成药（表4-3）

表4-3　常用治疗中风中成药一览表

药名	适应证	剂量	频次
安宫牛黄丸	热病,邪入心包,高热惊厥,神昏谵语;中风昏迷及脑炎、脑膜炎、中毒性脑病、脑出血	1丸	1日1次
华佗再造丸	瘀血或痰湿闭阻经络之中风瘫痪,拘挛麻木,口眼歪斜,言语不清	4~8 g;重症:8~16 g	1日2~3次
消栓再造丸	气虚血滞,风痰阻络引起的中风后遗症,肢体偏瘫,半身不遂,口眼歪斜,言语障碍,胸中郁闷等症	水蜜丸5.5 g;大蜜丸1~2丸	1日2次

4. 中药注射液（表4-4）

表4-4　常用中药注射药治疗中冈一览表

药名	适应证	用法、用量	频次
清开灵注射液	热病，神昏，中风偏瘫，神志不清；脑血栓形成，脑出血见上述证候者	肌内注射：一日2～4 mL。重症患者静脉滴注：一日20～40 mL，以10%葡萄糖注射液200 mL或氯化钠注射液100 mL稀释后使用。	1日1～2次
醒脑静注射液	气血逆乱的脑脉瘀阻所致的中风昏迷、偏瘫口歪；昏迷抽搐；脑栓塞、脑出血急性期见上述证候者	肌内注射：一次2～4 mL。静脉滴注：一次10～20 mL，用5%～10%葡萄糖注射液或氯化钠注射液250～500 mL稀释后滴注。	1日1～2次
血塞通注射液	瘀血阻络所致的中风偏瘫，肢体活动不利，口眼歪斜，胸痹心痛，胸闷气憋；中风后遗症见上述证候者。	肌内注射：一次100 mg。静脉滴注：一次200～400 mg，以5%葡萄糖注射液250～500 mL稀释后缓缓滴注。	1日1～2次 1日1次
脉络宁注射液	脑梗死阴虚风动、瘀毒阻络证，症见半身不遂、口舌歪斜、偏身麻木、语言不利	静脉滴注：一次10～20 mL，用5%葡萄糖注射液或氯化钠注射液250～500 mL稀释后使用	1日1次，10～14天为1个疗程，重症患者可连续使用2～3个疗程
灯盏花注射液	于脑络瘀阻，中风偏瘫，心脉痹阻，胸痹心痛；中风后遗症	肌内注射：一次5 mg；静脉滴注，用10%葡萄糖注射液500 mL稀释后使用	1日2次 1日1次

5. 针灸

对于各种糖尿病性脑血管病，急性期发作治疗宜早不宜迟，选穴宜少不宜多。急性期发作多以放血配以毫针治疗；恢复期多以毫针治疗；后遗症期多以毫针配以火针灸法治疗。

（1）体针：取内关、神门、三阴交、天柱、尺泽、委中等穴。语謇加金津、玉液放血；口歪流涎，配颊车透地仓、下关透迎香；上肢取肩髃、曲池、外关、合谷；下肢加环跳、阳陵泉、足三里、昆仑；血压高加内庭、太冲。

（2）耳针：取皮质下、脑点、心、肝、肾、神门及瘫痪等相应部位，每次 3～5 穴，中等刺激，每次 15～20 min，1 天 1 次，每周治疗 5 次，共治疗 6 周。

（3）头针：取对侧运动区为主。

（4）穴位注射：取穴肩髃、曲池、合谷、手三里、环跳、阳陵泉、髀关、解溪等，轮流选用，每穴注射当归注射液、丹参注射液等 1～2 mL。

（5）温针灸：取穴：肩髃穴。操作：单手进针，平补平泻，持艾条，悬于肩髃穴上方，灸治 20 min。适应证：脑卒中后肩痛。

（6）雷火灸：取穴：神阙、双侧足三里穴。操作：取雷火灸离皮肤 2～3 cm，保持 30 min。适应证：脑卒中后疲劳。

6. 推拿

上肢取大椎、肩髃、臑臂、曲池、手三里、大陵、合谷；下肢取命门、阳关、居髎穴、环跳、阴市、阳陵泉、足三里、委中、承山、昆仑。用推、拿、按、搓、摇等手法。适应证：脑中风后恢复期半身不遂、偏瘫。

7. 穴位贴敷

（1）脑卒中后偏瘫：药物：取麝香、冰片、丹参、血竭、水蛭、天麻、鹿茸、石菖蒲、天竺黄、朱砂、羚羊角粉。取穴：曲池、手三里、外关、阳溪、阳池、阳谷、合谷、环跳、风市、伏兔、血海、鹤顶、梁丘、外膝眼、内膝眼、阳陵泉、阴陵泉、足三里、丰隆、绝骨、三阴交、商丘、侠溪、丘墟、行间、侠溪。每天选 2～6 穴，3 天换 1 次，10 天为 1 个疗程。

（2）中风后运动性失语：药物：穿山甲、生乌头、红海蛤、三七粉、冰片、薄荷脑。取穴：劳宫、涌泉，1 天 1 次，共治疗 4 周。

（3）糖尿病合并卒中便秘：药物：取生枳实、厚朴、大黄、芒硝，以 4∶2∶2∶1 配制药丸。取穴：神阙、天枢、中脘。10 天为 1 个疗程。

8. 热疗

温经通络散（艾叶、桂枝、伸筋草、独活、海桐皮、白芷、五加皮、紫苏叶、花椒、枳壳）焖煮药包热敷，1 天 1 次，连续 20 天为 1 个疗程。

二、临床研究实例介绍

1. 中药复方治疗糖尿病合并脑梗死

实例❶ 国内姚欣艳等[1]评估了温胆汤加味治疗糖尿病合并脑梗死的临床疗效。该团队将 64 例糖尿病性脑梗死患者随机分为治疗组 32 例，对照组

32 例。在常规内科基础治疗上,治疗组加用温胆汤加味,方药组成:陈皮 10 g、法半夏 9 g、茯苓 15 g、枳实 10 g、竹茹 10 g、胆南星 6 g、黄芪 20 g、葛根 30 g、僵蚕 10 g、全蝎 5 g、地龙 10 g、鸡血藤 25 g、大黄 6 g,每日 1 剂,水煎 2 次,早晚各服 1 次,14 天为 1 个疗程。对照组加用灯盏花素粉针注射液 30 mg,静脉滴注,每日 1 次,14 天为 1 个疗程。2 个疗程后比较两组患者治疗前后血脂、C 反应蛋白水平的变化。参照 1995 年全国第四届脑血管病学术会议通过的《脑卒中患者临床神经功能缺损程度评分标准》和中华人民共和国卫生部颁布的《中药新药治疗中风病的临床研究指导原则(试行)》和国家中医药管理局脑病急症协作组起草制订的《中风病诊断疗效标准》和《中医证候分级量化评分标准》评价中风病疗效和中医证候疗效。结果显示治疗 14 天、28 天后,两组患者中医证候积分均有明显改善,组内前后比较均具有统计学意义($P<0.01$);治疗 14 天后两组中医证候积分经检验差异有统计学意义($P<0.05$);治疗 28 天后,两组中医证候积分、两组中医证候积分变化值经检验均具有统计学意义($P<0.01$)。治疗 28 天后,中医证候疗效治疗组总有效率 93.8%,高于对照组的 75%,差异具有统计学意义($P<0.05$)。治疗 28 天后,治疗组神经功能缺损改善明显优于对照组,差异具有统计学意义($P<0.05$),治疗组治疗后血脂水平与治疗前比较差异有显著性意义($P<0.01$),治疗后治疗组血脂水平指标与对照组比较,差异有显著性意义($P<0.01$)。该团队证实了温胆汤加味治疗糖尿病合并脑梗死急性期气阴两虚、痰瘀阻络证患者具有较好的临床疗效,且有降低血脂及 C 反应蛋白水平的作用。

实例2　国内宫卫星等[2]通过一项随机对照研究评估了中药复方葛根通络饮治疗糖尿病性脑梗死的临床疗效。其团队将 72 例糖尿病脑梗死患者随机分为治疗组 36 例,对照组 36 例。对照组采用常规治疗,口服曲克芦丁(维脑路通)3 片/次,每日 3 次;口服尼莫地平片 40 毫克/次,每日 3 次;皮下注射普通胰岛素控制血糖。治疗组在常规基础上加服葛根通络饮,每次 100 mL,每日 2 次。两组患者均连续治疗 3 周,在治疗过程中均未应用抗凝剂、溶栓剂及降脂药物。在治疗结束后根据 1995 年全国第四届脑血管学术会议通过的标准判定临床疗效及神经功能损害评分,并检测血糖、血脂和血液流变学参数检查。结果显示治疗组总有效率 94.44%,对照组为 72.22%,差异有显著性($P<0.05$);治疗组显效率 63.89%,明显高于对照组 36.11%($P<0.05$)。治疗组神经功能缺损有明显改善($P<0.01$),血糖、血脂和血液流变学参数均有明显改

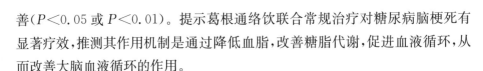

善($P<0.05$ 或 $P<0.01$)。提示葛根通络饮联合常规治疗对糖尿病脑梗死有显著疗效,推测其作用机制是通过降低血脂,改善糖脂代谢,促进血液循环,从而改善大脑血液循环的作用。

2. 规范化中西医结合治疗糖尿病合并脑血管病

实例 3 国内 Zhao H 等[3]评估了规范化的中西医结合疗法治疗在糖尿病合并脑血管临床疗效和安全性。该团队将 90 例糖尿病急性缺血性脑卒中患者随机分为了治疗组和对照组,治疗组 45 例采用中西医结合规范化治疗,根据中医证型给予相应的中药汤剂口服,每日 3 次,并同时提供西医基础治疗;对照组 45 例采用非规范化中西医结合治疗即不进行辨证论治,仅予该组患者促进血液循环、抑制凝血的口服中药汤剂,同时提供基本的西医治疗,疗程为 4 周。分别于治疗前、治疗后 2 周、4 周采用美国国立卫生研究院卒中量表(NIHSS)评分、日常生活能力(ADL)评分、中医症状评分进行评定。结果发现两组治疗前后 NIHSS 评分和 ADL 评分比较,差异有统计学意义($P<0.05$)。治疗后 2 周和 4 周的评分也有显著差异。两组治疗前后中医证候积分比较,差异有统计学意义($P<0.05$)。治疗后 2 周和 4 周的评分也有显著差异。经 χ^2 检验,两组不良反应发生率差异无统计学意义($P>0.05$)。由此得出结论,在治疗糖尿病急性缺血性脑卒中临床疗效上,中西医结合标准化治疗优于非标准化治疗,且在改善本病的神经功能障碍、ADL 评分及中医症状方面优势更为明显,两组不良反应相似。

3. 中药散剂治疗糖尿病合并血管性痴呆

实例 4 国内 Qiang G 等[4]设计了一项有关三才降糖散影响血浆一氧化氮和内皮素-1 水平的临床观察,以确定中药治疗 2 型糖尿病合并血管性痴呆的内在联系和两个疾病的共同发病机制,并阐明中药异病同治的物质基础。其将入选的 168 例 2 型糖尿病合并血管性痴呆患者,随机分为对照组和治疗组,治疗组给予三才降糖散口服,每日 3 次,同时口服盐酸吡格列酮;对照组单用盐酸吡格列酮,疗程 12 周。治疗前后进行简易智能状态检查(中文版)和蒙特利尔认知功能评定量表(北京版)测评,并检测空腹血糖、空腹胰岛素、糖化血红蛋白、胰岛素抵抗稳态模型评估、血浆一氧化氮和内皮素-1 水平。统计后发现两组治疗后各项指标均优于治疗前($P<0.05$),治疗组治疗后各项指标均优于对照组($P<0.05$),由此得出结论:2 型糖尿病和血管性痴呆具有共同的胰岛素抵抗和血管内皮功能障碍的病理机制。三才降糖散能有效改善患者

临床症状的机制可能与其通过促进一氧化氮的释放,抑制内皮素-1 的分泌,改善胰岛素抵抗及血管内皮功能障碍相关,并证实中医学存在异病同治的物质基础。

4. 太极拳治疗糖尿病合并轻度认识障碍

实例5　国内 Chen Y 等[5]设计了一项对比太极拳与健身步行对改善老年 2 型糖尿病合并轻度认知障碍患者认知功能的随机临床试验。该团队将 328 名 2 型糖尿病合并轻度认知障碍的成人患者(年龄≥60 岁)随机分为太极拳组(107 人),健身步行组(110 人)或对照组(111 人)。太极拳组接受 24 式简化太极拳;健走组进行健走训练,两组均在有监督的环境中进行训练,每次 60 min,每周 3 次,持续 24 周。3 组均接受 30 min 的糖尿病自我管理教育,每 4 周 1 次,共 24 周,参与者被随访了 36 周。在第 36 周时,太极拳组与健身步行组相比莫卡评分有所改善(24.67 分 $vs.$ 23.84 分);组间平均差异,0.84[95% CI:0.02~1.66];$P=0.046$。36 周时的符合方案分析数据集和亚组分析显示了相似的结果。基于广义线性模型,在调整自我报告的饮食热量和体力活动后,各组的治疗效果相似。非严重不良事件 37 例(太极拳组 8 例;健身步行组 13 例;对照组 16 例)与研究无关,3 组之间无统计学显著差异($P=0.26$)。证明在这项随机临床试验中太极拳在改善整体认知功能方面比健身步行更有效。研究结果支持长期益处,表明太极拳作为运动干预的潜在临床用途,可改善患有 2 型糖尿病合并轻度认知障碍的老年人的认知功能,推测太极拳可提高机体代谢,增加糖类消耗,从而改善血糖,提高认知功能。

三、预后

糖尿病性脑血管病是糖尿病致死、致残的主要原因之一,尤其是急性脑梗死及脑出血等急危重症,其预后情况与早期的诊断和治疗密切相关。临床治疗应严格遵循糖尿病及脑血管病的诊疗原则,发病超过 1~3 个月后的陈旧性脑卒中,任何治疗均难以达到满意疗效。因此,脑血管病发作急性期时应尽早识别特殊体征并准确诊断,早发现、早诊断、早治疗,积极控制血糖、血压、血脂,增进脑组织血供、氧供,降低脑代谢,防止并发症,及早开展康复治疗。恢复期可给予体疗、针灸、理疗等促进功能恢复,同时使用中医药治疗防止复发。另外,糖尿病性脑血管病预后的好坏还与患者本身的年龄、病程、情绪、空腹血糖的控制情况以及其他并发症等多种因素有关。

参考文献

[1] 姚欣艳,范良,张黎.温胆汤加味治疗糖尿病性脑梗死临床观察[J].中华中医药学刊,2009,27(4):867-869.

[2] 宫卫星,宋旭日.葛根通络饮治疗糖尿病脑梗死 36 例临床观察[J].中医杂志,2005,46(3):200-202.

[3] Zhao H, Yang D, Shi M, et al. Clinical efficacy and safety of traditional Chinese medicine combined with Western Medicine in patients with diabetic acute ischemic stroke [J]. J Tradit Chin Med, 2014,34(2):145-149.

[4] Qiang G, Wenzhai C, Huan Z, et al. Effect of Sancaijiangtang on plasma nitric oxide and endothelin-1 levels in patients with type 2 diabetes mellitus and vascular dementia: a single-blind randomized controlled trial [J]. J Tradit Chin Med, 2015,35(4):375-80.

[5] Northey J M, Cherbuin N, Pumpa K L, et al. Exercise interventions for cognitive function in adults older than 50: a systematic review with meta-analysis [J]. Br J Sports Med, 2018,3:154-160.

第二节　中医药治疗糖尿病合并心血管疾病

一、概述

心血管疾病(cardiovascular disease, CVD)是糖尿病重要的合并疾病之一,亦是 2 型糖尿病患者的主要致死和致残病因,与糖尿病合并慢性肾病、代谢综合征等疾病存在相互作用,其中医病机内涵甚至互为因果,因此基于糖尿病合并 CVD 中医病机演变规律探讨中医药防治糖尿病合并心血管疾病在改善病症、截断病程中意义重大[1]。

糖尿病合并 CVD 中主要包括动脉粥样硬化性心血管疾病和心力衰竭,其中动脉粥样硬化性心血管疾病中包括冠状动脉粥样硬化性心脏病(冠心病)、脑血管疾病和周围血管疾病[2]。本节将着重就糖尿病合并冠心病及合并心力衰竭内容进行展开。

(一)病因病机

糖尿病患者可出现高血糖、高胰岛素、血脂紊乱及凝血功能异常等多种代谢障碍,从而促进冠心病的发生、发展;糖尿病亦可并发心肌病导致心功能不全,心力衰竭为其主要临床表现。然而糖尿病性心肌病的发病机制尚不明确,代谢紊乱、微血管病变、心肌间质纤维化、心脏自主神经病变等均可能参与其发生发展,冠状动脉粥样硬化亦可通过引起长期心肌缺血,进而导致心肌弥漫性纤维化,诱发慢性心肌病,继而引发心力衰竭[3]。

从中医学来讲,糖尿病是体质因素、饮食失节、情志失调,劳逸失度、药石所伤以及外感邪气等多种病因综合作用的结果,一般将其基本病机概括为阴虚为本,燥热为标,因果相及,随着患者体质不同及病程渐进性发展可阴虚津亏导致脉道阻塞,血行迟涩;壮火食气,气虚无力推动血液运行;阴竭液脱,燥热化生浊毒,阻碍气机升降出入,而滞涩血脉等病机演变特点,均可导致血瘀证的产生或"癥瘕"的形成,反果为因,久病入络,阻塞心之脉络则可继发"胸痹""真心痛""心衰"等心系疾病,病程日久则可出现气阴两伤、阴阳俱虚之证,迁延不愈甚则可引发阴竭阳脱之危象[4]。

(二) 临床表现

1. 糖尿病合并冠心病

具备糖尿病典型临床表现并合并冠脉病变导致心肌缺血所产生的临床表现如合并心绞痛、心肌梗死、缺血性心力衰竭或猝死。

2. 糖尿病合并心力衰竭

具备糖尿病典型临床表现并合并心力衰竭常见症状,如呼吸困难、乏力倦怠和水肿等。随访时注意观察有无心力衰竭的恶化,包括上述症状恶化,有无体重增加、利钠肽水平升高等,还需监测肾功能和电解质等。

(三) 诊断

1. 糖尿病诊断

见第一章。

2. 糖尿病合并冠心病

根据典型心肌缺血发作特点,结合年龄和冠心病的危险因素,除外其他原因所致的心绞痛,即可建立诊断。

(1) 识别典型心肌缺血:位于心前区的痛、闷、压迫、紧缩感或气短,可伴左肩臂不适;诱因为体力活动或情绪激动;休息或含服硝酸甘油 1~5 min 内缓解。

（2）识别急性冠脉综合征：若轻微用力即可诱发典型症状，或数小时内反复多次发作，或1次持续10 min以上，则可能存在不稳定性心绞痛或急性心肌梗死，属于急性冠脉综合征，不宜行心脏负荷试验，建议转心脏专科行有创冠脉造影或CT造影。

（3）若典型症状由中等程度以上劳力诱发，建议先行静息心电图和超声心动图，若超声心动图排除左心室流出道梗阻、重度二尖瓣狭窄等，则需进一步行缺血负荷试验以辅助诊断，首选运动核素心肌显像（药物负荷适用于运动不便者），次选活动平板（静息心电图呈束支阻滞、非窦性心律、基线ST段压低≥0.1 mV者不适用），阳性可确诊冠心病，拟行冠脉重建治疗则建议行有创冠脉造影，未开展负荷试验，或对负荷试验的潜在风险存有疑虑，则推荐冠状动脉CT血管成像辅助诊断。

（4）若典型症状发生于静息状态，尤其多发于凌晨者，建议做12导联Holter，若发现与症状相关的缺血性ST－T动态改变可诊断冠脉痉挛性心绞痛，建议进一步行有创冠脉造影或CT造影，以确定是否存在冠脉固定狭窄及程度。

（5）若症状不典型或无症状，但冠心病风险极高危者，建议定期行静息心电图和超声心动图检查。若发现有病理性Q波、节段性室壁运动异常或缺血性ST－T动态改变等，可诊断为冠心病。拟行冠脉重建治疗则建议行有创冠脉造影；无心肌缺血阳性发现者可考虑行负荷核素心肌显像或冠状动脉CT血管成像以进行辅助诊断。

（6）因不可纠正的高出血风险或其他并发症而不适合冠脉重建治疗者，不建议行有创冠脉造影。若需要解剖学确诊或风险评估，则首选冠状动脉CT血管成像。已知冠脉广泛钙化、心律不齐、无法屏气等不建议行冠状动脉CT血管成像；曾发生造影剂过敏性休克者不建议行冠状动脉CT血管成像或有创冠脉造影。

3. 糖尿病合并心力衰竭

心力衰竭是多种原因导致心脏结构和（或）功能的异常改变，使心室收缩和（或）舒张功能发生障碍而引起的一组复杂临床综合征。症状、体征是早期发现心力衰竭的关键，充分运用病史、体格检查、实验室检查、心脏影像学检查和功能检查对心力衰竭的诊断和评估具有重要的意义。左心衰竭的不同程度呼吸困难、肺部啰音，右心衰竭的颈静脉征、肝大、水肿，以及心力衰竭的心脏奔马律、瓣膜区杂音等是诊断心力衰竭的重要依据。心力衰竭症状的严重程度与心功能不全的程度无明确相关性,需行客观检查并评价心功能方可确定。脑钠肽测定也可作为诊断依据,并能帮助鉴别出现呼吸困难的病因。根据左心室射血分数的不同,心力衰竭分为射血分数降低的心力衰竭、射血分数保留的心力衰竭和射血分数中间值的心力衰竭。推荐使用纽约心脏协会心功能分级标准作为心功能评估方法(表4-5),定期对心力衰竭患者的症状及活动能力进行评估。

表4-5　纽约心脏协会心功能分级

分级	特 征 表 现
Ⅰ级	心脏病患者日常活动量不受限制,一般活动不引起乏力、呼吸困难等心力衰竭症状
Ⅱ级	心脏病患者体力活动轻度受限,休息时无自觉症状,一般活动下可出现心力衰竭症状
Ⅲ级	心脏病患者体力活动明显受限,低于平时一般活动即引起心力衰竭症状
Ⅳ级	心脏病患者不能从事任何体力活动,休息状态下也存在心力衰竭症状,活动后加重

注:该分级方案的优点是简便易行,但缺点是仅凭患者的主观感受和医生的主观评价,短时间内变化的可能性较大,患者个体间的差异也较大。

(四) 辅助检查

1. 糖尿病相关辅助检查

见第一章。

2. 糖尿病合并冠心病相关辅助检查

(1)实验室检查,如血脂检查、血清心肌损伤标志物、血常规、甲状腺功能等。

(2)心电图检查,如静息时心电图、心绞痛发作时心电图、心电图负荷试验、心电图连续动态监测等。

(3)多层螺旋CT冠状动脉成像。

(4)超声心动图。

(5)放射性核素检查,如核素心肌显像及负荷试验、放射性核素心腔造影、正电子发射断层心肌显像等。

(6)冠状动脉造影:为诊断冠心病的“金标准”。

3. 糖尿病合并心力衰竭相关辅助检查

（1）实验室检查：利钠肽是心力衰竭诊断、患者管理、临床事件风险评估中的重要指标。临床上常用脑钠肽及 B 型脑钠肽前体、肌钙蛋白、血常规、尿常规、肝肾功能、血糖、血脂、电解质等。

（2）心电图检查。

（3）影像学检查，如 X 线检查；超声心动图、放射性核素检查、心脏磁共振、冠状动脉造影等。

（4）有创性血流动力学检查。

（5）心肺运动试验。

（五）鉴别诊断

1. 糖尿病合并冠心病与其他疾病相鉴别

（1）急性冠状动脉综合征：不稳定型心绞痛的疼痛部位、性质、发作时心电图改变等与稳定型心绞痛相似，但发作的劳力性诱因不同，常在休息或较轻微活动下即可诱发。1 个月内新发或明显恶化的劳力性心绞痛也属于不稳定型心绞痛；心肌梗死的疼痛程度更剧烈，持续时间多超过 30 min，可长达数小时，可伴有心律失常、心力衰竭或（和）休克，含服硝酸甘油多不能缓解，心电图常有典型的动态演变过程。实验室检查示心肌坏死标志物（肌红蛋白、肌钙蛋白 I 或 T、肌酸激酶同工酶等）增高；可有白细胞计数升高和红细胞沉降率加快。

（2）其他疾病引起的心绞痛：包括严重的主动脉瓣狭窄或关闭不全、风湿性冠脉炎、梅毒性主动脉炎引起冠脉口狭窄或闭塞、肥厚型心肌病、X 综合征等，需结合其他临床表现进行鉴别。其中 X 综合征多见于女性，心电图负荷试验常呈阳性，但冠脉造影无狭窄且无冠脉痉挛证据，预后良好，被认为是冠脉系统微循环功能不良所致。

（3）肋间神经痛和肋软骨炎：前者疼痛常累及 1～2 个肋间，但并不一定局限在胸前，多为刺痛或灼痛，为持续性而非发作性，咳嗽、用力呼吸和身体转动可使疼痛加剧，沿神经行走处有压痛，手臂上举活动时局部有牵拉疼痛；后者则在肋软骨处有压痛。

（4）心脏神经症：患者常诉胸痛，为短暂（几秒钟）的刺痛或持久（几小时）的隐痛，时常吸一大口气或作叹息性呼吸。胸痛部位多在左胸乳房下心尖部附近，或经常变动，症状多于疲劳之后出现，而非疲劳当时，轻度体力活动反觉舒适，有时可耐受较重的体力活动而不发生胸痛或胸闷，含服硝酸甘油无效，或在 10 多分钟后症状才出现缓解,常常伴有心悸、疲乏、头晕、失眠及其他神经症状。

(5) 不典型疼痛:需与反流性食管炎等食管疾病、膈疝等外科疾病、消化性溃疡等肠道疾病、颈椎病等骨科疾病相鉴别。

2. 糖尿病合并心力衰竭与其他疾病相鉴别

(1) 支气管哮喘:左心衰竭患者常有夜间阵发性呼吸困难,称之为心源性哮喘,应与支气管哮喘相鉴别。前者多见于器质性心脏病患者,发作时必须端坐方能缓解,重症者肺部有干、湿性啰音,甚至咳粉红色泡沫痰;后者多见于青少年有过敏史,发作时双肺可闻及典型哮鸣音,咳白色黏痰后呼吸困难常可缓解。测定血浆脑钠肽水平对鉴别心源性和支气管性哮喘有较大的参考价值。

(2) 心包积液、缩窄性心包炎:由于腔静脉回流受阻同样可以引起颈静脉怒张、肝大、下肢水肿等表现,应根据病史、心脏及周围血管体征进行鉴别,超声心动图、心脏磁共振可确诊。

(3) 肝硬化腹水伴下肢水肿:应与慢性右心衰竭鉴别,除基础心脏病体征有助于鉴别外,非心源性肝硬化不会出现颈静脉怒张等上腔静脉回流受阻的体征。

(六) 治疗

1. 治疗原则

糖尿病病因复杂,变证多端,辨证时应明确郁、热、虚、损等不同病程呈现的不同特点,以及痰浊、瘀血等不同病理产物的特点。本病出现"胸痹""真心痛""心衰"等心脉受损诸证更宜及早治疗,用药时应根据患者体质、病程、病情的不同灵活用药,急则治其标。

2. 治疗

1) 合并胸痹

(1) 心血瘀阻证临床表现:心胸疼痛,如刺如绞,痛有定处,入夜为甚,甚则心痛彻背,背痛彻心,或痛引肩背,伴有胸闷,日久不愈,可因暴怒、劳累而加重;舌质紫暗,有瘀斑,苔薄,脉弦涩。方药:血府逐瘀汤加减。

若猝然心痛发作,可含服复方丹参滴丸、速效救心丸。

(2) 气滞心胸证临床表现:心胸满闷,隐痛阵发,痛有定处,时欲太息,遇情志不遂时容易诱发或加重,或兼有胸部胀闷,得嗳气或矢气则舒;苔薄或薄腻,脉细弦。方药:柴胡疏肝散加减。

(3) 痰浊闭阻证临床表现:胸闷重而心痛微,痰多气短,肢体沉重,形体肥胖,遇阴雨天发作或加重,伴有倦怠乏力,纳呆便溏,咳吐痰涎;舌体胖大且边有齿痕,苔浊腻或白滑,脉滑。方药:瓜蒌薤白半夏汤合涤痰汤加减。

(4)寒凝心脉证临床表现:猝然心痛如绞,心痛彻背,喘不得卧,多因气候骤冷或骤感风寒而发作或加重,伴形寒,甚则手足不温,冷汗自出,胸闷气短,心悸,面色苍白;苔薄白,脉沉紧或沉细。方药:枳实薤白桂枝汤合当归四逆汤加减。

若痛剧而四肢不温,冷汗自出,即刻舌下含服苏合香丸或麝香保心丸。

(5)气阴两虚证临床表现:心胸隐痛,时作时休,心悸气短,动则益甚,伴倦怠乏力,声息低微,面色白,易汗出;舌质淡红,舌体胖且边有齿痕,苔薄白,脉虚细缓或结代。方药:生脉散合人参养荣汤加减。

2)合并心力衰竭

(1)气虚血瘀证临床表现:胸闷气短,心悸,活动后诱发或加剧,神疲乏力,自汗,面色白,口唇发绀,或胸部闷痛,或肢肿时作,喘息不得卧;舌淡胖或淡暗有瘀斑,脉沉细或涩、结、代。方药:保元汤合血府逐瘀汤加减。

中成药可常服芪参益气滴丸。

(2)气阴两虚证临床表现:胸闷气短,心悸,动则加剧,神疲乏力,口干,五心烦热,两颧潮红,或胸痛,入夜尤甚,或伴腰膝酸软,头晕耳鸣,或尿少肢肿;舌暗红少苔或少津,脉细数无力或结、代。方药:生脉散合血府逐瘀汤加减。

(3)阳虚水泛证临床表现:心悸,喘息不得卧,面浮肢肿,尿少,神疲乏力,畏寒肢冷,腹胀,便溏,口唇发绀,胸部刺痛,或胁下痞块坚硬,颈静脉显露;舌淡胖有齿痕,或有瘀点、瘀斑,脉沉细或结、代、促。方药:真武汤合葶苈大枣泻肺汤加减。

中成药可服用芪苈强心胶囊、参附强心丸等。

(4)喘脱危证临床表现:面色晦暗,喘悸不休,烦躁不安,或额汗如油,四肢厥冷,尿少肢肿;舌淡苔白,脉微细欲绝或疾数无力。方药:参附龙骨牡蛎汤加减。

若肢冷如冰,为阳虚暴脱危象,急用参附注射液。

二、临床研究实例介绍

中药治疗糖尿病合并冠心病临床研究实例:

实例1 国内 Zhang Y C 等[5]探索了生脉注射液对冠状动脉疾病合并糖尿病患者血管内皮及心脏功能的影响。其团队完成了一项随机对照试验,将

120 例经冠状动脉造影证实的冠状动脉疾病合并糖尿病患者随机分为常规治疗组 60 例和常规治疗加生脉注射液治疗组 60 例,并观察治疗前和治疗 3 周后患者血液中一氧化氮、内皮素-1、血管紧张素 Ⅱ 水平的变化,以及内皮依赖性血管扩张功能和心功能的变化。其团队研究发现,生脉注射液治疗 3 周后,治疗组血清一氧化氮水平由(69.8±33.1) mmol/L 显著升高至(120.1±50.8) mmol/L,内皮素-1 由(70.1±32.1) ng/L 显著降低至(46.2±21.3) ng/L($P<0.01$);血管紧张素 Ⅱ 由(81.3±24.3) ng/L 降至(50.2±27.3) ng/L($P<0.01$);肱动脉充血后血流量增加率由(389.4±26.3)% 提高到(459.3±27.8)%($P<0.01$);射血分数由(44±5)% 升高至(68±6)%($P<0.01$),与对照组比较差异有统计学意义($P<0.01$)。其团队结果提示,生脉注射液能显著改善心脏收缩功能;推测其作用机制可能是通过改善血管内皮功能,调节扩张因子和收缩因子的分泌,进而调节血管舒张,起到防止血小板黏附和血栓形成以及改善血管平滑肌细胞生长和增殖的功能。

实例 2 伊朗 Hoseini A 等[6]评估了白藜芦醇对 2 型糖尿病合并冠心病患者代谢状态的影响。其团队完成了一项随机、双盲、安慰剂对照试验。在这项试验中,56 例 2 型糖尿病合并冠心病患者被随机分为 2 组,每组 28 人,试验组患者接受口服白藜芦醇治疗(500 mg/d),对照组则口服安慰剂,共治疗 4 周。其团队研究发现,与安慰剂相比,白藜芦醇可降低空腹血糖($P=0.01$)、空腹胰岛素($P=0.01$)以及胰岛素抵抗($P=0.001$),并可显著提高胰岛素敏感性($P=0.02$)。白藜芦醇亦显著提高了高密度脂蛋白胆固醇水平($P<0.001$),并且显著降低了总/高密度脂蛋白胆固醇比率($P=0.002$)。研究进一步发现,与安慰剂对照组相比,白藜芦醇能显著增加总抗氧化能力($P=0.006$),显著降低丙二醛水平($P=0.04$),研究还发现,白藜芦醇上调了 2 型糖尿病合并冠心病患者外周血单核细胞中过氧化物酶体增殖物激活受体($P=0.01$)和去乙酰化醇 1($P=0.01$)的水平。其团队结果提示,白藜芦醇可改善患者糖脂代谢功能以及总抗氧化能力,并推测其作用机制可能与白藜芦醇对核因子-κB、肿瘤坏死因子-α 等信号通路起到了调节作用相关。

实例 3 伊朗 Shafabakhsh R 等[7]针对姜黄素对 2 型糖尿病合并冠心病患者心理状态及炎症和氧化损伤标志物的影响展开了研究。该团队完成了一项随机、双盲、安慰剂对照试验,共纳入 60 例年龄区间在 45~85 岁的 2 型糖尿病合并冠心病患者,并随机将患者分为 2 组,每组 30 人,分别接受 1 000 mg/d

姜黄素或安慰剂治疗,治疗时长 12 周。其团队研究显示,与安慰剂组相比,姜黄素治疗组显著降低了患者匹兹堡睡眠质量指数,同时研究还发现,与安慰剂组相比,姜黄素治疗组显著降低了丙二醛水平($P=0.01$),并显著提高了总抗氧化能力($P=0.04$)和谷胱甘肽水平($P=0.001$)。研究进一步发现,姜黄素摄入可上调过氧化物酶体增殖物激活受体水平($P=0.01$),其团队研究结果提示,姜黄素可改善 2 型糖尿病合并冠心病患者的睡眠状态,并在一定程度上改善氧化应激状态,推测姜黄素可能通过提高生物抗氧化防御系统并清除活性氧和活性氮而发挥有益作用。

实例 4 国内 Hu Y 等[8]展开了一项双心护理联合海藻多糖治疗冠心病合并糖尿病的疗效观察,该团队设计了一项随机临床试验,将 214 例冠心病合并糖尿病患者按 1∶1 的比例随机分为对照组(海藻多糖)和观察组(双心护理联合海藻多糖),对比两组患者治疗后的自我效能感和生活质量。研究发现,观察组治疗后血糖水平明显低于对照组,差异有统计学意义($P<0.05$),且观察组治疗后病变发生率低于对照组($P<0.05$)。另外,观察组焦虑自评量表、抑郁自评量表评分明显低于对照组,差异有统计学意义($P<0.05$)。在自我效能感方面,治疗后观察组优于对照组($P<0.05$)。双心护理联合海藻多糖治疗与患者社会功能、心理功能、物质生活质量的改善相关($P<0.05$),观察组满意率明显高于对照组($P<0.05$)。其团队研究结果显示,与单纯临床常规治疗相比,海藻多糖联合双心护理对控制患者血糖、提高患者的自我效能感和生活质量具有更好的效果。推测海藻多糖可通过显著降低空腹血糖水平,保护肝细胞结构,增加杆菌的丰度,减少拟杆菌、梭菌的丰度,并通过 JNK – IRS1/PI3K 信号通路发挥抗糖尿病作用。此外,人文关怀可改善患者心理健康,达到身心同治的效果。

实例 5 国内 Zhao S P 等[9]进行了中国冠心病二级预防研究中 2 型糖尿病患者的亚组分析,发现中成药血脂康(主要成分:红曲提取物)可减少 2 型糖尿病合并冠心病患者的心血管事件。团队将 591 例糖尿病合并冠心病患者随机分为血脂康组(306 例)和安慰剂组(285 例)。研究结果显示,在平均 4 年的随访中,血脂康组发生冠心病事件 28 例(9.2%),安慰剂组发生 53 例(18.6%),血脂康治疗后冠心病发生风险降低 50.8%($P<0.001$)。血脂康使非致死性心肌梗死风险降低 63.8%,致死性心肌梗死风险降低 58.5%,冠心病猝死风险降低 26.9%,其他冠心病死亡风险降低 53.4%。血脂康组冠心病死

亡 21 例(6.9%),安慰剂组 35 例(12.3%),血脂康显著降低冠心病死亡风险 44.1%(P<0.05)。72 例患者因各种原因死亡,其中血脂康组 27 例,安慰剂组 45 例。血脂康组死亡风险比安慰剂组低 44.1%(P<0.01)。该团队研究表明,血脂康治疗可有效减少糖尿病合并冠心病患者的心血管事件,且安全可靠。

实例6 国内 Fang H S 等[10]进行了一项中药与西药治疗糖尿病患者发生冠心病的风险的前瞻性队列研究,其中纳入了 13 655 例单纯中医治疗的糖尿病患者和 435 165 例单纯西医治疗的糖尿病患者,采用 Cox 比例风险模型和 Logistic 回归模型进行分析,发现中药治疗 2 型糖尿病患者发生冠状动脉疾病中的风险,在 9 年的随访中,2 607 例中医糖尿病患者因冠心病住院,累计发病率为 19.1%,发病率密度为每年 50.5/1 000 人。西药治疗患者的相应数据为 24.1% 和 72.7/1 000 人。与西医治疗的患者相比,中医治疗的患者冠心病入院调整优势比值略有降低,但不显著(0.96;95%CI:0.92~1.01)。调整既往并发症评分后,接受中医治疗的糖尿病患者与接受西医治疗的糖尿病患者发生冠心病的风险或发生率均无显著差异,该团队研究结果提示,中医在预防糖尿病合并冠心病方面与西医同样有效。

实例7 国内 Wei Y 等[11]系统地评估了中医药辅助治疗冠心病合并糖尿病患者的有效性和安全性,并研究了中医药对糖尿病合并冠心病的药理作用和潜在机制,发现中医药可以改善常规治疗对心功能、血液流变学、血糖、血脂和炎症的控制效果,从而降低心绞痛的频率和心血管事件的发生率及病死率,提示中医药可作为糖尿病合并冠心病患者治疗的一种补充方法。

三、预后

糖尿病伴发心脏病往往预后不良,如果能得到早期诊断、早期治疗,糖尿病患者的病死率及预后均会有所改善。

参考文献

[1] 国家卫生健康委员会能力建设和继续教育中心,孙艺红,陈康,等.糖尿病患者合并心血管疾病诊治专家共识[J].中华内科杂志,2021,60(5):17.

[2] 中国内分泌代谢病专科联盟.2 型糖尿病合并心血管疾病诊断和治疗行业标准[J].中华内分泌代谢杂志,2022,38(10):4.

［3］ 葛均波,徐永健,王辰.内科学[M].9版.北京:人民卫生出版社,2018.

［4］ 张伯礼,吴勉华.中医内科学[M].4版.北京:中国中医药出版社,2017.

［5］ Zhang Y C, Lu B J, Zhao M H, et al. Effect of Shengmai injection on vascular endothelial and heart functions in patients with coronary heart disease complicated with diabetes mellitus ［J］. Chin J Integr Med, 2008,14(4):281 - 285.

［6］ Hoseini A, Namazi G, Farrokhian A, et al. The effects of resveratrol on metabolic status in patients with type 2 diabetes mellitus and coronary heart disease ［J］. Food Funct, 2019,10(9):6042 - 6051.

［7］ Shafabakhsh R, Mobini M, Raygan F, et al. Curcumin administration and the effects on psychological status and markers of inflammation and oxidative damage in patients with type 2 diabetes and coronary heart disease ［J］. Clin Nutr ESPEN, 2020(40):77 - 82.

［8］ Hu Y, Wang Y, An F, et al. The efficacy of double-heart nursing in combination with seaweed polysaccharide for patients with coronary heart disease complicated with diabetes: a pilot, randomized clinical trial ［J］. Dis markers, 2022(2022):2159660.

［9］ Zhao S P, Lu Z L, Du B M, et al. Xuezhikang, an extract of cholestin, reduces cardiovascular events in type 2 diabetes patients with coronary heart disease: subgroup analysis of patients with type 2 diabetes from China coronary secondary prevention study (CCSPS).［J］. J Cardiovasc Pharmacol, 2007,49(2):81 - 84.

［10］ Fang H S, Liu C C, Jia C H, et al. Risk of developing coronary artery disease in patients with type 2 diabetes receiving traditional Chinese medicine therapy ［J］. J Altern Complement Med, 2015,21(10):604 - 609.

［11］ Wei Y, Ding Q Y, Yeung C, et al. Evidence and potential mechanisms of traditional Chinese medicine for the adjuvant treatment of coronary heart disease in patients with diabetes mellitus: a systematic review and meta-Analysis with trial sequential analysis ［J］. J Diabetes Res, 2023(2022):2545476.

第三节　中医药治疗糖尿病合并高血压

一、概述

糖尿病合并高血压在糖尿病慢性并发症中发病率较高[1]。高血压是心血管疾病,也是糖尿病的主要独立危险因素。两种疾病有微血管损伤、交感神经损伤、肾素-血管紧张素系统增强和胰岛素抵抗等共同的病理因素[2-4],患一种疾病的病程越长,共患的风险越大[5],均会显著增加心[6]、脑血管疾病[7,8]与肾脏疾病[9]的危险性[10],进而严重影响糖尿病患者慢性并发症的发病率及其病死率。而有研究表明患者的收缩压是各种糖尿病慢性并发症的可控制危险因素,因此控制血压可有效控制糖尿病并发症的进展[11,12],改善患者预后情况。

(一)病因病机

糖尿病合并高血压的发病机制主要包括遗传因素、环境因素、多种因素对血管结构及内皮舒缩功能的影响,较为公认的机制包括肾素-血管紧张素-醛固酮系统的激活[13]、高胰岛素血症、交感神经系统活性亢进[14]、脂质代谢异常[15]等。近年研究发现,一些通过肾上腺素能系统在糖尿病和高血压中的作用来介导的机制,包括肠促胰岛素介导的对肾素-血管紧张素-醛固酮系统的控制[16],及钙-钙调蛋白通路抑制胰腺 b 细胞中胰岛素基因的转录[17],高血糖相关的血管壁结构改变[18],一氧化氮的产生减少或血管平滑肌中对一氧化氮的反应减少增强了内皮介导的血管舒张的损失[19]、钙浓度异常[20]、盐诱导的钙排泄增加[21]、继发性的甲状旁腺功能亢进亦是造成糖尿病患者高血压患病率高于非糖尿病患者群的共同重要因素,然而各因素之间的内在联系、因果关系目前仍未有系统而全面的研究。

糖尿病合并高血压在中医中无确切病名记载,根据其临床症状和表现可归属于中医学的"眩晕""头痛""头风"和"风眩"等范畴。中医学认为其病因多与体质因素、饮食不节、情志失宜、年高劳倦、外感淫邪、药石所伤等密切相关。该病发生、发展的关键病机为脏腑功能失调,阴阳失衡,日久湿、痰、浊、瘀等病理产物阻滞络脉,进一步加重机体生理功能障碍,引起多种变证,甚至危重症候。依据病机演变分三期,早期以阴阳失调为主;中期以痰浊瘀互结为重;后期则以阴阳虚损为本。从疾病的标本来看,肝阳上亢、肝火上炎、肝风内动、瘀血阻络、痰浊不化、水湿泛溢为标,肝肾阴虚、阴阳两虚、脾肾阳虚为本,阴阳失衡逐渐加重,甚则可见虚阳浮越,临床多见中风、胸痹心痛、水肿、关格、痿痹、脱疽、视瞻昏渺等变证,病情危重可见神昏痉厥之变。病位主要在肝,病及脾、胃、心、肾等脏腑。

糖尿病合并高血压的病机演变历程起于脏腑功能失调,制约关系失衡,阴津亏耗,而致肝肾阴虚,水不涵木,而出现肝火上炎、肝阳上亢、甚则肝风内动等高血压典型证型;燥热偏盛,壮火食气,而兼有气虚症候;由于阴阳互根,病进日久而出现阴损及阳,阴阳两虚,甚则脾肾阳虚、阴阳离决等危重证候。除以上证候外,患者饮食不节,嗜食肥甘,脾胃受损,或情志、思虑伤脾,而致脾失健运,脾为生痰之源,水液代谢失调的病理产物痰、湿、浊壅滞于脾,上蒙清窍,出现头晕、头重为主症的痰浊壅脾证;久病入络,气血推行不利,血络之中必有瘀凝,而致以疼痛、机体失于荣养为主症的络脉瘀阻证。

(二) 临床表现

糖尿病合并高血压的主要临床表现为血糖升高,同时伴有血压升高,临床可见 1 型糖尿病的多饮、多食、多尿、体重减轻等典型症状,2 型糖尿病可伴有皮肤瘙痒、视物模糊、口渴、乏力等症状,同时可见高血压的头痛、头晕、心烦易怒等症状,正在进行血糖、血压控制的患者临床症状不典型。糖尿病病情严重时出现急性并发症有失水等表现,病久则出现与大血管、微血管、周围或内脏神经、肌肉、骨关节等各种并发症相应的体征。

(三) 诊断

糖尿病合并高血压的诊断必须同时符合糖尿病和高血压的诊断标准。

1. 糖尿病诊断

糖尿病诊断参考中华医学会糖尿病学分会《中国 2 型糖尿病防治指南(2020 年版)》[22]要求,符合糖尿病诊断标准参见表 4-6。

表 4-6　糖尿病诊断标准

诊断标准	静脉血浆葡萄糖或糖化血红蛋白水平
典型糖尿病症状	
加上随机血糖	≥11.1 mmol/L
或加上空腹血糖	≥7.0 mmol/L
或加上口服葡萄糖耐量试验 2 h 血糖	≥11.1 mmol/L
或加上糖化血红蛋白	≥6.5%
无糖尿病典型症状者,需改日复查确认	

注:典型糖尿病症状包括烦渴多饮、多尿、多食、不明原因体重下降;随机血糖是指不考虑上次用餐时间,一天中任意时间的血糖,不能用来诊断空腹血糖受损或糖耐量降低;空腹状态指至少 8 h 没有进食热量。

2. 高血压诊断

高血压诊断参考《中国高血压防治指南(2018 年修订版)》[23],标准参见表 4-7。

表 4-7　血压水平分类和定义

分类	收缩压(mmHg)	舒张压(mmHg)
正常血压	<120 和	<80
正常高值	120~139 和(或)	80~89
高血压	≥140 和(或)	≥90
1 级高血压(轻度)	140~159 和(或)	90~99
2 级高血压(中度)	160~179 和(或)	100~109
3 级高血压(重度)	≥180 和(或)	≥110
单纯收缩期高血压	≥140 和	<90

注:当收缩压和舒张压分属于不同级别时,以较高的分级为准。

　　高血压定义为:在未使用降压药物的情况下,非同日 3 次测量诊室血压,收缩压≥140 mmHg 和(或)舒张压≥90 mmHg。收缩压≥140 mmHg 和舒张压<90 mmHg 为单纯收缩期高血压。患者既往有高血压史,目前正在使用降压药物,血压虽然低于 140/90 mmHg,仍应诊断为高血压。

　　根据血压升高水平,将高血压分为 1 级、2 级和 3 级。根据血压水平、心血管危险因素、靶器官损害、临床并发症和糖尿病进行心血管风险分层,分为低危、中危、高危和很高危 4 个层次(表 4-8)。

表 4-8　血压升高患者心血管风险水平分层

其他心血管危险因素和疾病史	血压(mmHg)			
	收缩压 130~139 和(或) 舒张压 85~89	收缩压 140~159 和(或) 舒张压 90~99	收缩压 160~179 和(或) 舒张压 100~109	收缩压≥180 和(或) 舒张压≥110
无		低危	中危	高危
1~2 个其他危险因素	低危	中危	中/高危	很高危
≥3 个其他危险因素,靶器官损害,或 CKD 3 期,无并发症的糖尿病	中/高危	高危	高危	很高危
临床并发症,或 CKD≥4 期,有并发症的糖尿病	高/很高危	很高危	很高危	很高危

注:CKD 慢性肾脏疾病。

（四）辅助检查

（1）血糖检测：口服葡萄糖耐量试验（同步测定血糖及胰岛素）。

（2）血压、动态血压监测。

（3）其他检查：包括血常规、尿常规、血脂检查、肾功能、糖化血红蛋白、尿微量白蛋白/肌酐等化验；血浆醛固酮、血及尿中 17 -羟皮质类固醇、l7 -酮皮质类固醇测定；心电图、24 h 动态心电图、超声心动图检查；X 线检查。

（五）鉴别诊断

1. 其他继发因素或合并因素所致高血压

常见的继发因素包括肾实质性高血压、肾动脉狭窄及其他血管病引起的高血压、阻塞性睡眠呼吸暂停综合征、原发性醛固酮增多症及其他内分泌性高血压（如库欣综合征、甲状腺功能异常、甲状旁腺功能亢进症等）、药物性高血压（如激素类药物、中枢神经类药物、非甾体类抗炎药物、中草药类等）、铅中毒等。

2. 原发性高血压

由于先天遗传因素或后天的饮食习惯、生活方式及某些环境因素等引起的高血压，如嗜铬细胞瘤/副神经节瘤、利德尔综合征、戈登征、拟盐皮质激素增多症、盐皮质激素受体突变导致妊娠加重的高血压等、家族性醛固酮增多症、先天性肾上腺皮质增生症、家族性糖皮质激素抵抗等。

（六）治疗

1. 治疗原则

降压药物选择时应综合考虑降压疗效、对心脑肾的保护作用、安全性和依从性以及对代谢的影响等因素。

2. 基础干预

（1）控制饮食：应做到饮食有节，包括调节饮食结构和节制饮食总量。我国居民平衡膳食宝塔中推荐增加膳食纤维、少量优质脂肪、适量优质蛋白、大量蔬菜、全谷类食物为主的饮食结构，改变高盐、低钾钙、低优质蛋白的缺点，避免高热量、高脂肪、营养失衡的弊端。应控制吸烟、饮酒等嗜好，并逐步戒除。

（2）合理运动：缺乏锻炼、体力活动不足是糖尿病及高血压的危险因素，但因糖尿病合并高血压患者心、脑血管并发症风险较高，因此原则上避免剧烈运动。坚持缓慢、适量的运动原则。青壮年患者可以选用比较中强度的运动项目,中老年患者或体质较弱者可选用低强度的运动项目,不宜户外锻炼者可练吐纳呼吸或打坐功;八段锦、太极拳、五禽戏等传统功法适宜大部分患者[24]。

（3）调摄心理:应正确认识和对待疾病,保持心情舒畅,配合医生进行合理的治疗和监测。

3. 中医治疗

1）肝阳上亢证

主证:头晕目眩,头目胀痛,头重脚轻,面红目赤,急躁易怒,失眠多梦,口苦舌红,舌苔薄黄,脉弦大而长。

方药:天麻钩藤饮加减。

加减:肝阳化风、肢体抽搐者,加僵蚕、羚羊粉;失眠多梦、急躁易怒者,加炒枣仁、珍珠母;头痛头胀者,加菊花、川楝子。

2）肝火上炎证

主证:头晕头痛,咽干口苦,面红目赤,烦躁失眠,性急易怒,心胸烦闷,胸胁胀痛,小便黄赤,大便偏干,舌红,舌苔薄黄,脉弦数。

方药:龙胆泻肝汤加减。

加减:心烦抑郁、胸胁苦满者,合四逆散;咽干、口苦、大便干结者,合大柴胡汤加减。

3）肝风内动证

主证:神昏痉厥,肢体抽动,面红目赤,急躁易怒,口苦舌红,舌苔薄黄,脉弦大而长。

方药:羚角钩藤汤(《重订通俗伤寒论》)加减。

加减:咽干口燥、倦怠乏力者,加麦冬、生地、五味子等。

4）肝肾阴虚证

主证:小便频数,浑浊如膏,视物模糊,腰膝酸软,眩晕耳鸣,五心烦热,低热颧红,口干咽燥,多梦遗精,皮肤干燥,雀目,或蚊蝇飞舞,或失明,皮肤瘙痒,舌红少苔,脉细数。

方药:杞菊地黄丸(《医级》)加减。

加减:视物模糊加茺蔚子、桑椹子;头晕加桑叶、天麻。

5）阴阳两虚证

主证:小便频数,夜尿增多,浑浊如脂如膏,甚至饮一溲一,五心烦热,口干咽燥,神疲,耳轮干枯,面色黧黑;腰膝酸软无力,畏寒肢凉,四肢欠温,阳痿,下肢浮肿,甚则全身皆肿,舌质淡,苔白而干,脉沉细无力。

方药:金匮肾气丸(《金匮要略》)。

加减:偏肾阳虚选右归饮(《景岳全书》)加减;偏肾阴虚选左归饮(《景岳全书》)加减。

6)脾肾阳虚证

主证:腰膝酸冷,夜尿频,畏寒身冷,小便清长或小便不利,大便稀溏,或见浮肿,舌淡胖大,脉沉细。

方药:附子理中丸(《伤寒论》)加减。

加减:偏于肾阳虚倍用肉桂;偏于肾阴虚重用知母,加生地;肾阳虚水肿甚加茯苓、泽泻利水消肿;兼心阳虚衰欲脱加山萸肉、肉桂,人参易为红参;水肿兼尿中大量泡沫加金樱子、芡实。

7)痰浊壅脾证

主证:头重昏蒙,四肢沉重,遇阴雨天加重,倦怠嗜卧,脘腹胀满,食少纳呆,大便溏泄或黏滞不爽,小便不利,或嗜食肥甘,形体肥胖,呕恶眩晕,恶心口黏,头重嗜睡,食油腻则加重,或腹部肥胖,实验室检查血脂或血尿酸升高,或伴脂肪肝,舌体胖大,苔白腻或白厚腻,脉滑或弦滑。

方药:平胃散(《太平惠民和剂局方》)加减。

加减:偏于湿,加藿香、佩兰等醒脾化湿;偏于痰,宜加陈皮、半夏行气化痰;偏于浊,加红曲、五谷虫、生山楂、西红花、威灵仙等消膏降浊[24]。

8)络脉瘀阻证

主证:头痛如针刺,固定不移,健忘头晕,失眠心悸,肢体麻木或疼痛,胸闷刺痛,或中风偏瘫,语言謇涩,或眼底出血,或下肢紫暗,唇舌紫暗,舌有瘀斑或舌下青筋暴露,苔薄白,脉弦涩。

方药:桃红四物汤(《医宗金鉴》)加减。

加减:疼痛日久,加全蝎、蜈蚣、地龙等虫类药搜风通络;以眼底或肾脏络脉病变为主者,宜抵挡汤(《伤寒论》)加减。

二、临床研究实例介绍

(一)单味中草药

1. 人参

人参 *Panax ginseng* C. A. Mey. 是五加科多年生草本植物。主要分布于中国、俄罗斯和朝鲜；在中国分布于辽宁东部、吉林东半部和黑龙江东部。其肉质根入药。性温，味甘、微苦、微温。归脾，肺经。人参具有大补元气，复脉固脱，补脾益肺，生津，安神的功效，主治体虚欲脱、肢冷脉微、脾虚食少、肺虚喘咳、津伤口渴等证。

实例1　韩国 Nam-Hun Lee 等[25]对人参相关的随机临床试验研究进行了荟萃分析，共查阅 411 例相关研究，纳入 57 例在人参种类或品种、适应证、剂量、部分特征和结果测量方面具有异质性的研究，研究涉及糖代谢、身体表现、性功能、精神运动功能、心脏功能、肺部疾病和脑血管功能等方面。其团队研究发现，人参具有调节葡萄糖代谢、改善心理运动功能和肺部疾病的作用，而其在提高体能方面没有效果。

实例2　加拿大 Sievenpiper J L 等[26]进行了一项多重交叉设计的随机临床试验研究，该研究旨在观察 8 种常见人参类型对餐后血糖和胰岛素指数的影响。该研究纳入 14 例健康非糖尿病受试者，共 12 例受试者完成研究。每位受试者随机接受 10 次单剂量口服治疗，每次 3 g，10 种不同品种的人参，种类分别为西洋参（*Panax quinquefolius* L.）、美国野生人参（*wild Panax quinquefolius* L.）、亚洲人参（*Panax ginseng* C. A. Meyer）、亚洲红参（*steam treated Panax ginseng* C. A. Meyer）、越南野山参（*Panax vietnemensis*）、西伯利亚人参（*Eleutherococcussenticosus*）、日本人参（*Panax Japonicus* C. A. Meyer）、三七（*Panax notoginseng*［*Burk.*］F. H. Chen）和两个安慰剂。每次治疗在 75 g 口服葡萄糖耐量试验前 40 min 给予，在 −40、0、15、30、45、60、90、120 min 抽血。HPLC − UV 分析定量主要人参皂苷。研究数据显示，亚洲人参、美国野生人参、西伯利亚人参升高峰值血糖和胰岛素曲线下面积；西洋参与越南野山参均能够降低 90 min 胰岛素指数，但越南野山参显著影响仅适用于超重参与者（体重指数＞25 kg/m²）。其团队研究发现，不同品种的人参具有可变的调节血糖效应；不同人参存在不同的人参皂苷谱、批次、物种、植物部分和制剂之间的差异；不同人群对人参的反应可能存在表型差异；推测其调节血糖的作用机制是包括多种肽聚糖[27-31]在内的非皂苷化合物、可降低血糖的矿物质（如铬、钒和镁[32]）的对机体的影响。

2. 西洋参

西洋参 *Panax quinquefolius* L. 是五加科人参属的多年生草本植物，以其根入药。原产北美洲的加拿大南部和美国北部，现分布于吉林、北京、山东、陕西、山西,以及福建、云南等南方省区的高海拔山区。其味苦、微甘,性凉,入心、肺、肾经,具有补气养阴、清火生津的功效,主治气阴两虚。

实例3 加拿大 Mucalo I 等[33]进行了一项随机临床试验研究,通过评估增强指数和血压来衡量,西洋参对 2 型糖尿病伴高血压患者的动脉僵化的影响。该研究纳入 81 例患有 2 型糖尿病合并高血压患者,其中治疗组 40 例患者给予含西洋参提取物胶囊(2 粒,500 毫克/粒),每日 3 次,共服用 12 周;安慰剂组 41 例患者给予含玉米淀粉胶囊。共有 64 例患者完成研究,其中治疗组 30 例,安慰剂组 34 例。其团队研究发现,服用西洋参可使患者的收缩压与代表动脉僵硬度的增强指数均明显降低。推测其可能的降压作用机制是人参皂苷[34]可通过促进一氧化氮的释放引起血管舒张和防止氧自由基对血管的损伤,通过西洋参治疗的一氧化氮途径改善血管内皮功能使收缩压及动脉僵硬度下降。

3. 酸茶

酸茶 *sour tea/Hibiscus sabdariffa* Linn. 又名木槿花,中药名玫瑰茄,民间又称"洛神花",系锦葵科木槿属一年生草本植物,起源于非洲。目前我国广西、福建、广东、云南等地已有大面积的栽培,是一种具有多种经济用途的热带、亚热带经济作物。其以花萼入药,其味酸,性凉,具有敛肺止咳、降血压、解酒的功效,可以治疗肺虚咳嗽、高血压、醉酒。

实例4 伊朗 Soleimani A R 等[35]进行了一项随机区组化的交叉临床试验,通过评估动态血压监测了解酸茶片与卡托普利治疗高血压的对比疗效。该研究包括 114 例高血压患者,其中 94 例患者被排除在研究之外(由于并发症、未就诊、代谢异常或服用降压药史)。最后,共有 20 例患者完成研究,其中 1 组10 人,2 组 10 人。1 组 10 例患者给予口服酸茶片 500 mg,每日 2 次,共服用 6周;2 组 10 例患者给予口服卡托普利 12.5 mg,每日 2 次。患者每周接受 1 次访视,测量血压 2 次,在连续 2 次访视中测量高血压之前和之后进行动态血压监测。6 周后两组交叉。1 组 10 例患者给予卡托普利 12.5 mg,每日 2 次,共服用 6 周;2 组 10 例患者给予酸茶片 500 mg,每日 2 次。6 周后进行 3 次动态血压监测(基线、第 6 周末和第 12 周末)。其团队研究发现,酸茶片和卡托普利在睡眠和白天的收缩压和舒张压均显著降低,具有明显的降压作用;且酸茶片组未见不良反应。在不优先于卡托普利的情况下,可将酸茶片作为降低卡托普利处方剂量的辅助治疗。

实例5 美国 McKay D L 等[36]进行了一项随机临床试验研究,通过评估受试者基线和每周间隔的血压衡量木槿花对高血压前期和轻度高血压成年患者血压的影响。该研究共纳入 66 例 30～70 岁的高血压前期和轻度高血压成年患者,共有 65 名患者完成了研究。治疗组 35 例给木槿花冲泡茶水(1.25 g),每日 3 次,共服用 6 周;安慰剂组 30 例接受人造木槿花风味浓缩物水。其团队研究发现,治疗组木槿花茶可降低高血压前期和轻度高血压成人的血压。

推测其降压的作用机制是木槿花所含有的黄酮类成分等具有血管紧张素转化酶[37]抑制作用,使血管舒张而降低血压;另一方面,其可能作用于钙通道[38],抑制钙离子流入并抑制细胞内储存的钙离子释放以放松血管平滑肌;其可能还具有利钠、利尿作用[39],从而起到降低血压的作用。

4. 丹参与葛根

丹参与葛根组成的对药首见于《施今墨医学全集》[40],该对药具有升阳止渴、凉血活血、降糖润筋的功效。主治糖尿病兼瘀血证者,症见舌质紫暗,或有瘀斑,舌下静脉瘀滞等。

丹参 *Salviae Miltiorrhizae Radix et* Rhizoma 为唇形科植物丹参(*Salvia miltiorrhiza Bge.*)的干燥根和根茎。在我国分布于安徽、江苏、山东、四川等地。其味苦,微寒。丹参具有活血通经,祛瘀止痛,清心除烦,凉血消痈之功效。主治胸痹心痛,脘腹胁痛,癥瘕积聚,热痹疼痛,心烦不眠,月经不调,痛经经闭,疮疡肿痛等症。葛根(*Puerariae Lobatae Radix*)是多年生豆科藤本植物野葛[*Pueraria lobata（Willd.）Ohwi*]的干燥根,原产于东南亚,主要分布于我国的湖南、河南、广东、浙江等地。《中国药典》同时收载同属植物甘葛藤(*P. thomsonii*)的干燥根,以"粉葛"(*thomson kudzu root*)命名,临床常互换使用。其味甘、辛,性凉。葛根具有解肌退热、生津止渴、透疹、升阳止泻、通经活络、解酒毒的功效。葛根主治外感发热头痛、项背强痛、口渴、消渴、麻疹不透、热痢、泄泻、眩晕头痛、中风偏瘫、胸痹心痛、酒毒伤中等症。

实例6 中国台湾 Lin Y J 等[43]进行了一项基于人口的回顾性队列研究,通过对 2 型糖尿病合并高血压患者的中药处方模式进行调查,旨在确定中药处方模式并通过动物实验评估中药对平滑肌收缩力的影响。在这项研究中,随机抽取了中国台湾健康保险中 1998—2010 年糖尿病合并高血压患者 84 032 人的队列,排除年龄<20 岁、无高血压、患糖尿病前有高血压、患糖尿病后 1 年内有高血压以及 2009 年后有高血压的个体,共有 10 664 名研究对象被纳入研究队列。研究对象在高血压后第 1 年内有累计服用中药(Chinese herbal medicine，CHM)天数超过 28 天的记录，被定义为 CHM 使用者($n=984$)。没有使用 CHM 记录的研究对象被定义为非 CHM 使用者。满足 CHM 处方累计 28 个用药日的标准的日期被指定为索引日期。采用一对一的匹配方法来匹配 CHM 使用者和非 CHM 使用者。在对这两组人的年龄、性别和高血压的诊断日期进行匹配后，选出 CHM 和非 CHM 使用者。每组共选出 980 名受试者。研究的终点是：死亡日期、退出健康计划的日期、随访终止日期(2010 年 12 月 31 日)。收集了 CHM 的所有药物代码(中药配方和单一药材)，并根据其名称进行分组。计算 CHM 使用者从高血压到研究终点的处方频率、累积药物剂量、平均每次处方持续时间和随访人年；采用筛选出的中药处方及单味中药处理大鼠主动脉平滑肌细胞，通过测量肌球蛋白轻链的磷酸化和胶原蛋白收缩试验进行功能分析。其团队研究发现，丹参和葛根是 2 型糖尿病患者中高血压个体最常见的单味药，应用丹参与葛根等中药处方可提高 2 型糖尿病合并高血压患者的总生存率；丹参与葛根对体外平滑肌细胞的收缩力有抑制作用。推测其降压作用机制为抑制了肌球蛋白轻链蛋白的磷酸化，降低了血管平滑肌的收缩力，使血管舒张，降低血压。

实例 7 中国香港 Woo K S 等[44]进行了一项随机临床试验研究，通过评估原发性高血压患者的超声波测量的肱动脉血流介导的扩张(brachial flow-mediated dilation，FMD)和颈动脉内膜中膜厚度(carotid intima-media thickness，IMT)了解丹参和葛根对高危高血压患者的动脉粥样硬化形成的影响。该研究共纳入 90 名原发性高血压患者(收缩压 160/90 mmHg)，其中 57 例心电图或超声心动图显示左室肥厚、56 例患有糖尿病(空腹血糖＞7.0 mmol/L 或正在服用糖尿病治疗药物者)，27 例有轻度至中度肾损害(血清肌酐 120～250 μmol/L)。较低剂量治疗组 31 例给予口服丹参和葛根胶囊 1 克/天，较高剂量治疗组 30 例给予丹参和葛根胶囊 2 克/天，安慰剂组 29 例相同的安慰剂胶囊，共服用 12 个月。丹参和葛根治疗组的 FMD 明显改善，IMT 有轻微但明显的下降。较高剂量治疗组的 FMD 与较低剂量组相比，有更好的改善趋势。丹参和葛根的耐受性好，无明显的不良事件或血液生化变化。其团队研究发现，丹参和葛根辅助治疗可显著改善高危高血压患者的动脉粥样硬化。推测其降压的作用机制是丹参和葛根中植物化学成分具有降脂、抗氧化和一氧化氮产生或促进作用，可使血管舒张；及其植物雌激素性质[45-50]对 FMD 受损、循环中低密度脂蛋白胆固醇的氧化及该成分的单核细胞向内迁移、其他炎症浸润、血管壁以及随后的内膜增厚等动脉粥样硬化发展的关键过程[51]的影响,延缓动脉粥样硬化进程。

关于丹参的动物研究表明[41],丹参中的一种亲脂性成分 15,16 -二氢丹参酮 I(15,16-dihydrotanshinone I, DHTH)的潜在多靶点作用机制,DHTH 作为盐皮质激素受体拮抗剂,可抑制醛固酮诱导的 Na^+/K^+ - ATP 酶基因表达,与丹参的降压作用有关;DHTH 作为糖皮质激素受体拮抗剂,并抑制 *PEPCK* 和 *G6Pase* 基因的表达,通过 AMP 活化蛋白激酶通路,抑制糖异生并促进葡萄糖摄取,改善高血糖状态。DHTH 增加乙酰辅酶 A 羧化酶磷酸化,这可能导致脂肪生成减少。

关于葛根的动物实验表明[42],葛根素通过抑制 β 肾上腺素能受体发挥降压作用,可显著降低肾上腺素的高血压反应。

三、预后

糖尿病合并高血压的患者,因两病共患导致微血管及全身大血管病变的发生较单病时进程加快,时间缩短,增加了全身血管疾病、脑卒中和肾病等疾病的风险和病死率。长期预后较差。通过调节其血压,可延缓并发症的发生,因此控制血糖的同时,应强调对高血压的治疗。

参考文献

[1] 中华医学会糖尿病学分会慢性并发症调查组.1991—2000 年全国住院糖尿病患者慢性并发症及相关大血管病变回顾性分析[J].中国医学科学院学报,2002,24(5):447 - 451.

[2] Feihl F, Liaudet L, Waeber B, et al. Hypertension: a disease of the microcirculation? [J]. Hypertension, 2006,48(6):1012 - 1017.

[3] Lembo G, Napoli R, Capaldo B, et al. Abnormal sympathetic overactivity evoked by insulin in the skeletal muscle of patients with essential hypertension [J]. J Clin Invest, 1992,90:24 - 29.

[4] Ogihara T, Asano T, Ando K, et al. Angiotensin II-induced insulin resistance is associated with enhanced insulin signaling [J]. Hypertension, 2002,40(6):872 - 879.

[5] Fuller J H. Epidemiology of hypertension associated with diabetes mellitus [J]. Hypertension, 1985,7(6Pt2):113 - 117.

[6] Christlieb A R. Diabetes and hypertensive vascular disease. Mechanisms and treatment

[J]. Am J Cardiol.1973,32(4):592-606.

[7] Tatsumi Y, Ohkubo T. Hypertension with diabetes mellitus: significance from an epidemiological perspective for Japanese [J]. Hypertens Res, 2017,40(9):795-806.

[8] Iso H, Imano H, Kitamura A, et al. Type 2 diabetes and risk of non-embolic ischaemic stroke in Japanese men and women [J]. Diabetologia, 2004,47(12):2137-2144.

[9] Kokubo Y, Kamide K, Okamura T, et al. Impact of high-normal blood pressure on the risk of cardiovascular disease in a Japanese urban cohort: the Suita study [J]. Hypertension, 2008,52(4):652-659.

[10] Zhang Y Q, Li Y, Dong Y G, et al. A nationwide assessment of blood pressure control and the associated factors in Chinese type 2 diabetes mellitus patients [J]. J Clin Hypertens (Greenwich),2019,21(11):1654-1663.

[11] Mogensen C E. Long-term antihypertensive treatment inhibiting progression of diabetic nephropathy [J]. Br Med J (Clin Res Ed),1982,285(6343):685-688.

[12] Parving H H, Andersen A R, Smidt U M, et al. Early aggressive antihypertensive treatment reduces rate of decline in kidney function in diabetic nephropathy [J]. Lancet, 1983,1(8335):1175-1179.

[13] Mombouli J V, Vanhoutte P M. Endothelial dysfunction: from physiology to therapy [J]. J Mol Cell Cardiol, 1999,31(1):61-74.

[14] Busa W B. Mechanisms and consequences of pH-mediated cell regulation [J]. Annu Rev Physiol, 1986,48:389-402.

[15] González Maqueda I. Arterial hpertension arterialy and diabetes [J]. Rev Esp Cardiol, 1997,50(Suppl 4):33-48.

[16] Santulli G, Lombardi A, Sorriento D, et al. Age-related impairment in insulin release: the essential role of β_2-adrenergic receptor [J]. Diabetes, 2012,61(3):692-701.

[17] Ban N, Yamada Y, Someya Y, et al. Activating transcription factor-2 is a positive regulator in CaM kinase IV-induced human insulin gene expression [J]. Diabetes, 2000,49(7):1142-1148.

[18] Vazquez J, Contreras F, Velasco M. Actualización enterapia trombolítica [J]. Arch Vzlanos de Farmacología yTerapèutica, 1999,18:59-70.

[19] Patel S T, Kent K C. Risk factors and their role in the diseases of the arterial wall [J]. Seminars in Vascular Surgery, 1998,11(3):156-168.

[20] Charest R, Prpic V, Exton J H, et al. Stimulation of inositol trisphosphate formation in hepatocytes by vasopressin, adrenaline and angiotensin II and its relationship to changes in cytosolic free Ca^{2+} [J]. Biochem J, 1985,227(1):79-90.

[21] Zemel M B, Sowers J R. Salt sensitivity and systemic hypertension in the elderly [J]. Am J Cardiol, 1988,61(16):7H-12H.

[22] 中华医学会糖尿病学分会.中国2型糖尿病防治指南(2020年版)(上)[J].中国实用内科杂志,2021,41(08):669-670.

[23] 中国高血压防治指南修订委员会,高血压联盟(中国),中华医学会心血管病学分会,等.中国高血压防治指南(2018年修订版)[J].中国心血管杂志,2019,24(01):28-29.

[24] Lian F, Ni Q, Shen Y, et al. International traditional Chinese medicine guideline for diagnostic and treatment principles of diabetes [J]. Ann Palliat Med, 2020,9(4):2237-2250.

[25] Najjar-Debbiny R, Gronich N, Weber G, et al. Effectiveness of paxlovid in reducing severe coronavirus disease 2019 and mortality in high-risk patients [J]. Clin Infect Dis, 2023,76(3):e342-e349.

[26] Sievenpiper J L, Arnason J T, Leiter L A, et al. Decreasing, null and increasing effects of eight popular types of ginseng on acute postprandial glycemic indices in healthy humans: the role of ginsenosides [J]. J Am Coll Nutr, 2004,23(3):248-258.

[27] Konno C, Sugimyama K, Kano M, et al. Isolation and hypoglycemic activity of panaxans A, B, C, D, and E glycans of Panax ginseng roots [J]. Planta Med, 1984,50(5):434-436.

[28] Oshima Y, Konno C, Hikino H. Isolation and hypoglycemic activity of panaxans I, J, K, and L, glycans of Panax ginseng roots [J]. J Ethnopharmacol, 1985,14(2-3):255-259.

[29] Konno C, Murakami M, Oshima Y, et al. Isolation andhypoglycemic activity of panaxans Q, R, S, T and U, glycans of Panax ginseng roots [J]. J Ethnopharmacol, 1985,14(1):69-74.

[30] Hikino H, Takahashi M, Otake K, et al. Isolation and hypoglycemic activity of eleutherans A, B, C, D, E, F, and G: glycans of Eleutherococcus senticosus roots [J]. J Nat Prod, 1986,49(2):293-297.

[31] Oshima Y, Sato K, Hikino H. Isolation and hypoglycemic activity of quinquefolans A, B, and C, glycans of Panax quinquefolium roots [J]. J Nat Prod, 1987,50(2):188-190.

[32] Yeh G Y, Eisenberg D M, Kaptchuk T J, et al. Systematic review of herbs and dietary supplements for glycemic control in diabetes [J]. Diabetes Care, 2003,26(4):1277-1294.

[33] Mucalo I, Jovanovski E, Rahelic D, et al. Effect of American ginseng (Panax quinquefolius L.) on arterial stiffness in subjects with type-2 diabetes and concomitant hypertension [J]. J Ethnopharmacol, 2013,150(1):148-153.

[34] Kim H, Chen X, Gillis C N. Ginsenosides protect pulmonary vascular endothelium against free radical-induced injury [J]. Biochem Biophys Res Commun, 1992,189(2):670-676.

[35] Soleimani A R, Akbari H, Soleimani S, et al. Effect of sour tea (Lipicom) pill versus captopril on the treatment of hypertension [J]. J Renal Inj Prev, 2015,4(3):73 – 79.

[36] McKay D L, Chen C Y, Saltzman E, et al. Hibiscus sabdariffa L. tea (tisane) lowers blood pressure in prehypertensive and mildly hypertensive adults [J]. J Nutr, 2010, 140(2):298 – 303.

[37] Herrera-Arellano A, Miranda-Sánchez J, Avila-Castro P, et al. Clinical effects produced by a standardized herbal medicinal product of Hibiscus sabdariffa on patients with hypertension. A randomized, double-blind, lisinopril-controlled clinical trial [J]. Planta Med, 2007,73(1):6 – 12.

[38] Owolabi O A, Adegunloye B J, Ajagbona O P, et al. Mechanism of relaxanteffect mediated by an aqueous extract of Hibiscus sabdariffa petals in isolated rat aorta [J]. Pharm Biol, 1995,33:210 – 214.

[39] Mojiminiyi F B O, Adegunloye B J, Egbeniyi Y A, et al. An investigation of the diuretic effect of an aqueous extract of the petals of Hibiscus sabdariffa [J]. J Med Med Sci, 2000(2):77 – 80.

[40] 王道瑞. 施今墨医学全集[M]. 北京:中国中医药出版社,2019:448.

[41] Liu Q, Zhang Y, Lin Z, et al. Danshen extract 15, 16-dihydrotanshinone I functions as a potential modulator against metabolic syndrome through multi-target pathways [J]. J Steroid Biochem MolBiol, 2010,120(4 – 5):155 – 163.

[42] Lu X R, Gao E, Xu L Z, et al. Puerarin beta-adrenergic receptor blocking effect [J]. Chin Med J (Engl), 1987,100(1):25 – 28.

[43] Lin Y J, Ho T J, Yeh Y C, et al. Chinese herbal medicine treatment improves the overall survival rate of individuals with hypertension among type 2 diabetes patients and modulates in vitro smooth muscle cell contractility [J]. PLoS One, 2015,10(12): e0145109.

[44] Woo K S, Yip T W, Chook P, et al. Cardiovascular protective effects of adjunctive alternative medicine (Salvia miltiorrhiza and Pueraria lobata) in high-risk hypertension [J]. Evid Based Complement Alternat Med, 2013,2013:132912.

[45] Tam W Y, Chook P, Qiao M, et al. The efficacy and tolerability ofadjunctive alternative herbal medicine (Salvia miltiorrhiza and Pueraria lobata) on vascular function and structure in coronary patients [J]. J Altern Complement Med, 2009,15 (4):415 – 421.

[46] Zhang Q, Bao Y, Wu P, et al. Antioxidative components of tanshen (Salvia miltiorhiza Bung) [J]. J Agr Food Chem, 1990,38(5):1194 – 1197.

[47] Lei X L, Chiou G C. Studies on cardiovascular actions of Salvia miltiorrhiza [J]. Am J Chin Med, 1986,14(1 – 2):26 – 32.

[48] Zhou L, Zuo Z, Chow M S. Danshen: an overview of its chemistry, pharmacology, pharmacokinetics, and clinical use [J]. J Clin Pharmacol, 2005,45(12):1345 – 1359.

[49] Cheng T O. Cardiovascular effects of Danshen [J]. Int J Cardiol, 2007,121(1):9 –

22.

[50] Fan L L, O'Keefe D D, Powell W J Jr. Effect of puerarin on regional myocardial blood flow and cardiac hemodynamics in dogs with acute myocardial ischemia [J]. Yao Xue Xue Bao, 1984, 19(11): 801 - 807.

[51] Libby P, Ridker P M, Hansson G K. Leducq Transatlantic Network on Atherothrombosis. Inflammation in atherosclerosis: from pathophysiology to practice [J]. J Am Coll Cardiol, 2009, 54(23): 2129 - 2138.

第四节　中医药治疗糖尿病合并脂代谢紊乱

一、概述

糖尿病合并脂代谢紊乱在 2 型糖尿病中很常见,又被称为"糖脂病"。糖尿病并发脂代谢紊乱主要表现为高甘油三酯、低密度脂蛋白胆固醇升高、高密度脂蛋白胆固醇降低,即脂质三联征。

(一) 病因病机

糖尿病的发病机制具有一定的复杂性,主要与自身免疫、遗传因素、环境因素等相关,最终导致胰岛素的缺乏和(或)抵抗,从而影响脂质代谢,导致脂代谢紊乱。而相关研究提示,脂质代谢紊乱也可促进糖尿病的发病,二者相互影响。

糖尿病合并脂代谢紊乱的病名在中医学中并无确切病名记载,根据其临床症状和表现可归属于中医学的"消渴""痰证""瘀证""湿证"等范畴。该疾病的病理基础多为本虚标实、虚实夹杂,本虚以脾肾虚为主,标实多为痰湿、瘀血、浊毒,痹阻脉络,以痰湿、瘀血多见,痰瘀不清,是该病发生、发展的关键。

(二) 临床表现

糖尿病合并脂代谢紊乱是常见的代谢性疾病,其血糖升高是主要表现,同时合并有总胆固醇、甘油三酯、低密度脂蛋白胆固醇水平升高和高密度脂蛋白胆固醇水平降低。长期代谢紊乱也是动脉粥样硬化性心血管疾病的主要危险因素。

(三) 诊断

1. 糖尿病诊断

参考中华医学会糖尿病学分会《中国 2 型糖尿病防治指南(2020 年版)》要

求,符合糖尿病诊断标准参见表 4-6。

2. 血脂代谢异常诊断

血脂代谢异常参考中国成人血脂异常防治指南修订联合委员会修订的《中国成人血脂异常防治指南(2016 年修订版)》,标准参见表 4-9。

表 4-9　中国动脉硬化性心血管疾病一级预防人群血脂合适水平和异常分层标准
[mmol/L(mg/dL)]

分层	总胆固醇	低密度脂蛋白胆固醇	高密度脂蛋白胆固醇	非高密度脂蛋白胆固醇	甘油三酯
理想水平		<2.6(100)		<3.4(130)	
合适水平	<5.2(200)	<3.4(130)		<4.1(160)	<1.7(150)
边缘升高	≥5.2(200)且<6.2(240)	≥3.4(130)且<4.1(160)		≥4.1(160)且<4.9(190)	≥1.7(150)且<2.3(200)
升高	≥6.2(240)	≥4.1(160)		≥4.9(190)	≥2.3(200)
降低			<1.0(40)		

(四) 辅助检查

实验室检查:检查血常规、尿常规、肝功能、肾功能、血脂四项(总胆固醇、甘油三酯、低密度脂蛋白胆固醇和高密度脂蛋白胆固醇)、口服葡萄糖耐量试验(同步测定血糖及胰岛素)、糖化血红蛋白、尿微量白蛋白/肌酐。

(五) 鉴别诊断

1. 其他继发因素或合并因素所致脂质代谢异常

常见的继发因素包括甲状腺功能减退症、肾病综合征、慢性肾衰竭、阻塞性肝病和药物(如大剂量噻嗪类利尿剂、β 受体阻滞剂、糖皮质激素)等。

2. 原发性脂质代谢异常

由于先天遗传因素或后天的饮食习惯、生活方式及某些环境因素等引起的脂质代谢异常属原发性,如普通型高甘油三酯血症、家族性高胆固醇血症等。

(六) 治疗

1. 治疗原则

该疾病的病理基础多为本虚标实、虚实夹杂,本虚以脾肾虚为主,标实以痰湿、瘀血多见。因此,其治疗以扶正固本、化痰祛瘀为总则。

2. 治疗方法

辨本症与并发症,治疗以本症和并发症兼治为法。以下是一些常见的中医

治疗方法:

1) 中药

(1) 气阴两虚。

辨证特点:乏力、气短,头晕耳鸣,五心烦热,心悸失眠,易汗出或盗汗,大便干,舌红苔少,脉细数或弦细。

方药:六味地黄汤合生脉散加减。

(2) 肝肾阴虚。

辨证特点:眩晕耳鸣,五心烦热,肢体麻木,低热颧红,腰膝酸软,口咽干燥,健忘不寐,盗汗,舌红少苔,脉细数。

方药:滋水清肝饮加减。

(3) 血瘀脉络。

辨证特点:肢体麻木或疼痛,肢体活动不利,胸胁脘腹胀闷或疼痛,腰痛,记忆力减退,舌质暗或紫,舌下络脉迂曲,脉弦涩。

方药:丹参饮合四物汤加减。

(4) 脾肾阳虚。

辨证特点:畏冷肢凉,面色㿠白,腰膝酸软,腹部冷痛,久泄久痢,或完谷不化,食欲不振,头晕乏力,脘腹胀闷,精神萎靡,浮肿尿少,舌淡胖,苔白滑,脉沉迟无力。

方药:附子汤合理中汤加减。

(5) 痰湿阻遏。

辨证特点:肢体沉重,肌肤肿硬麻木,口黏腻,纳呆或恶心,便溏,苔白腻或厚,脉沉滑。

方药:六君子汤合参苓白术散加减。

2) 针灸

(1) 气阴两虚。

辨证特点:乏力、气短,头晕耳鸣,五心烦热,心悸失眠,易汗出或盗汗,大便干,舌红苔少,脉细数或弦细。

常用穴位:心俞、天枢、大横、足三里、三阴交、气海、中极、关元、百会、合谷、复溜。

(2) 肝肾阴虚。

辨证特点:眩晕耳鸣,五心烦热,肢体麻木,低热颧红,腰膝酸软,口咽干燥,健忘不寐,盗汗,舌红少苔,脉细数。

常用穴位:百会、心俞、肝俞、肾俞、三阴交、太溪、金津、玉液。

（3）血瘀脉络。

辨证特点:肢体麻木或疼痛,肢体活动不利,胸胁脘腹胀闷或疼痛,腰痛,记忆力减退,舌质暗或紫,舌下络脉迂曲,脉弦涩。

常用穴位:血海、风市、蠡沟、膈俞、足三里、三阴交、期门、四神聪、腰俞、肾俞、孔最、曲池、八邪、八风、局部阿是穴、舌下脉络刺络放血。

（4）脾肾阳虚。

辨证特点:畏冷肢凉,面色㿠白,腰膝酸软,腹部冷痛,久泄久痢,或完谷不化,食欲不振,头晕乏力,脘腹胀闷,精神萎靡,浮肿尿少,舌淡胖,苔白滑,脉沉迟无力。

常用穴位:脾俞、肾俞、中极、关元、气海、命门、中脘、天枢、百会、足三里。

（5）痰湿阻遏。

辨证特点:肢体沉重,肌肤肿硬麻木,口黏腻,纳呆或恶心,便溏,苔白腻或厚,脉沉滑。

常用穴位:中脘、足三里、丰隆、阴陵泉、气海、曲池、合谷、八邪、八风。

3）耳穴

取内分泌、三焦、肾、胰、胆、脾、肺、心、神门、交感,毫针轻刺激或皮内针埋针法,或以王不留行子贴压。

4）推拿

主要手法为一指禅推法、肘推法、㨰法等疏经活络,激发经气;辅以直推法、捏法(分捏督脉与任脉)、旋推法、拿法等泻阴经,补阳经;摩法、擦法、叠转法、抖腹法等对症治疗。

二、临床研究实例介绍

(一) 单味中草药

1. 胡芦巴

胡芦巴 *Trigonella foenum-graecum* L.,民间又叫"香草"或"苦豆",是豆科胡芦巴属的一年生草本植物。胡芦巴原产于伊朗、印度及欧洲东南部地区,目前在中国南北各地均有栽培。胡芦巴的种子入药,其味苦,性温,无毒,具有祛痰除湿、补肾壮阳功效,可以治疗肺病、风寒湿痹、肾虚遗精和阳痿。

实例 1 埃塞俄比亚 Geberemeskel G A 等[1]完成了一项临床研究。关于胡芦巴粉溶液对糖尿病患者高脂血症的治疗作用的临床试验。该研究共纳

入了 114 例新诊断的 2 型糖尿病患者,治疗组 57 例患者给予胡芦巴种子粉
(25 mg)溶液,每日 2 次,共服用 1 个月;对照组 57 例患者给予二甲双胍治疗。
共有 95 名患者完成了本研究,其中治疗组 49 人,对照组 46 人。观察胡芦巴种
子粉溶液对 2 型糖尿病患者血脂水平的影响。其团队研究发现,治疗组患者的
总胆固醇、甘油三酯和低密度脂蛋白胆固醇水平均显著低于对照组患者,但治
疗组患者高密度脂蛋白胆固醇水平显著高于对照组患者。该研究结果显示服
用胡芦巴粉溶液对改善 2 型糖尿病患者的脂质代谢有显著效果,且无不良影
响;提示胡芦巴可能为 2 型糖尿病的临床治疗提供新的选择。其团队研究推测
胡芦巴作用机制可能与其种子可促进粪便中胆汁酸和胆固醇的排泄有关。由
于胆汁酸和胡芦巴衍生皂苷之间的反应,导致形成的产物过大,而无法被消化
道吸收。且胡芦巴种子粉溶液还可能延迟葡萄糖和脂肪酸的吸收,从而为甘油
三酯的合成提供较少的底物,起到调节脂质代谢的作用。

2. 大西洋黄连木

大西洋黄连木 *Pistacia atlantica subsp*. Kurdica 发源于伊朗的扎格罗斯
山脉,其果实被当地人作为食品调味料使用,它的果油被用作烹饪油,树脂用于
制造口香糖和提取萜烯酮类化合物,药用价值具有抗氧化、抗菌、抗癌等功效,
可用于治疗胃肠道疾病、肝脏疾病、化脓性感染、高血压和高胆固醇等疾病。

实例 2 伊朗 Majd F S 等[2]完成了一项随机、三盲、安慰剂对照临床研
究。关于大西洋黄连木对 2 型糖尿病合并高脂血症患者疗效的临床研究。该
研究共纳入 58 例诊断为 2 型糖尿病合并高脂血症患者。大西洋黄连木组 29
例接受大西洋黄连木果实制成的胶囊(500 mg),每日 1 次。安慰组 29 例在主
餐后给予相同剂量纤维素,两组均治疗为期 2 个月。在基线期、第 1 个月、第 2
个月结束时,评估血脂及血糖。其团队研究发现,食用大西洋黄连木显著降低
了总胆固醇、低密度脂蛋白胆固醇、甘油三酯、餐后 2 h 血葡萄糖水平的平均变
化。其团队推测大西洋黄连木的作用机制在于其含挥发性化合物 α-蒎烯、乙
酸龙脑酯、月桂烯、莰烯、桉油烯醇、α-松油醇和柠檬烯,这些化合物具有降糖、
降血脂、抗氧化、抗动脉粥样硬化等多种生物学作用。

3. 楤木根

楤木根为五加科植物楤木的根及根皮,味辛,性平,具有祛风湿、利小便、散
瘀血、消肿毒等功效。用治风湿性关节炎、肾炎水肿、肝硬化腹水、急慢性肝炎、
胃痛、淋浊、血崩、跌打损伤、瘰疬、痈肿。

实例 3 国内 Liu X H 等[3]完成了一项多中心、随机、双盲、安慰剂对照临床试验。关于格列吡嗪联合槭木根皮提取物对 2 型糖尿病患者血糖控制及血脂水平影响的临床试验。其团队将 148 例 2 型糖尿病患者随机分为两组,格列吡嗪组 74 例,每天接受 15 mg 格列吡嗪和安慰剂;联合治疗组 74 例,除服用格列吡嗪外,每天服用槭木根皮提取物 2.7 g,持续治疗 8 周,观察槭木根皮提取物加格列吡嗪治疗对患者血糖控制和血脂水平的影响。研究团队发现,与治疗前相比,两组治疗均显著改善患者空腹血糖和餐后 2 h 血糖联合用药组总胆固醇降幅大于格列吡嗪组,且低密度脂蛋白胆固醇变化大于单独使用格列吡嗪时观察到的变化,而两治疗组的高密度脂蛋白胆固醇和甘油三酯在 8 周期间均无显著变化。提示格列吡嗪和槭木根皮提取物联合治疗可显著改善血糖控制和脂质状况,无任何重大不良反应,推测其作用机制可能是槭木根皮含有多种生物活性成分(包括皂苷和萜类),这些成分被认为是抗氧化剂,对预防糖尿病的进行性衰退起着重要作用。

4. 车前子壳

车前子壳原产于印度,作为传统草药,它在欧美、南亚、西亚、中国广泛使用。味甘,性凉。归大肠、脾、胃经。车前子壳具有润肠通便、化浊降脂、化湿止泻的功效。用于治疗便秘、高脂血症、消渴、休息痢等,也可作为食品添加剂使用,增加食品和饮料的纤维含量和稠度。

实例 4 美国 Anderson J W 等[4]进行的一项双盲、安慰剂对照、平行研究中,关于车前子壳对 2 型糖尿病患者血糖和血脂反应影响的临床试验。34 名患有 2 型糖尿病和轻、中度高胆固醇血症的患者在 2 周的饮食稳定期后,随机分为车前子壳组 18 例,接受 5.1 g 车前子壳和安慰剂组 15 例,接受纤维素安慰剂。共有 29 名患者完成本试验,其中治疗组 15 名,安慰剂组 14 名,两组治疗每天 2 次,持续 8 周。评估患者治疗前后血脂和血糖变化情况。其团队研究发现,与安慰剂组相比,车前子壳组在血糖和脂质方面有显著改善,且车前子壳组的血清总蛋白和低密度脂蛋白胆固醇浓度分别降低 8.9% 和 13.0%。与安慰剂组相比,车前子壳组全天和午餐后餐后血糖浓度分别降低 11.0% 和 19.2%。该研究结果显示,车前子壳组具有很好的代谢控制效果,服用车前子壳也未发生严重不良事件,提示其疗法是安全、有效的。其作用机制在于车前子壳富含可溶性膳食纤维,遇水形成胶冻状物质,增加了胃肠道内容物的黏稠度,使肠蠕动增加,降低了其对葡萄糖的吸收,同时能与产生胆固醇的物质结合,增加胆固醇的排出,降低机体对胆固醇的摄入,调节 2 型糖尿病患者的脂质代谢。

5. 灵芝

灵芝味甘,性平。归心、肺、肝、肾经。灵芝具有补气安神、止咳平喘功效。用于治疗心神不宁、失眠、惊悸、咳喘痰多、虚劳证。

实例 5 中国香港 Chu T T 等[5]进行的一项随机、双盲、交叉研究中,关于评估灵芝治疗边缘性血压和(或)胆固醇升高患者的心血管、代谢、抗氧化和免疫调节反应的临床试验。共有 26 名高血压和(或)血脂异常患者纳入研究,治疗组给予灵芝提取物胶囊(360 mg),每日 2 次,安慰剂给予匹配的安慰剂,持续 12 周,观察患者血脂变化情况。其研究团队发现,治疗组在服用灵芝胶囊期间,低密度脂蛋白胆固醇和甘油三酯下降了 8%,高密度脂蛋白胆固醇增加了 24%,而安慰剂组则没有发现这种变化。表明灵芝具有轻微的抗糖尿病作用,并可能改善糖尿病的血脂异常。推测其作用机制在于灵芝中含有多聚糖 A 和 B,而多聚糖 B 这种物质能够增加胰岛素水平,促进人体组织对糖的利用,有助于血糖降低,降低了肝脏磷酸烯醇丙酮酸羧激酶的表达,对低密度脂蛋白胆固醇也有所降低。

(二) 中成药

1. 小檗碱

小檗碱亦称黄连素,是一种从中草药黄连中提取的植物生物碱,黄连素具有清热燥湿、行气止痛、止痢止泻的功效,主要用于肠炎、痢疾等。此外,该药物也可用于调节脂代谢紊乱。小檗碱主要影响 2 型糖尿病患者游离脂肪酸的代谢,可能通过下调患者血清中游离脂肪酸的高水平,从而介导葡萄糖和脂质代谢,在 2 型糖尿病的治疗中发挥作用。

实例 6 国内 Wang S J 等[6]在中国 20 个医疗中心进行的随机、双盲、安慰剂对照临床试验研究中,关于小檗碱和益生菌联合治疗改善 2 型糖尿病患者餐后高脂血症的临床研究。该研究共纳入 365 名新诊断 2 型糖尿病患者。患者按 1:1:1:1 的比例被随机分配到以下 4 组中的一组:①小檗碱+益生菌组:小檗碱口服 6 片共 0.6 g,每日 2 次,饭前服用,益生菌每次 4 g,每日 1 次,睡前口服;②益生菌+安慰剂组;③小檗碱+安慰剂组;④安慰剂+安慰剂组。最终 365 名患者均完成了本研究,其中小檗碱+益生菌组 98 人,益生菌+安慰剂组 92 人,小檗碱+安慰剂组 84 人,安慰剂+安慰剂组 91 人。上述 4 组治疗持续 12 周,观察患者餐后血浆总胆固醇、餐后血脂、甘油三酯、高密度脂蛋白胆固醇和低密度脂蛋白胆固醇。其研究团队发现,治疗结束后,小檗碱＋益生菌组在餐后血脂、总胆固醇、低密度脂蛋白胆固醇水平以及多种餐后脂质代谢产物的减少方面优于单独服用小檗碱或益生菌＋安慰剂组。

实例 7 国内 Gu Y 等[7]一项随机、双盲、安慰剂对照的多中心试验中,关于小檗碱在治疗 2 型糖尿病和血脂异常患者中的潜在作用机制的临床研究。共有 116 名诊断的 2 型糖尿病和血脂异常患者,小檗碱组接受小檗碱 1.0 克/天治疗,安慰剂组给予同等剂量的安慰剂。最终随机选取小檗碱组 30 人和安慰剂组 30 人进行评估小檗碱在 2 型糖尿病合并血脂异常患者中的代谢反应。其研究团队发现,小檗碱治疗后,患者空腹、2 h 口服葡萄糖耐量试验血糖及糖化血红蛋白均有显著改善。与安慰剂组的变化相比,小檗碱组的甘油三酯和低密度脂蛋白胆固醇浓度显著降低。

以上研究结果提示,小檗碱可作为控制脂质代谢的有效药物。其作用机制可能通过下调脂肪酸代谢调节胰岛素分泌和胰岛素敏感性来调节葡萄糖代谢,从而增强葡萄糖效用和糖酵解。

(三) 推拿按摩

推拿是通过一定的手法作用于人体体表经络、穴位或相关部位,调节机体的生理、病理状况,从而达到治疗疾病的目的。相比于药物治疗,推拿按摩具有绿色安全、不良作用小、患者接受度高的特点。

实例 8 国内 Xie Y 等[8]完成了一项临床研究。关于腹部按摩疗法对 2 型糖尿病患者血糖及肠道菌群影响的临床研究。该研究共纳入 2 型糖尿病患者 54 例。对照组:给予健康教育、健康饮食习惯指导和锻炼,维持常规降糖药物治疗方案。常规推拿组:患者俯卧位,对患者行 5 次的脊柱推拿治疗并按揉肺俞穴、脾俞穴、胃俞穴、三焦俞、肾俞穴等各 3 min。随后,肾俞穴、八髎穴用擦法至透热,双下肢后侧至跟腱处揉捏 3 次,按揉涌泉。其次,患者仰卧位,一指禅推法于任脉鸠尾、上脘、中脘、气海、关元穴,共进行 3 次。双下肢前侧到踝关节的揉捏 2 次,轻拍阳陵泉、足三里、三阴交各 1 min。最后,患者保持坐姿,拇指按揉风池、风府、百会各 1 min,捏颈、肩井各 1 min,轻拍肩部和背部各 1 次,整个过程持续约 30 min。每周 3 次,隔天 1 次,共 8 周,周日休息。腹部推拿组:首先,患者仰卧。按揉上脘、中脘和下脘各 5 min。其次,以 30 r/min 的速度,治疗师顺时针方向揉腹 15 min 后,从双侧梁门到归来行单向拿法,最后,在侧腹行擦法至透热,疗程同常规推拿组。共有 54 名患者完成了本研究,其中对照组 17 例、常规按摩组 18 例和腹部按摩组 19 例。观察患者治疗前后空腹血糖、餐后血糖、糖化血红蛋白、总胆固醇、甘油三酯、高密度脂蛋白、低密度脂蛋白的变化。其研究团队发现，3 组治疗后空腹血糖、餐后血糖、糖化血红蛋白、总胆固醇均有降低，其中，腹部按摩改善糖化血红蛋白、总胆固醇显著优于对照组。3 组治疗后各组甘油三酯、低密度脂蛋白均有所下降，但各组无显著差异，而高密度脂蛋白水平仅在未进行按摩治疗后才有所下降。研究结果表明，推拿按摩可作为 2 型糖尿病合并脂质代谢紊乱的一种辅助治疗手段，而腹部按摩比常规推拿具有临床优势，其作用机制在于腹部按摩可纠正肠道微生物菌群紊乱情况，增加有益菌（如双歧杆菌和乳杆菌）的数量，减少致病菌（如肠球菌和肠杆菌）的数量。降低肠道微生物群和葡萄糖代谢异常，从而起到调节脂质代谢紊乱。

（四）中草药复方制剂

中药复方制剂是指 2 种或 2 种以上的药物按照中医辨证论治的原则，针对病情有机组合而成的一种方剂。与单方药物相比，复方制剂具有提高临床疗效、减少不良反应等优点。

实例9　伊朗 Ghorbani A 等[9]完成了一项随机对照研究，关于中草药复方制剂对糖尿病患者血脂异常控制影响的临床研究。195 名诊断为 2 型糖尿病患者参与研究，干预组将大蒜、芦荟、黑种草籽、车前草、水飞蓟和胡芦巴等草药制成标准化中草药复方制剂，每日 2 次，1 包（6.4 g），对照组接受他汀类药物和口服降糖药的常规治疗。最终共有 50 名患者进行研究结果分析，干预组 25 人，对照组 25 人，观察中草药复方制剂对患者血脂的影响。其研究团队发现，与治疗前相比，干预组总胆固醇、低密度脂蛋白和甘油三酯的平均水平显著降低，与对照组相比，虽然没有显著性差异，但干预组的甘油三酯水平低于对照组，而中药复方制剂对高密度脂蛋白水平没有明显影响。该临床试验表明，由芦荟、黑种草籽、胡芦巴、大蒜、水飞蓟和车前草组成的草药化合物能够增强他汀类药物的功效，可作为他汀类药物治疗的补充，可有效降低糖尿病患者血脂不受控制的血脂异常。

实例10　国内 Tong X L 等[10]进行了一项关于二甲双胍和中药复方改善 2 型糖尿病合并高脂血症的临床试验。450 名 2 型糖尿病合并高脂血症患者纳入研究。治疗组给予知母、苦瓜、黄连、芦荟和红曲米等草药制成的中药复方，对照组给予二甲双胍治疗。治疗 12 周后，从每组随机选择 100 例患者，评估临床改善情况。其研究团队发现，二甲双胍和中药复方均能显著改善空腹血糖、糖化血红蛋白、餐后2h血糖和β细胞功能稳态,降低总血浆中总胆固醇和低密度脂蛋白胆固醇水平。中药复方还能显著改善胰岛素抵抗指数,降低甘油三酯水平。推测其作用机制在于中药复方可能通过调节肠道微生物群益生菌(如Blautia spp. 和 Faecalibacterium spp.)减轻糖尿病患者高脂血症。

(五) 药食同源

1. 茶叶

茶叶源自植物茶树,我国为产茶叶大国,种茶、饮茶有悠久的历史。按制作工艺不同,茶叶分为绿茶、黄茶、乌龙茶、红茶、黑茶、白茶六大类。绿茶味甘苦,性凉;乌龙茶偏酸,性稍温;红茶偏涩,性温。茶叶入心经、肺经、胃经,具有醒神、提高机体免疫力、抗疲劳、抗衰老、调节血脂、调节血糖等功效。

实例11 中国台湾 Liu C Y 等[11]完成了一项随机、双盲、安慰剂对照的临床试验。关于绿茶提取物对2型糖尿病患者胰岛素抵抗和胰高血糖素样肽1及脂质异常影响临床研究。该试验招募了92名患有2型糖尿病和脂质异常的受试者,治疗组46人,接受绿茶提取物胶囊(500 mg),每天3次;对照组46人,接受相同剂量和频率服用安慰剂纤维素。共有77人完成了本研究,其中治疗组39人,对照组38人。治疗持续16周后,评估患者血生化的变化。其研究团队发现,治疗组绿茶提取物显著降低了甘油三酯、提高了高密度脂蛋白。研究结果提示,服用绿茶提取物是安全的,无严重的不良反应。推测其作用主要归功于绿茶提取物增强了胰高血糖素样肽的分泌,进而上调胰腺β细胞,增加胰岛素分泌,抑制胃排空和胰高血糖素样肽1分泌,从而降低胰岛素抵抗患者的血糖。同时,绿茶提取物能增强肝脂肪酶活性,加速甘油三酯的分解,抑制胰脂肪酶的活性,减少脂肪酸的吸收进而抑制甘油三酯合成,从而降低血液甘油三酯含量。

2. 木槿花茶

木槿花为木槿属,也被称为锦葵。它原产于非洲和亚洲,药食两用,可榨油、制作成茶、作为食品添加剂等,其根、皮、花、果实、种子均可入药,具有预防高血压、心血管疾病、调节血脂等功效。

实例12 伊朗 Mozaffari-Khosravi H 等[12]一项序贯随机对照试验,关于酸茶对2型糖尿病患者血脂和脂蛋白影响的临床研究。60名糖尿病患者被随机分为两组,酸茶组和红茶组,两组患者每天均饮用2次(早上、下午各一杯)。治疗1个月后,采集空腹血液样本,以评估脂质、脂蛋白和载脂蛋白。其研究团队发现,酸茶组总胆固醇下降 7.6%,低密度脂蛋白胆固醇下降 8.0%,甘油三酯下降 14.9%,载脂蛋白 B100 下降 3.4%,高密度脂蛋白增加 16.7%,载脂蛋白 A1 增加 4.2%。而红茶组只有高密度脂蛋白胆固醇在干预后发生了显著变化。组间比较中,酸茶组低密度脂蛋白胆固醇比红茶组降低的幅度更大,而其他措施在干预后无明显变化。该研究结果表明,喝酸茶可降低大部分脂质和脂蛋白,并增加高密度脂蛋白胆固醇,但喝红茶只降低密度脂蛋白胆固醇。推测其作用机制在于酸茶中存在的木槿花酸和羟基柠檬酸等化合物对胰腺 α-淀粉酶有很强的抑制作用,可阻断其对血糖和血脂的作用。

3. 蔓越莓

蔓越莓又称黑莓,为杜鹃花科越橘属草本植物,主要分布在北美,在中国也有引进种植。据中国《中药大辞典》载:"蔓越橘的叶'味苦涩,性温,有小毒',可利尿解毒,常用于风湿、痛风;其果实可'止痛,治痢疾'"。《美国药典》记载,蔓越橘已被用作抗膀胱炎及尿道感染的辅助品,其食疗效果已得到广泛认可。

实例13 中国台湾 Lee I T 等[13]进行的一项随机、安慰剂对照、双盲研究中,关于蔓越莓提取物对 2 型糖尿病患者血脂影响的临床试验。共有 30 名 2 型糖尿病患者纳入研究。蔓越莓提取物组 15 例,给予蔓越莓提取物胶囊(500 mg),一次 1 粒,一天 3 次服用,安慰剂组给予同等剂量和频次的安慰胶囊。治疗 12 周后,评估脂质谱变化。其研究团队发现,与安慰剂组比较,蔓越莓提取物组可降低 2 型糖尿病患者的低密度脂蛋白、总胆固醇水平,以及胆固醇比例。推测其作用机制在于蔓越莓中的黄酮类化合物,包括单宁类,通过诱导肝细胞中低密度脂蛋白受体的表达,增加肝脏胆固醇摄取,与胆汁酸结合减少肠道胆固醇吸收并增加粪便胆固醇排泄,改善脂质谱和抑制氧化。

三、预后

糖尿病伴有血脂异常的患者,动脉粥样硬化疾病的发生率显著高于糖尿病未伴脂代谢紊乱患者,长期预后较差。通过调节糖尿病伴脂代谢紊乱患者的异常血脂,可降低并发症的发生。在控制血糖的同时,应强调对血脂的治疗。

参考文献

[1] Geberemeskel G A, Debebe Y G, Nguse N A. Antidiabetic effect of fenugreek seed

powder solution (trigonella foenum-graecum L.) on hyperlipidemia in diabetic patients [J]. J Diabetes Res, 2019(2019):1-8.

[2] Majd F S, Talebi S S, Ahmad A A, et al. Efficacy of a standardized herbal product from Pistacia atlantica subsp. Kurdica in type 2 diabetic patients with hyperlipidemia: A triple-blind randomized clinical trial [J]. Complement Ther Clin Pract, 2022 (48):101613.

[3] Liu X H, Li X M, Han C C, et al. Effects of combined therapy with glipizide and Aralia root bark extract on glycemic control and lipid profiles in patients with type 2 diabetes mellitus [J]. J Sci Food Agric, 2015,95(4):739-744.

[4] Anderson J W, Allgood L D, Turner J, et al. Effects of psyllium on glucose and serum lipid responses in men with type 2 diabetes and hypercholesterolemia [J]. Am J Clin Nutr, 1999,70(4):466-473.

[5] Chu T T, Benzie I F, Lam C W, et al. Study of potential cardioprotective effects of Ganoderma lucidum (Lingzhi): results of a controlled human intervention trial [J]. Br J Nutr, 2012,107(7):1017-1027.

[6] Wang S J, Ren H H, Zhong H Z, et al. Combined berberine and probiotic treatment as an effective regimen for improving postprandial hyperlipidemia in type 2 diabetes patients: a double blinded placebo controlled randomized study [J]. Gut Microbes, 2022,14(1):2003176.

[7] Gu Y, Zhang Y, Shi X, et al. Effect of traditional Chinese medicine berberine on type 2 diabetes based on comprehensive metabonomics [J]. Talanta, 2010,81(3):766-772.

[8] Xie Y, Huan M T, Sang J J, et al. Clinical effect of abdominal massage therapy on blood glucose and intestinal microbiota in patients with type 2 diabetes [J]. Oxid Med Cell Longev, 2022(2022):2286598.

[9] Ghorbani A, Zarvandi M, Rakhshandeh H. A randomized controlled trial of a herbal compound for improving metabolic parameters in diabetic patients with uncontrolled dyslipidemia [J]. Endocr Metab Immune Disord Drug Targets, 2019, 19(7):1075-1082.

[10] Tong X L, Xu J, Lian F, et al. Structural alteration of gut microbiota during the amelioration of human type 2 diabetes with hyperlipidemia by metformin and a traditional Chinese herbal formula: a multicenter, randomized, open label clinical trial [J]. mBio, 2018,9(3):e02392-17.

[11] Liu C Y, Huang C J, Huang L H, et al. Effects of green tea extract on insulin resistance and glucagon-like peptide 1 in patients with type 2 diabetes and lipid abnormalities: a randomized, double-blinded, and placebo-controlled trial [J]. PLoS One, 2014,9(3):e91163.

[12] Mozaffari-Khosravi H, Jalali-Khanabadi B, Afkhami-Ardekani M, et al. Effects of sour tea (Hibiscus sabdariffa) on lipid profile and lipoproteins in patients with type II diabetes [J]. J Alter Complement Med, 2009,15(8):899-903.

[13] Lee I T, Chan Y C, Lin C W, et al. Effect of cranberry extracts on lipid profiles in subjects with type 2 diabetes [J]. Diabetic Medicine, 2008,25(12):1473-1477.

第五节　代谢综合征

一、概述

代谢综合征又称为胰岛素抵抗综合征,是一组以肥胖、糖代谢异常(糖调节受损或糖尿病)、高血压以及血脂代谢异常[高甘油三酯血症和(或)低高密度脂蛋白胆固醇血症]集结发病的临床症候群,特点是机体代谢上相互关联的危险因素在同一个体的组合。这些因素直接促进动脉粥样硬化性心血管疾病的发生,也增加 2 型糖尿病发病的危险性。

(一) 病因病机

肥胖/超重、糖代谢异常、脂代谢异常、高血压等代谢危险因素与糖尿病的潜在发生密切相关。代谢综合征共同病理基础是胰岛素抵抗所致的代谢异常群集,特别是在伴有糖尿病和前驱糖尿病的代谢综合征中,其显著促进了动脉粥样硬化性心血管疾病的发展。

糖尿病合并代谢综合征的病名在中医学中并无确切病名记载,常根据其临床表现(如肥胖、口干多饮、多食、头晕目眩、胸闷等症状)可归属于中医学的"肥气""痰饮""郁证""消渴""眩晕""胸痹"等病证范畴。

该病的病理基础多为肝脾郁滞。病位在脾、胃、肝,病性多实或虚实夹杂。肝主疏泄,助运化,肝气郁滞,肝气横逆犯脾,气机郁滞,运化失常。或饮食不节,壅滞中焦之气,有碍脾胃升降,枢机不得斡旋,最终导致运化失职,脾气郁滞;或多食肥甘厚味,阻碍中焦气机。亦有患者平日少动懒言,脾主四肢、肌肉,活动的减少必然影响脾的健运。脾不能为胃行其津液,脾不散精,食物不归正化则为痰、为湿、为浊、为脂,进而变证百生。

(二) 临床表现

代谢综合征是多种异常代谢因素在个体内集结的状态。主要表现为肥胖(内脏型肥胖/超重)、高血糖(口渴、多饮、多尿)、高血压(头晕、头痛、心慌)、胰岛素抵抗、血脂紊乱(睑黄瘤)等,也可伴随其他并发症,如痛风、视物模糊、睡眠呼吸暂停、女性多囊卵巢、儿童生长发育障碍和延迟等。

(三) 辅助检查

（1）一般检查：血压，身高、体重、腰围、体重指数。

（2）实验室检查：检查血常规、尿常规、肝功能、肾功能、血脂四项（总胆固醇、甘油三酯、低密度脂蛋白胆固醇和高密度脂蛋白胆固醇）、口服葡萄糖耐量试验，测定血糖、胰岛素、糖化血红蛋白、尿微量白蛋白/肌酐、甲状腺功能、性腺激素等。

（3）影像学检查：肝脏、心脏超声、外周动脉超声等。

（4）其他检查：心电图。

(四) 治疗

1. 治疗原则

代谢综合征的病理基础多为本虚标实、虚实夹杂，本虚以脾肾虚为主，标实为痰湿、瘀血。因此，其治疗以健脾固本、祛瘀化痰为总则。

2. 治疗方法

1) 中药调理

（1）肝胃郁热。

辨证特点：脘腹痞满，胸胁胀闷，面色红赤，形体偏胖，腹部胀大，心烦易怒，口干口苦，大便干，小便色黄，舌质红，苔黄，脉弦数。

方药：大柴胡汤加减。

（2）肝胆湿热。

辨证特点：胁肋满闷，口苦纳呆，呕恶腹胀，大便不调，小便短赤，舌红苔黄腻，脉弦滑数。

方药：龙胆泻肝汤加减。

（3）脾虚痰浊。

辨证特点：腹胀痞满、肢体乏力、食少便溏、呕逆，舌苔腻或脉滑。

方药：六君子汤加减。

（4）气滞湿阻。

辨证特点：胸胁脘腹胀闷，肢体困重，形体肥胖，多食，易疲劳，舌苔厚腻，脉象弦或略滑，也有的患者无明显不适。

方药：四逆散合平胃散。

（5）痰瘀互结。

辨证特点:局部肿块刺痛,胸脘腹胀,头身困重,或四肢倦怠,舌质暗、有瘀斑,脉弦或沉涩。

方药:二陈汤合桃红四物汤加减。

(6)气阴两(亏)虚。

辨证特点:神疲乏力,气短,咽干口燥,多饮,自汗,大便干结,舌质淡红,少苔,脉沉细无力或细数。

方药:生脉散合防己黄芪汤加减。

(7)脾肾气虚。

辨证特点:神疲气短,乏力,腰酸,夜尿频多,或下肢水肿,尿浊如脂,阳痿,头昏耳鸣,大便溏泄,小便清长,舌淡胖,苔薄白或嫩,脉沉细或细弱无力。

方药:四君子汤合右归丸加减。

2)针灸疗法

(1)主穴:三阴交、足三里、胃脘下俞、脾俞、肾俞、肝俞。

(2)配穴:肝胃郁热加内庭、太冲、列缺、照海;肝胆湿热加太冲、期门、日月、阴陵泉;脾虚痰浊:中脘、丰隆;气滞湿阻:关元、气海、阴陵泉;痰瘀互结加血海、中府;气阴两(亏)虚加气海、关元;脾肾气虚加命门。

3)饮食调节

控制饮食是控制代谢综合征的基础和一线治疗。合理饮食方案包括合理摄入糖类、脂肪、蛋白质、膳食纤维、维生素和微量元素及养成良好的饮食习惯,食疗讲究营养均衡、粗细搭配、荤素搭配、定时定量。

4)合理运动

增强运动和锻炼能减少脂肪组织,改善脂类和糖类代谢,维持能量平衡等,代谢综合征的运动治疗原则为适量运动。适量运动包括四方面:①适当的运动方式;②适当的运动强度;③适当的运动时间;④适当的运动目标。代谢综合征的运动治疗建议少量多次、规律运动、持之以恒,如快走、打太极拳、练八段锦、站桩、练六字诀等。

5)心理调摄

心理调摄是治疗代谢综合征的重要环节。首先应加强患者及其家属的健康教育,使其正确认识和对待代谢综合征,减轻心理负担,树立信心;另可采用运动、音乐等干预方式转移患者注意力,调畅情志。

（五）诊断

根据中华医学会糖尿病学分会发布的《中国 2 型糖尿病防治指南（2020 年版）》，我国关于代谢综合征的诊断具备以下≥3 项即可诊断。

（1）腹型肥胖（即中心型肥胖）：男性腰围≥90 cm，女性腰围≥85 cm。

（2）高血糖：空腹血糖≥6.1 mmol/L 或糖负荷后 2 h 血糖≥7.8 mmol/L 和（或）已确诊为糖尿病并治疗者。

（3）高血压：血压≥130/85 mmHg 和（或）已确认为高血压并治疗者。

（4）空腹甘油三酯≥1.70 mmol/L。

（5）空腹高密度脂蛋白胆固醇<1.04 mmol/L。

（六）鉴别诊断

（1）由于先天性遗传或后天的饮食习惯、生活方式及某些环境因素等引起的代谢综合征相鉴别。

（2）其他导致病理性肥胖、继发性糖尿病、继发性高血压及血脂代谢紊乱（如皮质醇增多症、肢端肥大症、甲状腺功能减退症、下丘脑综合征等）相鉴别。

二、临床研究实例介绍

（一）中成药

津力达

津力达用于 2 型糖尿病气阴两虚证，由人参、黄精、麸炒苍术、苦参、麦冬、地黄、制何首乌、山茱萸、茯苓、佩兰、黄连、知母、炙淫羊藿、丹参、粉葛、荔枝核、地骨皮等组成。津力达有益气养阴、健脾运津的功效，用于 2 型糖尿病气阴两虚证的治疗。

实例 1 国内 Lian F M 等[1]一项荟萃分析和系统评价研究中，共检索出 268 篇相关文献，最终 15 篇共 1810 名患者纳入研究评价，以确定津力达作为 2 型糖尿病治疗的有效性和安全性。其研究团队发现，津力达能显著降低空腹血糖、餐后 2 h 血糖和糖化血红蛋白。相较抗糖尿病单药治疗，具有更少的不良事件发生，总体上安全可靠，患者耐受性良好。推测其作用机制在于津力达具有保护胰岛 β 细胞、抗氧化应激、调节血糖相关激素、保护血管内皮细胞等功能。此外，津力达还可以通过调节脂质代谢来降低胰岛素抵抗，这些都在抗代谢紊乱中起着关键作用。

（二）中草药

1. Diabegon

Diabegon 是一种含有 18 种植物提取物的多草药配方,包括匙羹藤 (*Gymnema sylvestre*)、乌墨 (*Eugenia jambolana*)、余甘子 (*Emblica officianale*)、姜黄 (*Curcuma longa*)、花楹木 (*Pterocarpus marsupium*)、诃子 (*Terminalia chebula*)、肉桂 (*Cassia*)、胡黄连 (*Picrorhiza kurroa*)、獐牙菜 (*Swertia charita*) 和毗黎勒 (*Terminalia Bellerica*) 等。

实例2 韩国 Yadav D 等[2]进行了一项关于多草药制剂 Diabegon 对 2 型糖尿病代谢综合征患者预防作用的临床研究。该研究共招募了 58 名 2 型糖尿病伴有代谢综合征的患者,根据患者年龄和血糖随机分为 4 组,Ⅰ组(35～50 岁),Ⅱ组(51～65 岁),Ⅲ组>65 岁,Ⅳ组空腹血糖<145.9 mg/dL,Ⅴ组空腹血糖>145 mg/dL。每组受试者给予草药制剂"Diabegon",一天 2 次。每隔 3 个月至 18 个月定期监测受试者的血糖水平、血脂、肝肾功能。其研究团队发现,治疗 18 个月后空腹血糖下降幅度为 12.3%～42%,餐后血糖下降幅度为 28%～32%。治疗 18 个月后,总胆固醇水平从 11% 下降到 27.2%,甘油三酯水平从 24% 下降到 55%,极低密度脂蛋白和低密度脂蛋白水平分别下降了 60% 和 54%。所有组的高密度脂蛋白胆固醇水平均有所升高。研究结果表明,Diabegon 可作为 2 型糖尿病代谢综合征患者的预防性治疗,特别是可用于长期治疗,因为它显示了降糖和降脂的作用,对肝脏和肾脏没有不良影响。推测其降糖机制可能与诱导糖原分解和(或)抑制糖异生有关,通过减少糖原在肝脏的蓄积,从而抑制肝脏糖代谢紊乱。

2. 益气化聚清利方

益气化聚清利方由黄芪、黄连、蒲黄、泽泻、绿豆衣、六月雪和附子组成,所谓益气,是要推动中焦枢机的运转,促进脾气转化精微的能力改善胰岛素抵抗;所谓化聚,是要化解和消散因脾虚不化而积聚起来的郁热、湿独、瘀血等病邪,纠正脂肪的异常分布,改善糖脂代谢紊乱;所谓清利固肾,是要在益气化聚的基础上辅以清热解毒利湿药以进一步消除邪热、湿浊、瘀血等伤及肾络的顽邪,减轻炎症反应和氧化应激,改善内皮功能,从而固扩肾气,减少微量白尿的排泄。

实例3 国内 Wang T Z 等[3]进行了一项关于中草药益气化聚清利方对代谢综合征患者微量蛋白尿的临床试验研究。共招募 60 名患者,中草药方剂组 60 名,除接受常规西药治疗外,加中药配方即益气化聚清利方;对照组 60

名,在常规西药的基础上接受安慰剂代替中草药方剂。以上治疗每天2次,持续12周,观察患者治疗前后微量蛋白尿、尿白蛋白与肌酐比值、体重指数、腰围、腰臀比、空腹血糖、餐后2h血糖、糖化血红蛋白、胰岛素抵抗指数、血脂和血压。其研究团队发现,与对照组相比,中草药方剂组体重指数、腰围、腰臀比均显著降低。两组患者空腹血糖、餐后2h血糖、糖化血红蛋白、胰岛素抵抗指数、微量蛋白尿、尿白蛋白与肌酐比值均显著降低,但中草药方剂治疗对上述指标的影响均优于对照组。两种治疗均显著降低了总胆固醇、低密度脂蛋白胆固醇和甘油三酯水平,且中草药方剂组甘油三酯降低幅度更大,中草药方剂治疗后高密度脂蛋白胆固醇水平显著升高。因此,益气化聚清利方联合西药治疗可显著缓解糖尿病代谢综合征。推测其作用机制在于益气化聚清利方可以改善胰岛素抵抗,纠正脂肪的异常分布从而推动气化功能,促进精微物质正常布散,同时可改善脂肪组织的内分泌功能,调节相关脂肪细胞因子的表达。

三、预后

在代谢综合征早期可通过调整生活方式(如饮食结构、减轻体重、戒烟限酒),并积极增加运动锻炼进行调整,同时,对已有的血脂、血压、血糖等异常情况必须给予有效药物治疗,很多代谢紊乱都可以得到有效纠正和控制,预后较好。若控制不佳,随着病程进展,其并发心脑血管疾病的风险增加,预后较差。因此,早干预、早治疗、长期坚持,做好糖尿病的宣教,是防治代谢综合征的关键。

参考文献

[1] Lian F, Jin D, Bao Q, et al. Effectiveness of traditional Chinese medicine Jinlida granules as an add-on therapy for type 2 diabetes: A system review and meta-analysis of randomized controlled trials [J]. J Diabetes, 2019,11(7):540 - 551.

[2] Yadav D, Tiwari A, Mishra M, et al. Anti-hyperglycemic and anti-hyperlipidemic potential of a polyherbal preparation "Diabegon" in metabolic syndrome subject with type 2 diabetes [J]. Afr J Tradit Complement Altern Med, 2014,11(2):249 - 256.

[3] Wang T Z, Chen Y, He Y M, et al. Effects of Chinese herbal medicine Yiqi Huaju Qingli Formula in metabolic syndrome patients with microalbuminuria: a randomized placebo-controlled trial [J]. J Integr Med, 2013,11(3):175 - 183.

第六节　中医药治疗糖尿病肾病

一、概述

糖尿病肾病是糖尿病的主要并发症之一,也是慢性肾衰竭和尿毒症的重要病因。糖尿病可以通过不同的途径损害肾脏,包括肾小球、肾小管到肾间质的所有结构。最重要的病理改变是与糖尿病代谢异常有关的肾小球硬化症,故称为糖尿病肾病[1]。在中医理论中,糖尿病肾病属于"消渴""水肿""虚劳"等病症范畴。

(一) 病因病机

持续高血糖可以引发生物化学反应和生化途径激活,对肾脏微血管造成损害。同时,高血糖导致血液灌注过度和肾小球内压增高,加剧肾脏损伤。以上因素导致肾脏的一系列病理改变,如肾小球肥大、硬化,肾小管萎缩,以及肾功能下降。高血糖还增加炎症和氧化应激反应,其产物可直接损伤肾脏细胞。这些改变影响肾的滤过功能,还可能引发蛋白尿,持续下去可发展为慢性肾脏病。

糖尿病肾病的中医病因主要与肾藏精气、肝肾不调、湿浊内蕴等有关。长期的消渴导致肾气受损,肾的固摄功能失常,导致水湿内停,泛满肌肤,甚至导致脏腑功能障碍,导致全身症状。中医学认为,肾主水,司阴阳,糖尿病患者肾气亏损,肾阳不足,阳气不化水湿,导致水液停留,痰湿凝聚成瘀,阻滞气血运行,从而引发糖尿病肾病的发生和发展。这个病症主要是在肾,但也涉及肝、脾、心等脏腑。病机以气阴两虚、精气亏耗、阴阳两虚为主,另外还有燥热内生、水湿内停、湿浊内蕴等。

(二) 临床表现

糖尿病肾病的临床表现主要包括:尿频、尿量多、口渴、尿甜、疲乏无力、四肢麻木等。随着病情的加重,可能出现蛋白尿、水肿、高血压,严重时可伴有心力衰竭等表现。

早期糖尿病肾病常无明显临床症状,随病情进展,可逐渐出现以下症状:

1. 早期症状

(1) 微量白蛋白尿:这可能是糖尿病肾病最早的体征。尿中含有少量的白蛋白,可能不足以出现明显症状,但是通过尿液检查可以检测出。

（2）高血压:肾脏健康问题常常会引起血压升高,而高血压又可以加速肾病的进展。

（3）水肿:当肾脏不能有效地排除体内的水分和钠时,可能会导致水肿,通常首先出现在眼皮、脚踝和腿部。

（4）尿液变化:尿量增多、泡沫尿或尿液中带血,都可能是肾脏健康问题的症状。

2. 晚期症状

（1）疲劳:由于肾脏不能有效清除体内废物,可能导致患者感到疲劳。

（2）恶心和食欲减退:随着肾功能减退,废物在血液中累积,可能导致恶心和食欲不振。

（3）注意力和集中力下降:体内毒素累积也可能影响大脑功能,导致精神不振,注意力和集中力下降。

（4）肾衰竭:在晚期,肾脏可能已经丧失了过滤血液和排除废物的能力,这可能导致尿毒症,是一个严重的健康状况。

（5）出现尿毒症症状:如精神状态改变,皮肤干燥、暗淡、口臭、腹泻、瘙痒、肌肉颤抖等。若出现上述症状,应及时就医并进行相关检查。如果是糖尿病患者,应定期进行肾功能检查。

（三）诊断

参考国际糖尿病联盟（IDF）和美国糖尿病协会（ADA）共同制订的糖尿病肾病的诊断标准,目前糖尿病肾病通常是根据持续存在的白蛋白尿和(或)肾小球滤过率下降、同时排除其他原因引起的慢性肾脏病而做出的临床诊断。在明确糖尿病作为肾损害的病因并排除其他原因引起慢性肾脏病的情况下,至少具备下列 1 项者可诊断为糖尿病肾病:

（1）在排除干扰因素的情况下,在 3～6 个月内的 3 次检测中至少有 2 次尿白蛋白与肌酐比值$\geqslant 30 \, mg/g$。

（2）或尿白蛋白与肌酐比值$\geqslant 30 \, mg/24 \, h$（$\geqslant 20 \, \mu g/min$）。

（3）肾小球滤过率$< 60 \, mL/(min \cdot 1.73 \, m^2)$持续 3 个月以上。

（4）肾活检符合糖尿病肾病的病理改变。

（四）辅助检查

辅助检查主要包括尿常规、血常规、肾功能指标（如血清肌酐、尿素氮、尿酸等)、尿微量白蛋白定量、肾脏超声、脉诊等。尿常规检查可发现尿液异常,如蛋白尿、血尿等。血常规可以评估贫血情况。肾功能指标的检测可以反映肾脏损害程度。尿微量白蛋白定量是评估肾小球损害的重要指标。肾脏超声检查可以观察肾脏结构和形态的变化。脉诊常见沉弦。

(五) 鉴别诊断

1. 高血压导致的肾病

高血压是导致肾功能下降的一个常见原因。由于糖尿病患者往往同时存在高血压,因此在鉴别时需要考虑到这一点。

2. 原发性肾小球疾病

(1) 肾小球肾炎或肾病综合征:这些疾病的临床表现可能与糖尿病肾病类似,但治疗方案可能完全不同。

(2) 药物或毒素引起的肾损害:某些药物或毒素可能导致肾脏损害,需要通过详细的药物史进行排除。

3. 自身免疫性肾病

如系统性红斑狼疮、肺出血肾炎综合征等。这些疾病可能需要特定的免疫抑制疗法。

4. 感染性肾病

如急性或慢性肾盂肾炎,可能需要抗生素治疗。

(六) 治疗

1. 治疗原则

(1) 调理气血:中医注重调理身体的气血运行,通过中药调理和针灸疗法来改善气血不足或瘀滞的状况。

(2) 健脾益肾:中医认为脾主运化水湿,肾主水液代谢,因此强调健脾益肾的治疗,以促进水液代谢的正常运行。

(3) 清热利湿:糖尿病肾病常伴有湿热内蕴的情况,中医治疗强调清热利湿,以减轻湿热对肾脏的损害。

(4) 调节免疫功能:中医强调调节免疫系统的功能,以增强机体的抵抗力和调节免疫反应。

(5) 综合治疗:中医治疗糖尿病肾病注重综合治疗,包括中药内服、针灸、推拿按摩等多种疗法的综合应用,以提高治疗效果。

2. 治疗方法

1）常用方药

以下是部分常用的中医方药,具体方药的选择应依据患者的体质和病情,在医师的指导下使用:

（1）肾阳亏虚期:此期主要治疗原则是温肾健脾,金匮肾气丸加减。

（2）肾阴亏虚期:主要治疗原则是滋阴降火,六味地黄丸加减,左归丸加减。

（3）肾阴阳两虚期:应健脾益肾,补气养阴,金匮肾气丸配伍六味地黄丸,或者神仙鹿茸丸等。

（4）燥热内生:清热解毒,祛湿化痰,知母黄连阿胶汤加减。

（5）湿浊内蕴:健脾燥湿,化痰通络,苓桂术甘汤加减。

（6）虚寒水泛:温阳扶正,化水为主,真武汤加减。

2）针灸治疗糖尿病肾病

（1）针灸的机制:针灸被认为能通过调节神经内分泌系统,改善微循环,增强免疫功能来发挥作用。它刺激特定的穴位,能影响生理反应,从而对疾病产生治疗效果。

（2）穴位的选择:具体的穴位选择会根据疾病的严重程度和患者的个人情况来确定。常见的选择包括血海、三阴交、太溪和照海等穴位。例如,对于糖尿病肾病患者,这些穴位被证明可以改善微循环,降低炎症反应,从而缓解病症。

（3）其他特定穴位组合:除了上述的常见穴位,一些特定的穴位组合,如血海、肾俞穴,也常被用于针灸治疗糖尿病肾病。一些研究表明,这些特定的穴位组合能进一步增强治疗效果。

3）中医外治法治疗糖尿病肾病

（1）中药热敷贴:通常使用如党参大枣汤药等中药制成。这种方法结合了中药的药理作用和温热的物理作用,可以改善微循环,调节内分泌,从而达到治疗效果。

（2）中药泡脚:中药泡脚是一种常见的中医外治法。常用的药品有六味地黄丸、石斛汤等。湖南中医学院的研究证明,这种方法能够有效改善糖尿病肾病患者的症状。

4）饮食调养

（1）低蛋白、低盐、低脂膳食,强调全谷物、新鲜蔬果。

（2）避免烟、酒、咖啡，限制肉食。

（3）建议适当补充微量元素，如锌、镁等。

二、临床研究实例介绍

1. 针刺三阴交穴

足太阴肾经的重要穴位，具有调理脾肾、益气血、调经止痛等功效。在中医临床实践中，三阴交穴常被广泛应用于妇科疾病、泌尿系统疾病、消化系统疾病等的治疗中。通过刺激三阴交穴，可以调节体内的阴阳平衡，促进气血运行，改善脏腑功能，达到调理身体的作用。

实例① 国内 Chuang S M 等[2]评估了三阴交穴位按压对早期糖尿病神经病变患者白蛋白尿的影响。其团队对 53 例糖尿病肾病和白蛋白尿患者进行研究；21 例被分配到假穴位按压组，32 例被分配到三阴交（SP 6）穴位按压实验组 8 周。实验组分为实验 A（穴位按压<45 天）和实验 B（穴位按压≥45 天）。在疗程结束后观察尿白蛋白与肌酐比值或对数转化尿微量白蛋白与肌酐比值，估测肾小球滤过率和糖化血红蛋白。其研究团队发现，实验 B 组研究前后尿白蛋白与肌酐比值和对数转化尿微量白蛋白与肌酐比值的差异高于实验 A 组和假实验组。推测三阴交穴按压 8 周可减少糖尿病肾病患者的白蛋白尿。

2. 针刺"标本穴位"

实例② 国内 Wang K X 等[3]评估了电针对"标本穴位"对早期糖尿病肾病患者肾功能、血液流变学和内皮一氧化氮合酶水平的影响。其团队采用分层随机化法将 120 例早期糖尿病肾病患者随机分为药物组、常规穴位组和"标本穴位"组 3 组，每组 40 例。治疗组患者采用常规对症支持治疗（格列喹酮片或皮下注射胰岛素用于高血糖症，坎地沙坦片用于高血压，辛伐他汀片用于高脂血症等进行治疗。在药物治疗组的基础上，常规穴位组的患者接受双侧肺俞（BL 13）、胃脘下俞（EX‐B 3）、胃俞（BL 21）、肾俞（BL 23）、三阴交（SP 6）、太溪（KI 3）等主穴的电针治疗；标本穴位组的患者则接受电针刺激主穴中脘（CV 12）、丰隆（ST 40）、血海（SP 10）和太冲（LR 3）（标穴），以及关元（CV 4）和足三里（ST 36）（本穴）。电针治疗每天进行 1 次，每周 5 天，持续 8 周。与每组治疗前的值相比，治疗后三组的尿白蛋白排泄率、血清肌酐、尿素氮、胱抑素、全血低剪切黏度、全血中剪切黏度、全血高剪切黏度、血浆黏度和纤维蛋白水平都显著降低（$P<0.01$），而血清内皮一氧化氮合酶和一氧化氮水平显著增高（$P<$

0.01)。与药物治疗组相比,常规穴位组和"标本"穴位组的尿白蛋白排泄率、血清肌酐、尿素氮、胱抑素 C、全血低剪切黏度、全血中剪切黏度、全血高剪切黏度、血浆黏度和纤维蛋白水平明显降低($P<0.01$,$P<0.05$),血清一氧化氮合酶和一氧化氮含量显著增高($P<0.01$)。比较两组电针治疗组显示,"标本"穴位组的尿白蛋白排泄率、尿素氮、全血低剪切黏度、全血中剪切黏度、全血高剪切黏度和血浆黏度水平更低($P<0.05$),而血清一氧化氮合酶和一氧化氮含量明显更高($P<0.05$)。治疗后,"标本"穴位组的总体临床有效率为 89.74%(35/39),显著高于常规穴位组(71.05%,27/38,$P<0.05$)和药物治疗组(64.10%,25/39,$P<0.05$)。其研究团队发现"标本"穴位电针可改善早期糖尿病肾病患者的肾功能,减少微循环障碍,推测这可能与其上调血清一氧化氮合酶和一氧化氮水平的功能有关。

3. 针灸调脾胃

实例3 国内 Zhang Z L 等[4]探讨了针灸对糖尿病肾病的临床治疗效果及机制。其团队采用多中心、随机、盲法探讨针灸对糖尿病肾病的临床治疗效果及机制。将 130 例糖尿病肾病患者分为观察组和对照组,每组各 65 例。他们都接受了常规的糖尿病治疗,观察组在此基础上增加了针刺以调和脾胃的曲池(LI 11)、支沟(TE 6)、合谷(LI 4)、血海(SP 10)、足三里(ST 36)、阴陵泉(SP 9)、丰隆(ST 40)、地机(SP 8)、三阴交(SP 6)、太冲(LR 3)、天枢(ST 25)、膏肓(BL 43)、肾俞(BL 23)、中脘(CV 12)和中极(CV 3)。对照组则在肾俞(BL 23)、太溪(KI 3)、三阴交(SP 6)、阳陵泉(GB 34)、悬钟(GB 39)、关元(CV 4)、手三里(LI 10)、外关(TE 5)、阳溪(LI 5)、良丘(ST 34)、上巨虚(ST 37)、内庭(ST 44)、滑肉门(ST 24)和大肠俞(BL 25)进行针刺。两组患者每天接受 2 次治疗。根据临床症状和体征、血糖、血脂、尿白蛋白排泄率、尿液单核细胞趋化蛋白-1、肾小球滤过率、肾血流等评价临床治疗效果。其团队研究发现调脾胃针刺法不仅能改善患者的症状体征,而且对血糖、血脂代谢、肾小球滤过率、肾血流量和尿白蛋白水平有良性调节作用,与对照组相比差异显著或非常显著($P<0.05$ 或 $P<0.01$)。调脾胃针法是糖尿病肾病的有效方法,可改善血糖、血脂代谢异常引起的进行性肾病变,改善肾血流量和肾小球滤过率,减少尿白蛋白分泌,抑制单核细胞趋化蛋白-1 过表达,保护肾小球和肾小管,从而改善肾功能,延缓肾病变。

三、预后

糖尿病肾病的预后与病情的早期诊断和积极治疗密切相关。中医药治疗糖尿病肾病可以改善患者的肾功能和临床症状,延缓病情的进展。然而,预后的好坏还与患者的年龄、病程、糖尿病的控制情况以及并发症的存在等多种因素有关。因此,患者在接受中医药治疗的同时,还应积极控制糖尿病,保持良好的生活习惯和饮食规律。

综上所述,中医药治疗糖尿病肾病的理论和实践经验逐渐积累,为临床提供了一种有效的治疗选择。然而,仍然需要进一步加强临床研究和探索,提高中医药治疗糖尿病肾病的证据水平,为患者提供更加精确、个体化的治疗方案。

参考文献

［1］ LIU M, CHEN X, SUN X, et al. Validation of a differential diagnostic model of diabetic nephropathy and non‐diabetic renal diseases and the establishment of a new diagnostic model ［J］. J Diabetes, 2014,6(6):519－526.

［2］ CHUANG S M, LEE C C, LO W Y, et al. Effect of acupressure at Sanyinjiao on albuminuria in patients with early diabetic nephropathy: A single-blind, randomized, controlled preliminary study ［J］. Explore, 2020,16(3):165－169.

［3］ WANG K X, LIANG F X, CHEN S, et al. Effect of electroacupuncture of "Biao-Ben" acupoints on renal function and hemorheology and eNOS level in patients with early diabetic nephropathy ［J］. Zhen ci yan jiu, 2022,47(1):46－52.

［4］ ZHANG Z L, JI X Q, ZHANG P, et al. Randomized and controlled study on needling method of harmonizing spleen-stomach for early intervention of diabetic nephropathies and the mechanism of protecting kidney ［J］. Zhongguo zhen jiu, 2007,27(12):875－880.

第七节　中医药治疗糖尿病性视网膜病变

一、概述

糖尿病性视网膜病变(diabetic retinopathy, DR)是常见的糖尿病慢性并发症之一。糖尿病性视网膜病变的主要表现为视物模糊、飞蚊症、视野阴影或空白区域、视力下降、失明等视力的改变。

（一）病因病机

糖尿病性视网膜病变的发生、发展是一个错综复杂的过程，涉及许多分子、生物化学机制，且各种机制之间相互作用。目前关于糖尿病性视网膜病变的发病机制尚未完全阐明，主要涉及血管机制与神经机制两大方面，共同影响视网膜血管及细胞的内环境稳态，最终导致视网膜微血管细胞及视网膜神经细胞发生结构和功能的改变。

关于糖尿病性视网膜病变的病名，中医学中并无明确的记载，根据其临床症状和表现可归属于中医学"消渴内障""消渴目病"等范畴。该疾病的病理基础多为本虚标实、虚实夹杂，本虚以气阴两虚、肝肾亏虚为主，标实多为瘀血，气虚行血无力，精血不能上承于头，目失濡养，气虚血瘀，引起眼部络脉瘀滞，瘀阻目络是该病发生发展的关键。

（二）临床表现

糖尿病性视网膜病变的临床表现以视力改变为主，与视网膜病变的程度和部位有关，还受到是否合并白内障、青光眼等其他眼部疾病的影响。视网膜病变的程度和部位主要有 3 类：糖尿病性黄斑水肿、进展性血管病变、视网膜毛细血管闭塞。

（三）诊断

糖尿病性视网膜病变的诊断可参考美国眼科学会 2019 年发布的《糖尿病视网膜病变国际临床分级标准》（表 4-10、表 4-11）

表 4-10　糖尿病性视网膜病变的国际临床分级标准（2019 年版）

病变严重程度	散瞳眼底检查所见
无明显糖尿病性视网膜病变	无异常
非增生型糖尿病性视网膜病变	
轻度	仅有微动脉瘤
中度	不仅存在微动脉瘤，还存在轻于重度非增生型糖尿病性视网膜病变的表现

续 表

病变严重程度	散瞳眼底检查所见
重度	(1) 美国标准:出现下列任何1项表现("4-2-1"规则)但尚无增生型糖尿病性视网膜病变:①4个象限都有严重的视网膜内出血和微血管瘤;②2个或2个以上象限中有静脉串珠样改变;③1个或1个以上象限有中度的视网膜内微血管异常。 (2) 国际标准:出现下列任何1项表现,但尚无增生型糖尿病性视网膜病变:①在4个象限中所有象限均有多于20处视网膜内出血;②在2个以上象限中有静脉串珠样改变;③在1个以上象限中有显著的视网膜内微血管异常
增生型糖尿病性视网膜病变	出现以下1种或多种体征:新生血管形成、玻璃体积血或视网膜前出血

注:任何具有2种或2种以上严重非增生型糖尿病性视网膜病变特征的患者都被认为是非常严重的非增生型糖尿病性视网膜病变;增生型糖尿病性视网膜病变分为高危和非高危。

表 4-11 糖尿病性黄斑水肿的国际分级标准(2019年版)

病变严重程度	眼底检查所见
无明显糖尿病性黄斑水肿	后极部无明显视网膜增厚或硬性渗出
有明显糖尿病性黄斑水肿	后极部有明显视网膜增厚或硬性渗出
非中心受累型糖尿病性黄斑水肿	视网膜增厚或硬性渗出未涉及黄斑中心
中心受累型糖尿病性黄斑水肿	视网膜增厚或硬性渗出涉及黄斑中心

眼底病变分期参考中华医学会眼科学分会眼底病学组、中国医师协会眼科医师分会眼底病学组《我国糖尿病视网膜病变临床诊疗指南(2022年)——基于循证医学修订》要求,符合糖尿病视网膜病变眼底病变诊断如下:

表 4-12 中国糖尿病性视网膜病变和糖尿病性黄斑水肿分期

疾病	分期	眼底病变
糖尿病性视网膜病变	Ⅰ期(轻度非增生期)	仅有毛细血管瘤样膨出改变
	Ⅱ期(中度非增生期)	介于轻度到重度之间的视网膜病变,可合并视网膜出血、硬性渗出和(或)棉绒斑
	Ⅲ期(重度非增生期)	每一象限视网膜内出血≥20个出血点,或者至少2个象限已有明确的静脉"串珠样"改变,或者至少1个象限 IRMA
	Ⅳ期(增生早期)	出现 NVE 或 NVD
	Ⅴ期(纤维增生期)	出现纤维膜,可伴视网膜前出血或玻璃体积血

疾病	分期	眼底病变
糖尿病性黄斑水肿	Ⅵ期(增生晚期)	出现牵拉性视网膜脱离,合并纤维血管膜
	NCI-DME	黄斑视网膜增厚未累及中心凹直径 1 mm 范围内
	CI-DME	黄斑视网膜增厚累及中心凹直径 1 mm 范围内

注:PDR:增生型 DR。IRMA:视网膜内微血管异常。NVE:视网膜新生血管。NVD:视盘新生血管。
NCI-DME:未累及黄斑中心凹的糖尿病性黄斑水肿。CI-DME:累及黄斑中心凹的糖尿病性黄斑水肿。

(四) 辅助检查

(1) 实验室检查:血常规、尿常规、肝功能、肾功能、血脂四项、口服葡萄糖耐量试验(同步测定血糖及胰岛素)、糖化血红蛋白、尿微量白蛋白与肌酐比值等。

(2) 其他辅助检查:视力检查、检眼镜检查、裂隙灯显微镜检查、免散瞳眼底照相、散瞳眼底照相、早期治疗糖尿病视网膜病变研究(ETDRS)分级法、荧光素眼底血管造影(FFA)、光学相干断层扫描(OCT)、光学相干断层扫描血管成像(OCTA)、超声检查等。

(五) 鉴别诊断

1. 其他继发因素或合并因素所致视网膜病

常见的继发因素包括高血压病、动脉粥样硬化、大动脉炎、心脏功能不全和凝血异常等。

2. 原发性视网膜病

由于先天遗传因素或后天饮食习惯、生活方式及某些环境因素等引起的视网膜病属原发性,如早产儿视网膜病变、视网膜毛细血管扩张症、黄斑裂孔等。

3. 络损暴盲

本病的病因在于糖尿病,多为双眼,视力多缓慢下降,部分可突然下降,视网膜可见斑点状或大片出血、水肿、渗出、增殖膜,血管为动脉瘤、毛细血管闭塞、后期新生血管;络损暴盲多因血管硬化、高血压、结核等导致,多为单眼,视力多突然下降,视网膜可见火焰状出血、渗出,血管筋脉扩张迂曲明显,亦可出现新生血管。

(六) 治疗

1. 治疗原则

临证要整体辨证与局部辨证相结合。首当辨虚实、寒热,根据眼底出血时间,酌加化瘀通络之品。早期出血以凉血化瘀为主,出血停止 2 周后以活血化瘀为主,后期加用化痰软坚散结之品。又根据微血管瘤、水肿、渗出等随症加减。

2. 治疗方药

1) 气阴两虚,络脉瘀阻证

症状:视物模糊,目睛干涩,或视物变形,或眼前黑花飘舞,视网膜病变多为 1～3 级,神疲乏力,气短懒言,口干咽燥,自汗,便干或稀溏,舌胖嫩、紫暗或有瘀斑,脉沉细无力。

方药:生脉散合杞菊地黄丸加减。

2) 肝肾亏虚,目络失养证

症状:视物模糊,目睛干涩,视网膜病变多为 3～4 级;头晕耳鸣,腰膝酸软,肢体麻木,大便干结,舌暗红少苔,脉细涩。

方药:六味地黄丸加减。出血久不吸收出现增殖加浙贝母、海藻、昆布。

3) 阴阳两虚,血瘀痰凝证

症状:视物模糊,目睛干涩或严重障碍,视网膜病变多为 4～5 级;神疲乏力,五心烦热,失眠健忘,腰酸肢冷,手足凉麻,阳痿早泄,下肢浮肿,大便溏结交替;舌淡胖少津或有瘀点,或唇舌紫暗,脉沉细无力。

方药:偏阴虚者选左归丸加减。偏阳虚者选右归丸加减。出血久不吸收加三七、生蒲黄、花蕊石。

3. 其他疗法

1) 中成药

(1) 复方丹参滴丸。

药物组成:丹参、三七、冰片。

功能主治:活血化瘀,理气止痛。推荐用于糖尿病视网膜病变血瘀证,兼见舌色紫暗,面色青暗,舌下静脉迂曲,瘀点瘀斑等。

用法用量:吞服或舌下含服。一次 10 丸,一日 3 次,28 天为 1 个疗程;或遵医嘱。

注意事项:①寒凝血瘀胸痹心痛者不宜;②脾胃虚寒患者慎用,尽可能饭后服用;③本品含有活血化瘀之药,孕妇禁用;④饮食宜清淡、低盐、低脂,食勿过饱,忌食生冷、辛辣、油腻之品,忌烟酒、浓茶;⑤个别人服药后可有胃脘不适,宜饭后服用;⑥治疗期间,心绞痛持续发作,宜加用硝酸酯类药。如果出现剧烈心绞痛、心肌梗死等,应及时救治。

(2)芪明颗粒。

药物组成:黄芪、葛根、枸杞、茺蔚子等。

功能主治:益气生津、滋养肝肾、通络明目。用于 2 型糖尿病视网膜病变单纯型,中医辨证属气阴亏虚、肝肾不足、目络瘀滞证,症见视物昏花、目睛干涩、神疲乏力、五心烦热、自汗盗汗、口渴喜饮、便秘、腰膝酸软、头晕、耳鸣。

用法用量:口服,每次 4.5 g,一日 3 次,3~6 个月为 1 个疗程。

不良反应:个别患者用药后出现胃脘不适等。

(3)银杏叶片。

药物组成:银杏叶。

功能主治:活血化瘀通络。推荐用于局部瘀血阻络引起的视网膜病变。

用法用量:口服,每次 40 mg,一日 3 次。

注意事项:①寒凝血瘀,气虚血瘀,阴虚血瘀,痰瘀互阻之胸痹心痛及风痰阻窍之中风偏瘫不宜单用本品;②孕妇慎用,月经期及有出血倾向者禁用;③饮食宜清淡、低盐、低脂,食勿过饱,忌食生冷、辛辣、油腻之品,忌烟酒、浓茶;④保持心情舒畅,忌过度思虑,避免恼怒、抑郁等不良情绪;⑤在治疗期间,心绞痛持续发作,宜加用硝酸酯类药。若出现剧烈心绞痛、心肌梗死,或见有气促、汗出、面色苍白者,应及时急诊救治。

不良反应:有报道服用本品后出现过敏性皮炎和荨麻疹。

2)针灸

对于糖尿病性视网膜病变 1~3 级,出血较少者,可慎用针刺疗法,取太阳、阳白、攒竹、足三里、三阴交、光明、肝俞、肾俞等穴,可分两组轮流取用,每次取眼区穴 1~2 个,四肢及背部 3~5 个,平补平泻。

3)电离子导入

采用电离子导入的方式,使中药制剂直接到达眼部病灶组织,从而促进视网膜出血、渗出和水肿的吸收。该法具有方法简便、创伤小、作用直接等特点。对于糖尿病性视网膜病变引起的玻璃体视网膜出血,可选用三七、丹参、普罗碘铵等做电离子透入,每日 1 次,10 次为 1 个疗程,但对新近出血者应避免使用。对于糖尿病性视网膜病变引起的眼底渗出、机化及增殖,可选用昆布、丹参、三七注射液做电离子导入,每日 1 次,每次 15 min,10 次为 1 个疗程,间隔 2～5 天再做第 2 个疗程。

4) 其他疗法

(1) 全息刮痧:是利用砭石刮拭局部的皮肤及穴位,来治疗全身疾病的刮痧方法。有报道称,全息刮痧配合中药热烫疗法治疗糖尿病性视网膜病变有效。

(2) 中药热烫疗法:使用中药机将治疗方药打磨至粗粉状后,加入 100 g 粗盐混合均匀后装入布袋,将包裹布袋的湿毛巾放入微波炉加热 1 min 后取出,并敷于特定穴位上,每次 25 min,1 次/天,1 周期为 1 个疗程,持续治疗 3 个疗程。

二、临床研究实例介绍

实例 ① 国内 Luo D 等[1]观察了复方丹参滴丸治疗早期糖尿病性视网膜病变的疗效。其团队纳入了中日友好医院的自 2010 年 6 月至 2013 年 4 月期间 57 例非增生性糖尿病性视网膜病变患者,并随机分为 2 组,试验组 28 例,对照组 29 例。试验组给予复方丹参滴丸,含有丹参、三七和冰片,每次 15 粒(27 毫克/粒),每日 2 次。对照组给予羟苯磺酸钙胶囊,每日 500 mg,每日 2 次。其团队研究发现,复方丹参滴丸对早期糖尿病性视网膜病变具有明显的临床疗效,包括控制微动脉瘤和出血,改善视力和视野,并无明显不良反应。复方丹参滴丸的治疗作用可能类似于羟苯磺酸钙,推测其作用机制可能和复方丹参滴丸降低丙二醛含量,提高超氧化物歧化酶活性,通过抗氧化作用改善局部血流以防止血栓形成;同时能通过清除氧自由基保护血管内皮细胞。因此,在未来的糖尿病性视网膜病变治疗中,复方丹参滴丸可能作为治疗糖尿病性视网膜病变辅助药物发挥作用。

实例 ② 国内 Luo X X 等[2]采用荧光素眼底血管造影评估芪明颗粒治疗糖尿病性视网膜病变的效果。其团队设计了一项多中心、随机、平行对照临床试验,将纳入符合诊断标准的 360 例 2 型糖尿病患者随机分为治疗组 238 例和观察组 122 例。治疗组口服芪明颗粒(含葛根、黄芪、地黄等)4.5 g,一日 3 次。对照组口服羟苯磺酸钙胶囊 500 mg,每日 2 次。使用荧光素眼底血管造影记录眼底血液循环时间。治疗期间每 4 周随访 1 次,治疗后 3 个月随访 1 次,记录眼底血液循环时间变化。其团队研究发现,治疗组视网膜血液循环时间(荧光素眼底血管造影)中的上臂到眼底的循环时间 ARCT 效果优于对照组。研究还发现,两组治疗后的动静脉循环时间 AVCT 均缩短,但两组之间治疗效果差异不明显。研究进一步发现,治疗过程中,治疗组中仅有 1 例出现胃肠不适,而对照组有 5 例出现不良反应,芪明颗粒治疗早期糖尿病性视网膜病变尚未发现其他不良反应。其团队根据研究结果推测,芪明颗粒能促进视网膜微血管循环,增加局部血液循环流动,改善视网膜缺血、缺氧状况,同时能保护视网膜屏障,从而防止视网膜病变的发展。

实例 3 国内 Xing G X[3] 评估了针药结合治疗糖尿病视网膜病变的效果。其研究纳入天津中医药大学附属医院 42 例双侧眼病变病例,56 例单侧眼病变病例,共 98 例。治疗组选取双侧攒竹(BL 2)、睛明(BL 1)、太阳(Ex - HN 5)、丝竹空(TE 23)、风池(GB 20)、光明(GB 37)、承泣(ST 1)、曲池(LI 11)、三阴交(SP 6)、足三里(ST 36)和阳陵泉(GB 34)。每次治疗选取 6~8 个穴位,使用不锈钢针灸针 0.3 mm×40 mm,得气之后再行补泻手法,每组留针 20 min,一天 1 次,每 30 天为 1 个疗程;中药治疗组,在控制血糖之后,应用方剂为柴胡、当归、赤芍、茯苓、白术、枳壳、羌活、防风、苍术、地黄、枸杞子、菟丝子、女贞子、木贼、蝉蜕、三七、甘草。口服汤剂一天 1 次,30 天为 1 个疗程。其团队研究发现,在 98 例(140 只眼睛)中,22 例(29 只眼睛)明显好转,51 例(71 只眼睛)得到改善,25 例(40 只眼睛)无效,总有效率 71.4%。该研究结果表明,针灸和中药结合治疗糖尿病性视网膜病变取得了良好的疗效。糖尿病性视网膜病变是一种复杂的虚实夹杂的病症。中医理论认为,糖尿病性视网膜病变的病机以肝肾阴虚为本,络脉损伤和瘀滞为标。肝肾阴虚导致血瘀,阻塞眼部脉络。使用针灸可疏通经络,平衡气血从而提高视力。本研究中应用地黄、枸杞子、菟丝子和女贞子能滋补肝肾,补血明目;当归、赤芍和三七能活血通络;茯苓、白术、枳壳、苍术和甘草补脾祛湿,降低眼部水肿;柴胡、木贼舒肝明目;羌活、防风和蝉蜕开目窍。

实例 4 国内 Yan W Y 等[4] 探讨了全息刮痧联合中药热烫改善早期糖尿病性视网膜病变的临床效果。其团队纳入 120 名杭州临安中医院自 2020 年 5 月至 2021 年 5 月因糖尿病入院的患者。所有纳入患者均有早期视网膜病变,将患者分为刮痧组(全息刮痧)、熨烫组(中药热烫)和联合治疗组(全息刮痧联合中药热烫)。其眼部全息治疗组具体操作:患者仰卧位,在眼周涂上刮痧油后,操作者沿眼轮匝肌形状方向,由内向外由攒竹、鱼腰、丝竹空刮至太阳穴,然后由承泣、四白、丝竹空沿眶下骨向外弧形刮至瞳子髎。采用平补平泻的方法。每个步骤重复 5 次,刮板前端按上述要点由轻到重循序渐进地移动刮板前端。以每穴按压 5 s 为宜,使患者感到酸、麻、胀、痛。持续 20 min。熨烫组。中药组方:麦冬 30 g,菊花 20 g,鱼腥草 30 g,鬼针草 20 g,炙肉桂 30 g,女贞子 30 g,五味子 12 g,连翘 20 g,烟斗草 30 g,槟榔 20 g,丹参 20 g,蚯蚓 20 g,冰片 10 g(外敷)。上述药方加热至 40～42℃,然后敷在眼下(四白、印堂、攒竹、鱼腰、四柱穴位,然后盖上纱布)4～5 min 或者纱布上熨烫 6～7 min,共 3 次(20 min)。联合治疗组为上述两种治疗方式的组合。眼部全息刮痧结束后,进行中药热烫,共约 40 min。治疗 7 天为 1 个疗程,连续治疗 2 个疗程。均由高级护士统一培训后操作。其团队研究发现,联合治疗组在提高第 3 天、第 7 天、第 14 天的中医症状积分治疗有效率、眼底症状缓解总有效率方面效果显著,且治疗效果越长越好;联合治疗组在视觉功能、躯体功能、公共活动、心理活动等方面均有显著提高;联合治疗组空腹血糖、餐后 2 h 血糖、糖化血红蛋白水平降低更明显;联合组治疗后视网膜中央动脉血流阻力指数下降最明显,且治疗安全指数高。其作用机制为降低血流阻力指数,增加视网膜血流灌注。其团队研究后得出结论:应用全息刮痧联合中药热烫治疗早期糖尿病性视网膜病变可缓解视物模糊、眼干等症状。对视网膜病变进行早期干预,可以降低患者的致残率,提高患者生活质量,效果优于单纯治疗。

三、预后

糖尿病性视网膜病变患病率高,且危害严重,预后较差。中医药从多环节、多靶点发挥作用,在改善糖尿病性视网膜病变临床症状、早期阻止或逆转其进程的一些关键环节中具有突出优势,同时对血糖、脂质代谢、免疫调节、血流动力学、自由基活性等多环节也有一定作用。中西医结合预防和治疗糖尿病性视网膜病变可互为补充,从而最大限度地保护或减轻患者的视力损害。

参考文献

[1] Luo D, Qin Y, Yuan W, et al. Compound danshen dripping pill for treating early

diabetic retinopathy: A randomized, double-dummy, double-blind study [J]. Evid Based Complement Alternat Med, 2015(2015):539185.

[2] Luo X X, Duan J G, Liao P Z, et al. Effect of qiming granule on retinal blood circulation of diabetic retinopathy: a multicenter clinical trial [J]. Chin J Integr Med, 2009,15(5):384-388.

[3] Xing G X. Treatment of 98 cases of diabetic retinopathy by combined acupuncture and herbs [J]. J Acupunct Tuina Sci, 2010,8(5):295-296.

[4] Yan W Y, Wang Y. Clinical study of Chinese medicine holographic scraping combined with hot ironing in improving early diabetic retinopathy [J]. Am J Transl Res, 2023, 15(1):511-521.

第八节　中医药治疗糖尿病自主神经病变

一、概述

糖尿病自主神经病变是糖尿病慢性并发症之一,临床表现复杂多样,常累及心血管系统、消化系统、泌尿生殖系统等,亦可影响体温调节和泌汗调节,可严重降低患者的生活质量,增加患者的死亡风险。现代医学认为糖尿病自主神经病变发病机制主要涉及缺血缺氧、代谢障碍、营养障碍、自身免疫等方面。据统计,血糖控制不良的患者中有近40%会发生自主神经病变,其主要特征为广泛的神经变性,累及自主神经系统的交感和副交感神经分支末梢神经纤维,糖尿病早期即可出现自主神经系统功能的异常,继而逐渐发展并恶化。

在中医理论中,糖尿病自主神经病变属于"心悸""怔忡""眩晕""胸痹""呕吐""痞满""胃胀""泄泻""便秘""癃闭""阳痿""阴痿""筋痿""阴器不用""宗筋弛纵""多汗症"等病症范畴。

(一) 病因病机

糖尿病自主神经病变是由自主神经功能和(或)结构异常引起的一组临床病变,其是由糖代谢紊乱、血液流变学改变、缺血缺氧、氧化应激等多种因素共同作用的结果。糖尿病自主神经病变的病因及发病机制尚未阐明。目前多数学者认为高糖毒性是糖尿病自主神经病变最根本的病因,高血糖不仅会直接损害神经细胞,还可导致外周血管病变,致使神经细胞营养障碍,导致神经缺血、缺氧并逐步造成自主神经损害。

在糖尿病自主神经病变的发展过程中,痰热瘀毒,相互搏结,损伤络脉,脏腑虚衰,气虚气陷;或阴阳失衡,阴阳之气不相顺接,气机逆乱,脏器失控,不能自持,症状多样,多脏受累。因此络脉瘀滞是其主要病理基础和核心病机,气虚则贯穿于疾病的始终。病久耗气,气分虚极自下陷,故而气陷则为该病的严重证候,即"轻者气虚,重者气陷"。糖尿病心脏自主神经病变在进展中,逐渐耗损机体的气血津液,导致机体经脉失养,血脉涩滞,日久瘀血痹阻于心,与叶天士之"久病入络"相合。糖尿病胃肠自主神经病变可兼见气滞血瘀、阴虚血瘀,导致脾胃络脉受阻,气血运行不畅,最终发为胃轻瘫。在糖尿病神经源性膀胱辨治中,脏腑功能失调所致络气虚损是其发病根本,络脉瘀滞不通是其致病关键因素。

在糖尿病性勃起功能障碍辨治中,也强调消渴日久,久病必瘀,久病入络,加之气血不足导致络脉空虚,痰湿、水饮、瘀血等邪实阻滞,导致络脉瘀阻。糖尿病泌汗异常由瘀血脉络阻滞、气血运行不畅、津液敷布失衡而致。

(二) 临床表现

糖尿病自主神经病变的临床表现变化多端、复杂多样,因其所累及的器官和自主神经的程度不同而有所差异。

1) 糖尿病心脏自主神经病变

临床主要表现为静息性心动过速、体力下降、运动耐力下降、直立性虚脱(体位性低血压)和无症状心肌梗死。中医将其归属为消渴继发"心悸""胸痹""眩晕"等。

2) 糖尿病胃肠自主神经病变

可涉及消化系统中的任何器官,如食管蠕动功能受损导致胃酸反流表现为胃灼热、胸骨后的不适感、嗳气等症状,严重者可出现吞咽困难;胃排空延迟、动力下降、节律紊乱可导致腹胀痛、早饱感、恶心、呕吐等症状;肠功能紊乱以便秘和腹泻为主要症状,两者常交替发生。中医学将其归属为消渴继发"痞满""呕吐""反胃""泄泻"等。

3) 糖尿病泌尿生殖系统自主神经病变

主要见于糖尿病神经源性膀胱和糖尿病性勃起功能障碍。糖尿病神经源性膀胱因自主神经功能障碍导致排尿反射异常及膀胱功能障碍,临床表现主要为尿频、尿急、小便淋沥不尽、尿失禁,甚或出现尿潴留等排尿功能障碍症状,多可引起泌尿系感染,严重者可导致或加重肾功能不全。该疾病属中医"癃闭""遗尿""淋证"范畴,病位在膀胱,与脾肾关系密切。糖尿病性勃起功能障碍是糖尿病男性患者较常见的并发症之一,中医将这种痿而不举、举而不坚或坚而不久的现象称之为"阳痿""筋萎""阴痿"等。

4)糖尿病自主神经病变引起汗腺功能失常

可致泌汗异常。理论上糖尿病患者泌汗异常包括汗多、汗少(无汗)及局部汗出等,临床所见以多汗者就诊居多。故此主要论述糖尿病多汗症。糖尿病伴多汗可归入中医学"多汗症"的范畴。糖尿病其他自主神经病变包括糖尿病泌汗功能异常、膈神经病变等。糖尿病泌汗异常是发生糖尿病自主神经病变时,汗腺功能失常而出现的汗液排泄异常。其多表现为下肢皮肤干、凉、出汗减少甚至无汗,而上半身尤其是面部及胸部大量汗出,原因可能与支配汗腺的催汗纤维传出途径障碍有关。

(三)诊断

现代医学诊断标准:①符合1999年WHO公布的糖尿病诊断标准:具有糖尿病症状;任意时间血糖≥11.1 mmol/L,或空腹血糖≥7.0 mmol/L;口服糖耐量试验提示餐后2 h血糖≥11.1 mmol/L。②糖尿病自主神经病变诊断标准:采用糖尿病早期风险评估系统评估汗腺功能,以诊断早期糖尿病自主神经病变,即足汗腺神经受损风险评分≥50分。

(四)辅助检查

1. 心血管系统诊断

(1)心脏副交感神经功能试验:瓦氏动作试验(Valsava试验):用口吹动与改良测压针相连的薄膜,维持压力在40 mmHg(5.33 kPa)15 s,间隔1 min,重复3次。正常人动作前后心电图R-R间期比值≥1.20,异常者R-R间期比值≤1.0。

(2)心脏交感神经功能:立位血压。静卧,5 s内站立,收缩压下降20 mmHg(2.67 kPa)以上,自主神经病变可能性大,若下降超过30 mmHg(4.00 kPa),则可诊断。

(3)握拳实验:用最大握力的30%,持续5 min时测血压,计算与实验前的舒张压差,正常≥16 mmHg(2.13 kPa),异常者≤10 mmHg(1.33 kPa)。无创性动态血压监测。

2. 消化系统诊断

（1）X 射线法。

（2）放射性同位素法。

（3）实时超声显像法。

（4）胃电图。

（5）胆囊收缩功能测定。

3. 泌尿生殖系统诊断

1）尿流率测定

尿流率主要反映膀胱自主神经病变所致的功能异常。

2）残余尿量测定

排尿后立即做 B 型超声检查残余尿量，糖尿病伴有残余尿的发生率为 $43\%\sim87\%$。此方法可估计排尿后的残余尿量，但必须排除尿路机械性梗阻和由乙醇、梅毒、维生素 B_{12} 缺乏所引起的膀胱神经损伤。

3）性功能检查

包括向阴茎海绵体内注射血管扩张剂、夜间阴茎勃起监测、测定脊髓反射诱发电位的潜伏期等方法，但这些方法一般较复杂，不适用于临床研究。

4）皮肤出汗异常

（1）对热反应：Kennedy 用Ⅲ号负离子透入法，刺激出汗后计数汗滴压痕。

（2）定量排汗轴突反射实验（QSART）：Low 提出更为精确的检查节后神经传导路径的完整性，有神经节或节后纤维损害者均不发生出汗。

（3）皮肤交感反应（SSR）：通过刺激传入末梢神经并经传出交感神经无髓鞘细胞纤维的汗腺反应。糖尿病自主神经病变与正常人相比，振幅小，潜伏期延长。

（五）治疗

1. 治疗原则

（1）糖尿病心脏自主神经病变：中医多以益气养阴，兼以活血化瘀为原则治疗。

（2）糖尿病性胃轻瘫：中医多以健脾理气、和胃养阴为主治疗。

（3）糖尿病性腹泻：中医多以健脾益气、升清降浊、温补脾肾、涩肠止泻为原则治疗。

（4）糖尿病性便秘：中医多以益气养阴、益气温阳为原则治疗。

（5）糖尿病神经源性膀胱：中医多从脾论治、从肾论治。

（6）糖尿病勃起功能障碍：中医多从肾阴虚论治、从肾阳虚论治。

（7）糖尿病性泌汗异常：中医多从营卫不和、气阴两虚、中气不固、阴虚燥热论治。

（8）综合治疗：包括中药内服、针灸、推拿按摩等多种疗法的综合应用，以提高治疗效果。

2. 治疗方法

以下是一些常用的中医方药，具体方药的选择应依据患者的体质和病情，在医师的指导下使用：

1）糖尿病心脏自主神经病变

（1）心脾两虚证：心悸不安，心中空虚，面色㿠白无华，头晕目眩，倦怠乏力，舌淡红，苔薄白，脉虚细或虚数。方药：归脾汤加减。

（2）心阴血虚证：心悸、心慌、气短、汗出、心烦、失眠多梦、精神疲惫但又头脑兴奋，舌红少苔，脉虚数。方药：黄连阿胶汤加百合地黄汤加减。

（3）中气下陷证：头晕目眩，气短乏力，倦怠懒言，面白无华，舌质淡，苔薄白，脉细弱无力。方药：补中益气汤加减。

（4）虚风内动证：心悸怔忡，或心颤，或手颤，或头颤，或舌颤，或肌颤，脉沉细虚弱。方药：镇肝熄风汤加减。

2）糖尿病胃轻瘫

见第四章第十三节。

3）糖尿病肠紊乱——便秘、泄泻

（1）实热便秘：大便干结，小便短赤，面红心烦，或有身热，口干口臭，腹胀或痛，舌红苔黄燥，脉滑数。方药：承气汤类加减。

（2）气虚便秘：大便燥结或软，日久不行，虽有便意，努挣乏力，难于解下，挣则汗出，气短，便后虚疲至极，倦怠懒言，语声低怯，腹部胀痛，或有肛门脱垂，形寒面白，唇甲少华，舌淡嫩。苔薄白，脉虚弱。方药：补中益气汤加麻仁润肠汤加减，甚者可用肉苁蓉 20～30 g。

（3）阴虚便秘：大便干燥如羊粪状，秘结难解，数日或数周一次，形体消瘦，咽干少津。舌红苔少，脉细数。方药：增液承气汤加麻仁润肠汤加减。必要时可以灌肠。

（4）湿热泄泻：泻下急迫，或泻而不爽，色黄褐或带黏液，气味臭秽，肛门灼热,烦躁口渴,小便短赤。舌苔黄腻,脉滑数或濡数。方药:葛根芩连汤加减。

（5）脾虚湿盛:大便时溏时泻,迁延反复,完谷不化,饮食减少,稍进油腻食物则大便次数明显增多,神倦乏力,面色萎黄,舌淡苔白,脉细弱。方药:参苓白术散加减。

（6）肠胃痰饮:脘腹胀满,胃中有震水声,或肠间有水声漉漉,虽下利而利后腹仍坚满;若饮从热化,与秽浊相搏,而成便秘,故见腹泻和便秘交替。舌苔湿滑,脉弦。方药:苓桂术甘汤加减。

4）糖尿病神经源性膀胱

（1）中气下陷:小腹下坠,小便无力,滴沥不尽,神倦乏力,四肢沉重,少气懒言,舌淡苔薄白,脉细无力。方药:补中益气汤加减。

（2）肾阴亏虚证:小便滴沥或不通,尿少色赤,头晕目眩,腰膝酸软,五心烦热,口燥咽干、神疲倦怠、夜梦遗精、舌红苔薄、脉细数。方药:滋肾通关丸加减。

5）糖尿病勃起功能障碍

见第四章第十二节。

6）糖尿病汗证

（1）阴虚火旺证:五心烦热,心胸汗出甚多或自汗、盗汗或尺肤有汗、口干咽燥,舌红少苔,脉细数。方药:当归六黄汤加减。加五倍子、浮小麦、乌梅、山萸肉以滋阴泻火,固表止汗;加知母、地骨皮增强清泻内热之功。且有降低血糖之效,故能使自汗、盗汗缓解。

（2）阴阳失调证:上半身多汗,下半身少汗或无汗,怕冷又怕热,常易自汗,甚则汗出淋漓,舌暗苔白,脉沉细。方药:桂枝龙骨牡蛎汤加减。

（3）脾虚阴火证:周身发烫、扪之灼手,上午热起,午后渐显,夜晚尤甚,但体温正常,晨起陡然汗出,大汗后热感消失,食量大,食后乏力,便干难解,舌淡苔白,脉沉细。方药:升阳散火汤加减。

二、临床研究实例介绍

实例 1 国内 Zhao D 等[1]评估了肠润通汤剂与聚乙二醇 4 000 口服粉(福松)对老年糖尿病患者便秘的效果。其团队纳入中日医院自 2010 年 3 月至 2017 年 6 月因糖尿病便秘收入的 80 例患者。将其随机分为肠润通组和福松组。其中肠润通煎剂由肉苁蓉、槟榔、枳壳、板蓝根、川牛膝、火麻仁、当归、桃仁和升麻组成。每天口服 2 次,每次 66.5 g。福松溶解于水内服,每日 2 次,每次

10g。所有患者均采用胰岛素注射或口服降糖药磺脲类、双胍类药物控制糖尿病。治疗4周,随访观察2个月。该研究发现,治疗后两组 Bristol 大便性状分型量表评分均提高。肠润通组在各个时间点上的效果均较福松组好。Bristol 大便性状分型量表提高4分的有效率比较上肠润通组各个时间点(T-2w,T-4w,F-1m,F-2m)的有效率分别为36%、69%、69%、74%要优于 Forlax 的3%、21%、35%、35%。Bristol 大便性状分型量表在各个治疗时间点上与B-T 比较,肠润通组有效率分别为62%、73%、76%和79%,福松组有效率为43%、68%、75%和71%。研究进一步发现,治疗后 SBCM 均明显提高,其中肠润通组比福松组提高更高;肠润通组提高了排便感、排便无力、排空不完全、腹胀和肠胃胀气的感觉。福松组提高了 T-4w、F-1m 的排便感、T-2w、F-1m、F-2m 的排空不完全感,F-1m、F-2m 的排便无力感,F-1m、T-4w、F-1m 的腹胀感,T-2w、T-4w 的胃肠胀气感。肠润通组在治疗排空不全感效果要优于福松组,且肠润通组在随访上排便感和排便无力、F-2m 腹胀和 F-1m、F-2m 胃肠胀气上效果更好。从以往的动物研究中发现肠润通可以部分恢复链脲佐菌素诱导的糖尿病大鼠结肠的形态学和生物力学重塑[2]。此外,肠润通可以抑制 AGE 和糖尿病大鼠结肠 TGF-β_1 及其受体来治疗便秘。该研究认为肠润通和福松治疗都可以有效改善老年糖尿病便秘患者排便习惯和症状。肠润通治疗效果优于福松,且患者停药后随访改善较好。从中医的角度来看,肠润通具有补虚泻实、润肠通便之功效。从现代医学的角度来看,肠润通能有效改善老年糖尿病患者便秘的排便习惯和便秘的症状。

实例2 国内 Tang C 等[3]研究旗宾通便汤治疗糖尿病性便秘的临床疗效及其对肠道环境的影响及不良反应发生率。该前瞻性研究共纳入由南京市中医院收治的糖尿病性便秘患者62例。按照1:1比例分配到对照组或实验组。实验组采用旗宾通便汤口服治疗,处方组成:黄芪15g,白术10g,火麻仁10g,枳实10g,桃仁10g,肉苁蓉10g,瓜蒌子10g,槟榔10g,大戟10g,荔枝核10g,麦冬15g。早晚各服用一半,为期4周。对照组口服枸橼酸莫沙必利分散片每次5mg,每日3次,连续2周。该研究发现实验组中医症状评分、空腹血糖和餐后2h血糖、便秘症状评分和便秘患者生活质量量表评分显著下降。临床有效率显著提高,双歧杆菌和肠球菌数量显著增加。酵母菌数量较少,且复发率更低。该研究认为旗滨通便汤对气阴两虚型、脾肾两虚型和肠燥型便秘效果良好。其起效快,通便作用显著。其短期使用可显著改善患者的肠道运动和缓解便秘症状,长期使用可改善全身虚弱症状,从而显著提高患者的生活质量。且对老年人血糖控制无明显影响,无明显药物不良反应,值得临床参考和使用。

实例 3　国内 Tong Y Q 等[4]探讨了针灸对糖尿病性膀胱功能障碍的影响。该研究于长春中医药大学第一附属医院进行。纳入 45 名糖尿病性膀胱功能障碍患者,按 2∶1 被随机(根据随机数字表)分至针刺组($n=30$)和假针刺组($n=15$)。针刺组:每天接受一次针刺治疗,每次持续 30 min,持续治疗 15 天;使用一次性无菌针灸针(0.30 mm×50 mm),每次针刺 10 个穴位,即双侧肾俞(BL 23)、气海俞(BL 24)、次髎(BL 32)、委阳(BL 39)、秩边(BL 54);垂直进针 0.60～2.20 cm;要求每个穴位获得针感(得气)。每 5 min 行针一次。假针刺组:用相同的针刺相同的穴位,但针的插入深度只有 0.3 cm,不行针,以避免得气;该组疗程次数、持续时间和频率与针刺组相同。入组前,两组患者均接受常规治疗(饮食治疗、降糖药、胰岛素、降压药、抗生素、抗胆碱能药物和 CIC 等),在整个研究过程中糖尿病管理和抗胆碱能药物没有发生任何重大变化。该研究发现,治疗后第 15 天的糖化血红蛋白,两组均无显著性差异;在针刺组中,6 项指标中有 5 项(最大逼尿肌压力、膀胱顺应性、最大膀胱容量、排尿欲望和排尿冲动时的膀胱容积)在 15 天的治疗期间显示出显著改善。其中逼尿肌最大压力降低 34.8%,膀胱顺应性增加 1 倍以上,膀胱容积增加 35.4%。在假针刺组中,只有 1 项测量值(排尿时膀胱容积)显著改善。两组间的 4 项指标(膀胱顺应性、最大膀胱容量、排尿欲望和排尿冲动时的膀胱容积)均有显著差异;针刺组尿失禁从 2.4 改善到 1.4。假针刺组尿失禁从 2.2 恶化到 2.3。在以上研究中,非胰岛素依赖型糖尿病和胰岛素依赖型患者之间没有差异。该研究认为针刺治疗对糖尿病性膀胱功能障碍主观症状的影响以及膀胱功能的其他测量提供了证据。针刺作为一种新的替代医学疗法,可能在临床上对糖尿病性膀胱功能障碍的根治性治疗有用。

实例 4　国内 Chang C S 等[5]评估了针灸对有胃运动功能障碍症状的糖尿病患者胃慢波的影响。本研究纳入 15 名患有消化不良症状的 2 型糖尿病患者。将 2 个 0.3 mm×30 mm 针灸针刺入双侧足三里,有得气感后连接上由 9 V 电池供电的电针仪,使用 2 Hz 的双向电波刺激 30 min。该研究发现针灸后胃部活动的正常频率显著上升,从基线值(21.99±19.38)%上升到针灸时的(45.93±19.72)%和针灸后的(48.92±19.56)%;胃过速频率的百分比在针灸期间和之后显著下降[基线与针灸期间和之后(20.32±19.60)% *vs.*(5.40±

8.41)%和(6.29±7.41)%];主频率发生了显著变化(P<0.05)[基线 vs. 针灸期间和之后(2.03±0.76)cpm vs. (2.43±0.47)cpm 和(2.49±0.46)cpm];hPP治疗时和治疗后显著升高,从基线(56.96±27.64)pmol/L 到治疗时(73.11±22.37)pmmol/L,但是治疗后和基线比没有统计学意义;针灸期间或之后胃缓慢频率、DFIC、DPIC、PR百分比、血糖水平、胃泌素和胃动素的血清水平的变化没有统计学意义。治疗过程中无针灸不良反应。其关键机制可能和迷走神经胆碱能刺激后控制肽的释放和胃酸分泌有关。该项研究结果表明针刺可以增强糖尿病合并消化不良患者胃肌电活动的规律性,但对胃肌电活动的影响与血糖、胃泌素或胃动素变化无关。对 hPP 的影响机制尚不明确,未来需要做更多关于针灸治疗胃肠功能紊乱的长期研究。

实例5 国内 Li G M 等[6]评价了针刺对糖尿病胃轻瘫患者胃排空和胃轻瘫症状的短期影响。该研究为郴州市第一人民医院诊断为糖尿病延迟胃排空的25例患者,随机分配先针刺后伪针刺或者先伪针刺再针刺,每天1次,共7天。每次留针20~30 min,使用0.3 mm×40 mm针灸针,针刺双侧内关(PC 6)、足三里(ST 36)和中脘(CV 12)使其得气。共有25人参加试验,21人完成了试验,11人先针刺后伪针刺(A组),10人先伪针刺后针刺(B组)。该研究发现,治疗后与伪针刺治疗相比,先针刺治疗能大幅度减少2 h胃潴留[(−11.1±7.0)%],4 h胃潴留[(−5.0±2.8)%]和GCSI评分(−8.0±3.4);针刺和伪针刺之间的空腹血糖和糖化血红蛋白水平没有显著差异。本研究认为对于糖尿病胃轻瘫患者,短期针灸1周能增加胃排空并改善胃轻瘫症状。但是需要进一步的研究来验证是否应该选用短期针灸作为糖尿病胃轻瘫患者的治疗策略。

三、预后

对于糖尿病自主神经病变现代医学目前尚无特效药物治疗,其防治的关键为积极预防、早期诊断以及控制血糖达标。中医药对早期糖尿病自主神经功能病变的研究还很薄弱,但中医药在治疗该病方面积累了丰富的经验,在辨证施治的基础上遣方用药,具有疗效确切、不良反应少的优点。在具体的治疗上除针对临床表现外,采用益气养阴、健脾补肾、活血化瘀等法,可有效控制血糖,改善代谢,调节免疫以及直接保护自主神经。经实验和临床观察显示,中药组方可有效调节和帮助患者控制血糖,改善高血糖所致神经细胞水肿、变性及坏死,修复自主神经髓鞘的完整性和改善内分泌功能,充分显示出中药在治疗该病方面的优势。另外,采用针刺也可治疗自主神经病变,选内关、神门、三阴交等穴位,运用以心率变化为基础的自主神经功能试验指标,经针刺治疗后患者的反映自主神经功能的参数,如静心率、呼吸差、乏氏指数均有明显改善。

近年来,对糖尿病自主神经病变的中医治疗、研究已取得了可喜的成就,治疗方法丰富多彩,治疗思路新颖,并多有创新。由于本病的发病机制十分复杂,只有采取中西医结合治疗,才有可能获得最佳的临床疗效。

参考文献

[1] Zhao D, Zhao J B. Comparison of Chang Run Tong and Forlaxin Treatment of Constipation in Elderly Diabetic Patients [J]. J Altern Complement Med, 2018, 24 (5):472 - 480.

[2] Sha H, Zhao D, Tong X, et al. Mechanism investigation of the improvement of Chang Run Tong on the colonic remodeling in streptozotocin-induced diabetic rats [J]. J Diabetes Res, 2016, 42(6):256 - 259.

[3] Tang C, Pu W, Shan Z. Qibin Tongbian Decoction in the treatment of diabetic constipation and its influence on the intestinal environment and the incidence of adverse reactions: A randomized trial [J]. Evid Based Complement Alternat Med, 2022, 44(6):217 - 221.

[4] Tong Y Q, Jia Q M, Sun Y, et al. Acupuncture in the treatment of diabetic bladder dysfunction [J]. J Altern Complement Med, 2009, 15(8):905 - 909.

[5] Chang C S, Ko C W, Wu C Y, et al. Effect of electrical stimulation on acupuncture points in diabetic patients with gastric dysrhythmia: a pilot study [J]. Digestion, 2001, 64(3):184 - 90.

[6] Li G, Huang C, Zhang X, et al. The short-term effects of acupuncture on patients with diabetic gastroparesis: a randomised crossover study [J]. Acupunct Med, 2015, 33(3):204 - 209.

第九节　中医药治疗糖尿病足

一、概述

糖尿病足是糖尿病最为常见的慢性并发症之一,是糖尿病患者在合并周围神经病变与周围血管病变的基础之上发生的下肢感染、溃疡,严重者可致下肢肢端坏死,常需要截肢。国内报道其发病率占糖尿病患者的 0.9%～1.7%,欧美国家报道其发病率为 5%～20%,因糖尿病足而截肢者占非外伤性截肢的 50%,严重威胁糖尿病患者的生命健康。

(一) 病因病机

糖尿病足是指糖尿病患者足部由于神经病变使下肢保护功能减退,大血管和微血管病变使动脉灌注不足致微循环障碍而发生溃疡和坏疽的疾病状态。糖尿病足属于中医中的"坏疽""脱疽"范畴,起因为消渴,病机多认为病性属本虚标实,本虚以气虚、阴虚、阳虚、气阴两虚为主,标实责之气滞、血瘀、热(火)毒、寒凝、湿热、痰浊等。随着病情迁延而至气阴两伤、阴阳俱虚,进而引发瘀血、痰浊、热毒,并进入肌肉、筋骨当中,引发糖尿病足。

(二) 临床表现

早期感觉改变通常呈袜套样表现,首先累及肢体远端,然后向近端发展。轻触觉、本体感觉、温度觉和疼痛感知的共同减弱;运动神经病变表现为足内在肌萎缩,出现爪状趾畸形;自主神经受累表现为皮肤正常排汗、温度及血运调节功能丧失,导致局部组织柔韧性降低,形成厚的胼胝,导致更易破碎和开裂。后期继上述早期神经病变引起的症状外,还可出现溃疡、感染、骨髓炎、神经性关节病等。

(三) 诊断

糖尿病足诊断参照中华中医药学会糖尿病分会《糖尿病足中医诊疗标准》(2011 年),糖尿病足分级根据中华中医药学会《糖尿病中医防治指南糖尿病足》(2011 年)属 Wagner 分级 Ⅱ 级或 Ⅲ 级。糖尿病足患者既往血糖过高,并出现糖尿病足的典型症状,如感觉异常、足部畸形、足部溃疡、坏疽等。一般体格检查出现周围神经以及外周血管的异常,足部 X 线有骨质破坏,细菌培养出现阳性结果,血管超声明确足部血管病变的严重程度即可诊断。

(四) 鉴别诊断

1. 血栓闭塞性脉管炎

血栓闭塞性脉管炎是一种四肢中、小动脉慢性闭塞性疾病,其病理变化为中、小动脉血管壁的节段性、非化脓性炎症伴动脉血管腔内血栓形成,管腔闭塞引起肢体远端缺血而产生疼痛。本病的主要特征是:

（1）本病多发于男性青壮年。

（2）肢体特别是足趾发凉、怕冷、麻木和感觉异常是常见的早期症状。

（3）疼痛是本病的主要症状，表现为：①间歇性跛行：当患者行走一段路程后，小腿或足部肌肉发生麻木、酸胀、疼痛、抽搐、无力等症状，如果继续行走则症状加重，最后被迫止步，原地站立休息片刻后，疼痛迅速缓解，可继续行走，但行走后上述症状又复现。这种症状称为间歇性跛行，是下肢动脉供血不足的典型表现。②静息痛：动脉缺血严重时，患肢疼痛剧烈而持续，休息时疼痛仍不止，彻夜难眠。如果足趾破溃合并感染，疼痛更为剧烈。

2. 下肢动脉硬化闭塞症

下肢动脉硬化闭塞症不是脉管炎，它是全身动脉硬化的一种表现，是中、老年人的常见血管病之一。其病理特点是腹主动脉、髂动脉、股动脉、腘动脉等大中动脉内膜增厚变硬，形成粥样斑块及钙化，以及继发血栓形成等，导致动脉管腔狭窄或闭塞，表现为与脉管炎类似的下肢缺血症状，因此常被人们误认为是脉管炎。也有很多中、老年患者出现下肢疼痛、肌肉酸痛无力、不能正常行走（即间歇性跛行）等，常常以为是骨质增生、骨质疏松、腰椎间盘突出、风湿病等所致，服用了很多药物久治不愈，未及时到医院找专科医生就诊，有些患者甚至因此而延误了就诊时机，导致被迫截肢。

3. 糖尿病足坏疽与其他坏疽的鉴别要点

坏疽是组织细胞的死亡。病因上常分为循环性坏疽，如动脉粥样硬化性坏疽、栓塞性坏疽、血栓闭塞性脉管炎、雷诺病等引起的坏疽；神经营养性坏疽，如糖尿病性坏疽；机械性坏疽；物理性坏疽；化学性坏疽；损伤及感染性坏疽等。糖尿病性足坏疽，单从病理变化及坏疽的性质、程度很难与其他坏疽相区别。尤其是中老年糖尿病患者伴发动脉粥样硬化性坏疽时更难区分。但糖尿病足坏疽患者具有血管病变程度严重，病变进展较快，常伴有周围神经病变及感染等特点。在临床上常遇到足部坏疽久不愈合，检查时才发现糖尿病的病例。应注意分析坏疽的发生是伴发病还是并发症，并加以区别。

（五）辅助检查

1. 查体

应行双下肢膝关节以下部分的彻底查体。查体要至少每年进行一次，对于高危人群应更为频繁。需要观察记录的问题有：有无步态异常、鞋子磨损情况、有无外物突入鞋内部、血管搏动情况、毛发生长情况、皮温和毛细血管再充盈情况,以及观察足与足跟部的畸形与组织破坏、溃疡的位置与大小、有无水肿或炎症表现。还应检查关节的稳定性以及肌肉的力量。

2. 全面的神经学检查

反射、运动和感觉功能的检查。定性的感觉检查,如轻触觉、两点辨别觉、针刺觉和本体感觉。定量的感觉检查,最常使用 Semmes-Weinstein 尼龙单丝进行压力检查。

3. 血管检查

最常用的非侵入性检查为动脉多普勒超声。其数据由绝对压力或踝肱指数表示。踝肱指数达到 0.45 被认为是截肢后伤口可愈合的最小值。足趾血管压力绝对值达到 $40\,\mathrm{mmHg}(5.33\,\mathrm{kPa})$ 是伤口愈合标准的最小值。注意有动脉硬化性疾病的患者可能出现压力值假性升高的现象。其他的血管检查包括皮肤灌注压和经皮氧分压的测定。前者是通过试验确定皮肤受压后阻断其再充盈所需的最小压力。后者也可用来确定截肢术后愈合的潜力。压力如果小于 $20\,\mathrm{mmHg}(2.67\,\mathrm{kPa})$ 则有很高的伤口感染风险,而高于 $30\,\mathrm{mmHg}(4.00\,\mathrm{kPa})$ 表明有足够的愈合潜力。

4. 实验室检查

血糖控制在糖尿病足的护理中非常重要。如果糖尿病代谢控制不佳则有较高发生溃疡的风险。如果糖化血红蛋白升高,则溃疡愈合时间延长以及复发的可能性增大。这些指标的变化预示了患者依从性和愈合最优化的情况。此外,还应检查血清总蛋白、血清白蛋白以及总淋巴细胞计数。有利于组织愈合的最小值为:血清总蛋白浓度高于 $6.2\,\mathrm{g/dL}$,血清白蛋白水平高于 $3.5\,\mathrm{g/dL}$,总淋巴细胞计数大于 $1.5\times10^9/\mathrm{L}$。

5. 影像学检查

普通 X 线检查为一线的诊断性检查,用来评价应力性骨折、骨溶解/骨破坏、脱位、半脱位和足踝部骨性结构改变的情况。CT 用于评估皮质骨的细节和改变,效果较佳,如评估术后骨折或融合的愈合情况。此外,CT 还可用于评估软组织疾病,如脓肿。MRI 对于各种原因造成的软组织和骨组织改变都非常敏感,如应力性骨折、脓肿、骨髓炎或神经性关节病变等。但是对于分辨神经性关节病与骨髓炎有困难,因两种病变都有骨髓水肿与侵蚀样改变。

（六）治疗

1. 治疗原则

临床中针对其病机特点,采用益气活血通络解毒之法,以中药内服、外治相结合的综合疗法治疗。糖尿病足的基本发病因素是神经病变、血管病变和感染,导致组织的溃疡和坏疽,目前对糖尿病足尚缺乏特效或统一的治疗,现代医学主要采用控制血糖、防治感染、预防皮损等内科基础治疗。本病属中医"筋疽""脱疽"等范畴,中药内服采用分型论治、分期论治以及专方专药进行治疗,中医外治法能通过刺激人体的经络、穴位、皮肤、黏膜、肌肉、筋骨达到防病治病的目的。

2. 治疗方法

1）常用方药

以下是一些常用的中医方药,具体方药的选择应依据患者的体质和病情,在医师的指导下使用:

（1）早期:气阴两虚、脉络不和型,用增液汤加味;阳虚血瘀型,用四逆散加减。

（2）中期:气血亏虚、湿毒内蕴型,用当归补血汤加味;热毒炽盛、胃肠结热型,用四妙勇安汤加味;肝胆湿热型,用龙胆泻肝汤加减。

（3）晚期:肝肾阴虚、痰阻血瘀型,用六味地黄丸加减;脾肾阳虚、经脉不通型,用右归丸加减。

2）针灸

针灸可以促进下肢侧支循环的形成以改善下肢血液循环,促进神经组织的修复和下肢皮肤细胞的再生,使糖尿病足得到改善和治愈,该治疗方法对糖尿病足患者来讲既经济实惠又确实有效。主穴取阳陵泉、足三里、丰隆、三阴交;配穴:下肢水肿加阴陵泉,局部有溃疡面加围针。操作方法:患者取仰卧位,常规消毒皮肤后,选用 0.30 mm×50 mm 毫针垂直刺入穴位 30～45 mm,得气后留针 30 min。每日 1 次,10 次为 1 个疗程。

3）中医外治三联模式

（1）穴位贴敷:取肉桂、吴茱萸各 3 g 磨成粉,用白醋调成糊状,贴敷在双足底涌泉穴处,每次贴敷 3 h,每日贴敷 1 次,连续治疗 2 周。

（2）穴位注射:针剂选参附注射液,穴位采用双侧足三里穴,每天 1 次,双侧交替,每次注射 2 mL,连续治疗 2 周。

（3）中药足浴：选用国家中医药管理局"十一五"糖尿病重点专科协作组组长单位协定方，即"温脏扶正祛邪方"，基本组成为：红参 10 g，制附子 12 g，干姜 15 g，桂枝 15 g，北杏仁 10 g，吴茱萸 9 g，黄芪 45 g，茯苓 30 g，白术 15 g，大枣 30 g，炙甘草 30 g，生姜 30 g；上药加水约 3 L 煎熬至 2 L 左右，再复煎 1 次，中药隔渣后，用足浴桶进行熏蒸和淋洗，淋洗时水温控制在 38℃ 以下，切忌烫伤，每日 1 次，连续治疗 2 周。

二、临床研究实例介绍

实例 1 国内 Zhong L Z 等[1]探讨了中药 ARCC 对急性和慢性伤口的治疗作用。该研究使用超低温制备方法制备出 4 种药物的混合粉剂 ARCC，4 种药物分别为当归（A）、当归（R）、煅石膏（C）和神经酰胺（C）。临床实验中，将随机从天津中医药大学第一教学医院外科病房糖尿病足患者中选择 10 名受试者。所有患者给予中药常规治疗伤口，观察组采用含有 ARCC 和凡士林的药膏治疗，通过每天观察和照片记录来评估他们的预后。该研究发现，ARCC 减少了创面渗出液，红色肉芽迅速出现。ARCC 给药后 7 天，足部溃疡明显改善，80% 的患者在 1 个月内痊愈。其机制可能是通过促进溃疡局部血管生成、细胞增殖和抑制局部炎症反应等来实现。该研究认为 ARCC 可以被推荐为一种有潜力的治疗糖尿病或慢性难治性伤口的药物。

实例 2 国内 Gao Hang 等[2]评价了超声清创联合黄柏复方液治疗糖尿病足溃疡患者的效果。该研究纳入 100 位糖尿病足溃疡患者，将其分为试验组和治疗组各 50 人。试验组：超声清创联合黄柏复方液治疗，每周 1 次，每次 15～20 min，超声治疗后，使用黄柏复方液纱布覆盖局部皮肤。对照组：使用足量康复新液治疗清洗伤口。两组分别治疗 4 周。两组患者均采用低盐、低脂饮食，采用同样的药物控制血糖和感染。治疗结果由 2 位医生评估，研究发现治疗组临床总有效率为 98%，对照组有效率为 68%，两组比较有统计学意义；两组溃疡面积的基线数据没有差异（15.64±0.793 5 *vs.* 14.48±0.876 6）。研究还发现，经过 4 周治疗后，治疗组的溃疡面积比对照组小（2.88±0.240 8 *vs.* 6.912±0.404 4，$P < 0.000 1$）；治疗组与对照组相比，有较高的愈合率（96.25±0.526 3 *vs.* 55±0.888 8）；两组基线细菌培养率没有显著不同（50% *vs.* 52%）。研究进一步发现，经过 4 周治疗后，治疗组有更低的溃疡局部阳性细菌培养率。不良反应发生率小。一项动物实验研究表明，中草药溃疡油在糖尿病溃疡大鼠

模型中加速溃疡愈合的机制可能与下调蛋白磷酸酪氨酸磷酸酶 1B 和晚期糖基化终末产物的水平,上调血管内皮生长因子和血小板衍生生长因子有关[3]。该研究认为与康复新液治疗的糖尿病足溃疡患者相比,超声清创联合黄柏复方液治疗的糖尿病足溃疡患者临床疗效更好,溃疡面积更小,愈合率更高,细菌培养阳性率更低,且未增加不良反应。

实例3 印度尼西亚 Warja R[4]观察了一个电针治疗腿部溃疡愈合良好的病例。该病例为 60 岁男子,在伤口感染后外科手术除去坏死组织后,左腿外侧腓肠肌发生溃疡,大小为 15 cm×4.5 cm,采用常规伤口护理,每周 3 次使用水凝胶敷料,每次清理伤口后行 20 min 的伤口周围电针治疗,之后使用含碘辅料和湿性绷带压缩,每清理伤口 3 天后行电针治疗一次。结果显示电针能促进糖尿病足肉芽组织的生长增殖和刺激新血管的生成,电针结合护理的治疗效果要比单纯伤口护理效果高 2 倍。

三、预后

糖尿病足是一种慢性、进行性、波及大小微血管、神经、肌腱、骨骼等部位的病变,是由局部感染及多种诱发因素导致。对糖尿病足溃疡的基础治疗主要包括清创、感染防治、血管重建等。中医认为本病多与痰湿、热毒、血瘀、阴虚、阳虚或气虚有关,为本虚标实、虚实夹杂之证。治疗上立足于辨证论治、分型、分期施治,专方专药,中西医结合、整体与局部结合治疗,取得了一定的成效,提高了糖尿病足的治愈率,降低了致残率。但目前临床没有统一的诊疗标准,缺乏大样本的系统观察,药物作用机制研究不够,实验研究开展较少。因此,必须尽快制订统一的诊疗标准,开展诊治的规范化研究,中医"治未病"研究及实验研究,尤其外治法是中医的特色,应该筛选和研制高效的专方专药,进一步发挥中医药的治疗优势。

参考文献

[1] Zhong L Z, Shi C J, Hou Q, et al. Promotive effects of four herbal medicine ARCC on wound healing in mice and human [J]. Health Sci Rep, 2022,5(3):e494.

[2] Gao H, Chen J, Zhao Z, et al. A combination of ultrasonic debridement and topical cortex phellodendri compound fluid in patients with diabetic foot ulcers [J]. Medicine

(Baltimore),2022,101(32):e29604.

[3] Jia H, Yang B, Li Y, et al. Chinese medicine ulcer oil promotes the healing of diabetic foot ulcers [J]. J Int Med Res, 2018,46(7):2679-2686.

[4] Warja R. Support granulation using acupuncture method: diabetic foot ulcer case study [J]. IJISRT, 2022,7(4):594-597.

第十节 中医药治疗糖尿病并发皮肤病

一、概述

糖尿病并发皮肤病是糖尿病最常见的并发症之一,多发于老年人,因血糖长期升高,对患者的皮肤和神经造成影响,在皮肤上出现一些症状表现。特点为病变范围广,种类多,可损害全身任何部位的皮肤,可发生于糖尿病的各个阶段。国外的研究发现:住院糖尿病患者中皮肤病变发生率高达58.4%,如果考虑代谢和微循环障碍及其对皮肤胶原蛋白的影响,几乎所有糖尿病患者在整个疾病过程某一阶段均有皮肤受累。糖尿病并发皮肤病变不仅加大了治疗难度,也给患者个人和社会带来沉重的经济负担,严重影响患者的生活质量。

中医学中并无糖尿病并发皮肤病病名,而是根据皮肤发病的表现和机制将其归纳到中医消渴并发"瘙痒""疮疡""痤疮""痈疽"的病症范畴。

(一) 病因病机

本病主要与糖尿病患者长时间代谢紊乱有关,还可能与微血管病变、神经病变、炎性反应、动脉硬化等因素相关。中医学认为本病的主要病机是消渴气阴两虚,燥热内炽,热毒郁滞肌肤而成疖疮,久则气血亏虚,脉络瘀阻,蕴毒成脓而发痈疽。

(二) 临床表现

糖尿病并发皮肤病常表现为皮肤瘙痒、面色潮红、皮肤感染、感觉异常、胫前色素沉着斑、糖尿病性黄瘤及糖尿病性皮疹等,严重者可出现溃疡、坏疽,不及时处理会危及生命。

(三) 诊断

通过血糖检测,血糖升高达糖尿病诊断标准。结合玻璃片压诊法、真菌镜检查等,可初步判断糖尿病皮肤病变是否存在真菌感染。

（四）鉴别诊断

1. 天疱疮

天疱疮是一种发生在皮肤和黏膜的自身免疫性疾病，多见于中老年人，当身体的免疫功能出现问题，血中产生致病的天疱疮抗体，攻击皮肤中的正常细胞，使黏膜和皮肤形成大水疱，水疱不易愈合。目前主要用药物治疗控制皮肤损害，防治感染，本病预后较差。通过免疫学检查和组织病理学检查可鉴别本病。

2. 大疱性类天疱疮

大疱性类天疱疮是一种慢性皮肤病，多见于老年人，主要表现为红斑或皮肤上出现核桃大的水疱，主要是对症治疗和支持治疗，及时治疗可控制皮损面积，本病预后较好。血清抗体检查和免疫病理检查有助于鉴别本病。

（五）辅助检查

1）血糖检测

有糖尿病史，血糖升高达糖尿病诊断标准，且控制不良。

2）玻璃片压诊法

可以初步判断是否存在糖尿病皮肤病变。将玻璃片用力压在皮损处 10 s 左右，瘀点、色素沉着不会消失。

3）真菌镜检查

取一点病变局部的皮屑，通过直接镜检的办法，观察是否存在真菌感染。要保证标本没有被污染，结果才具有可信度。

（六）治疗

1. 治疗原则

中医药治疗在糖尿病合并皮肤感染及溃疡的治疗上取得显著的疗效，临床上多运用清热解毒、行气活血、滋阴扶正等药物促进创面愈合，内服配合外治，中西并用，是当前治疗糖尿病合并皮肤感染及溃疡的主要手段。

2. 中医治疗

1）糖尿病合并皮肤瘙痒症辨证治疗

（1）风热郁滞肌肤证。症状：突起风团、丘疹、瘙痒、灼热等，周身皮肤瘙痒剧烈，病情缠绵，皮肤肥厚呈苔藓样变，舌红苔薄黄，脉弦细。方药：乌蛇祛风汤加减。

（2）血热动风证。症状：手足瘛疭，皮肤焮红瘙痒，剧者搔破后可有血痕，受热痒增,遇冷痒减,伴有口干、心烦,夏季高发,舌红苔薄黄,脉滑数。方药:止痒熄风汤加减。

(3)阴虚血燥证。症状:皮肤干涩,瘙痒,抓痕,血痕满布,舌红苔薄或少,脉弦细。方药:当归饮子加减。

(4)下焦湿热证。症状:小便淋漓灼痛,皮肤瘙痒,好发于下身,舌红苔白腻或薄黄腻,脉弦滑。方药:龙胆泻肝汤加减。

(5)瘀血内阻证。症状:局部出现青紫肿块、疼痛拒按,皮肤瘙痒剧烈,抓破后乌血流溢,皮疹呈暗红色,散布全身,或凝聚结块,或融合成片,舌质暗,苔薄,脉细涩。方药:桃红四物汤加减。

2)糖尿病合并手足癣辨证治疗

(1)湿热毒蕴证。症状:手足皮肤出现增厚、脱皮、瘙痒、裂痕、红肿流水等表现,舌红,苔薄黄或黄腻,脉滑数。方药:内服经验方加减。苦参、白鲜皮、白蒺藜、紫花地丁、蒲公英、黄柏、乌蛇、当归、赤芍、丹皮。

(2)血虚风燥证。症状:皮肤粗糙、干燥脱屑、瘙痒,甚则干裂、出血,伴有头晕、心悸、面色无华,舌淡苔白,脉弦细。方药:当归饮子加减。

3)糖尿病性大疱病辨证治疗

(1)热毒蕴结证。症状:起病急骤,皮肉红肿灼痛,溃烂流脓,大疱成批出现,鲜红糜烂,灼热,或有血疱,或有渗血,红肿疼痛。伴有寒战高热、口渴欲饮、烦躁不安、大便干结、小便黄赤,舌质红绛,苔黄燥,脉弦细而数。方药:犀角地黄汤加减。

(2)湿热壅滞证。症状:头身沉重胀痛,胸闷腹胀,红斑大疱散在,成批发作偏少,糜烂流汁较多,或已结痂,病情稳定,或有增殖,稍有蔓延,大便溏薄,舌质红,苔薄黄而腻,脉濡滑数。方药:除湿胃苓汤加减。

二、临床研究实例介绍

实例1 中国香港 Leung P C 等[1]完成了一项随机对照临床试验,以研究草药补充剂在溃疡愈合中的功效。该研究为威尔士亲王医院和广华医院骨科招募的 80 名患者,属于溃疡至少 2 个月未愈合的 2 型糖尿病患者。由独立的生物统计学家根据随机化方案将病例分为中药组和安慰组。在控制血糖、抗生素抗感染治疗和清洁后日常换药基础之上。中药组口服汤药,每日 2 次。该汤剂有 12 种草药等量配比而成,包括黄芪、汉防己、蒺藜、茯苓、地黄、白术、何首乌、五味子、山药、牡丹皮、泽泻、山茱萸。研究发现,治疗后肝肾功能无损伤,无不良反应。由于溃疡部位的迅速恶化,共有 6 例患者行截肢治疗,中药组和安慰组各 3 例。经过 4 周治疗后,18 例患者症状没有明显改善,随后将所有的患者转为中药治疗,结果发现其中 12 例是安慰剂组,另 6 例是治疗组。治疗结束后 6 例安慰剂组患者仍恶化截肢,12 例症状得到控制避免了截肢。研究还发现,在次级疗效评定中,分别治疗 2 周和 4 周后,中药组肿瘤坏死因子- α 下降幅度更大($P=0.037$)。虽然中药中的生物活性成分和作用机制尚不明确,但在治疗的过程中肿瘤坏死因子- α 缓慢下降,表明炎症过程得到稳定控制。该研究认为中药能改善肿瘤坏死因子- α,可能是一种支持中药有抗炎症反应的证据,在临床上应考虑中药预防或治疗糖尿病皮肤溃疡。

实例2 国内 Lv X Q 等[2]选取暨南大学医学院附属江门中医院 2013 年 5 月至 2015 年 2 月门诊及病房收治的符合糖尿病诊断标准并合并皮肤病变的患者作为研究对象,入选患者共 86 例,将其随机分为治疗组和对照组,每组各 43 例。对照组给予西药对症治疗,湿疹患者予西替利嗪(苏州东瑞制药有限公司生产)口服,10 毫克/次,1 次/天;合并感染者予抗菌药静脉滴注或口服,用药 2 周。治疗组在对照组治疗的基础上对患者进行辨证分型,并根据分型进行中药熏洗。①气血瘀滞型:选用肤爽 1 号方,方含当归、桂枝、川芎、香附、白蒺藜等;②湿热下注型:选用肤爽 2 号方,方含蛇床子、地肤子、蒲公英、白鲜皮等;③血虚风燥型:选用肤爽 3 号方,方含当归、白蒺藜、蝉衣、生地黄等。患者熏蒸时温度为 50～70℃,时间 15～20 min;泡洗时温度为 38～42℃,时间 15～20 min。每日熏洗 1 次,熏洗疗程为 2 周。

观察两组患者的疗效。结果:两组患者糖尿病皮肤病变总有效率分别为 95.3% 和 72.2%,治疗组优于对照组,两组比较,差异有统计学意义($P<0.05$)。两组患者对症状 TSS 评分均有改善,但治疗组优于对照组,两组比较,差异有统计学意义($P<0.05$)。治疗组各中医辨证类型的总有效率无差异($P>0.05$),各类型治疗前后 TSS 评分变化的差异有统计学意义($P<0.05$)。结论:糖尿病皮肤病变采用综合治疗和辅助中药熏洗治疗疗效明显。

在本研究中,对于微血管障碍、神经损害的糖尿病皮肤病变,中医认为本病多因脾气虚弱,运化无权,体内水湿不化,脉络瘀阻,研究中采用肤爽 1 号方,具有益气、活血、通络等作用,主要用于中医辨证为气血瘀滞型皮肤病变。对于湿疹、皮肤感染的糖尿病皮肤病变,采用肤爽 2 号方,具有清热解毒、凉血散瘀、止血的功效,现代药理学研究其中各味药具有抑菌、抗感染作用,诸药合用起到对糖尿病皮肤病化脓性感染的外部杀菌清创作用。对于代谢障碍所致的皮肤病变如皮肤皲裂、皮肤瘙痒等,梁生光等认为,多由于血虚风燥,肌肤失养或脾虚湿蕴,外受风邪所致。治宜养血润燥、燥湿祛风止痒为主,力求标本兼顾。在本研究中采用肤爽3号方,具有养血润燥功能,针对血虚风燥型糖尿病皮肤病变效果明显。

三、预后

糖尿病并发皮肤病的预后与病情的早期诊断和积极治疗密切相关。中医药治疗糖尿病并发皮肤病可以改善患者的临床症状,延缓病情的进展。然而,预后的好坏还与患者的年龄、病程、糖尿病的控制情况以及并发症的存在等多种因素有关。因此,患者在接受中医药治疗的同时,还应积极控制糖尿病,保持良好的生活习惯和饮食规律。

综上所述,中医药治疗糖尿病并发皮肤病的理论和实践经验在逐渐积累中,为临床提供了一种有效的治疗选择。然而,仍需要进一步加强临床研究,提高中医药治疗糖尿病并发皮肤病的证据水平,为患者提供更加精确、个体化的治疗方案。

参考文献

［1］ Leung P C, Pang S Y, Wong E L, et al. Inflammatory state of type II diabetic patients with chronic ulcers in response to herbal treatment ［J］. Foot (Edinb), 2012, 22(3):181 - 185.

［2］ Lv X Q, Liu D D, Zhu J D. Clinical observation of 42 cases of diabetic patients with skin lesions ［J］. Traditional Chinese Medicine Guide, 2016,22(9):65 - 67.

第十一节 中医药治疗糖尿病勃起功能障碍

一、概述

糖尿病勃起功能障碍是糖尿病常见的并发症之一,随着糖尿病的高发,其发病率也逐年增高。本书中勃起功能障碍具体指阳痿,即阴茎不能达到或保持足以完成性交的勃起。病因可以是精神性的,也可以是器质性的。

(一) 病因病机

糖尿病勃起功能障碍的发病机制包括血管损害、神经病变、纤维化和炎症反应。高血糖导致血管内皮功能下降,血管扩张能力减弱,影响勃起过程中的血流。神经损害导致勃起困难或无法维持勃起。组织纤维化和结缔组织增生影响勃起组织的弹性。慢性炎症反应也可能干扰正常的勃起生理过程。综合而言,多个因素共同作用导致糖尿病勃起功能障碍的发生和发展。

中医理论认为,阳痿的病因病机主要与肾精不足、气血不足、肝郁气滞、痰湿阻络和过度劳损有关。肾精不足可能由先天不足、过度劳损或后天不良生活习惯引起。气血不足可能影响阴茎的充血,导致阳痿。肝郁气滞可能受情绪的影响,影响肝的疏泄功能,从而影响性功能。痰湿阻络则与饮食不节、运动不足等因素有关。过度劳损包括精神和身体方面的劳损,可能导致肾精不足。

(二) 临床表现

1. 阴茎勃起困难
阴茎不能完全勃起,或者勃起程度不足以进行性交。

2. 维持阴茎勃起困难
即使能达到一定的勃起程度,但不能维持足够的时间以完成性交。

3. 性欲减退
尽管这不是阳痿的主要症状,但一些男性可能会出现性欲减退。

4. 射精或高潮困难
尽管这些问题并不直接等同于阳痿,但它们可能与勃起问题一起出现。

5. 自信心或自我形象降低
因为不能满足性生活,可能导致患者自我价值感降低,自我怀疑,抑郁或焦虑。

6. 建立或维持亲密关系困难
阳痿可能会影响到患者与性伴侣的亲密关系。

(三) 诊断

可运用国际性医学学会(International Society for Sexual Medicine, ISSM)制订的国际勃起功能评分表(IIEF-5)进行量化评估(表4-13)。它由

5 个问题组成,涵盖了勃起的硬度、勃起的持续时间和性生活满意度等方面。根据过去 6 个月的情况对这 5 个问题进行评分,可以得出一个总分,用于评估勃起功能的程度和性生活质量的改善情况。

表 4 - 13　国际勃起功能评分表(IIEF - 5)

	0	1	2	3	4	5	得分
1. 对阴茎勃起及维持勃起有多少信心		很低	低	中等	高	很高	
2. 受到性刺激后,有多少次阴茎能坚挺地进入阴道	无性活动	几乎没有或完全没有	只有几次	有时或大约一半时候	大多数时候	几乎每次或每次	
3. 性交时,有多少次能在进入阴道后维持阴茎勃起	没有尝试性交	几乎没有或完全没有	只有几次	有时或大约一半时候	大多数时候	几乎每次或每次	
4. 性交时,保持勃起至性交完毕有多大困难	没有尝试性交	非常困难	很困难	有困难	有点困难	不困难	
5. 尝试性交时是否感到满足	没有尝试性交	几乎没有或完全没有	只有几次	有时或大约一半时候	大多数时候	几乎每次或每次	

患者根据国际勃起功能评分表(IIEF - 5)得分评估勃起功能障碍的得分情况。一般而言,正常值≥22 分;12～21 分为轻度勃起功能障碍;8～11 分为中度勃起功能障碍;≤7 分为重度勃起功能障碍。

(四) 辅助检查

1. 血液检查

血液检查可以揭示许多与阳痿有关的健康问题,如糖尿病、心血管疾病、低睾酮水平、肾病和肝病等。

2. 尿液测试

和血液检查一样,尿液检查也可以查出与阳痿有关的健康问题,如糖尿病。

3. 超声检查

此检查可以用来检查阴茎的血流情况。在进行超声检查时,医生可能会用药物刺激阴茎以使之勃起。

4. 勃起功能监测测试

这是一个自然环境下的睡眠研究,可以检测和记录患者在睡眠中的勃起活动。

5. 心理咨询

如果患者有抑郁、焦虑或其他心理健康问题,或者存在压力、关系问题等也可能影响性功能,可能需要进行心理咨询。

(五) 鉴别诊断

1. 生理性勃起问题

对于年龄较大的男性,正常的勃起功能可能会随着年龄的增长而下降。因此,需要鉴别是否是正常的生理性勃起问题而非病理性阳痿。

2. 精神因素引起的性功能障碍

焦虑、抑郁、压力等精神因素也可能导致性功能障碍,包括阳痿。因此,需要鉴别是否是由精神因素引起的性功能障碍。

3. 神经系统疾病

某些神经系统疾病,如脊髓损伤、多发性硬化症等,可能导致性功能障碍,需要与阳痿进行鉴别。

4. 血管性疾病

动脉硬化、心血管疾病等血管性疾病也可能导致性功能障碍,需要与阳痿进行鉴别。

5. 药物不良反应

某些药物,如抗高血压药物、抗抑郁药物等,可能导致性功能障碍,需要与阳痿进行鉴别。

6. 内分泌疾病

某些内分泌疾病,如甲状腺问题等,也可能影响勃起功能,需要进行相应鉴别。

(六) 治疗

1. 治疗原则

阳痿的中医治疗原则包括补益肾气、疏通经络、温阳驱寒、理气活血和调理心情。通过补益肾气、疏通经络和温阳驱寒来改善阳痿症状。同时,理气活血可促进血液循环,调理心情可减少精神压力对性功能的负面影响。

2. 治疗方法

中医治疗阳痿注重调理全身气血、平衡阴阳,并根据具体病情选用相应的中药治疗。以下是一些常见的中医治疗方法:

1) 中药调理

中医根据患者的症状和体质特点,辨证论治选择适当的中药进行调理。

(1) 肾阳不足型。症状:阳痿遗精,腰膝酸软,精神疲倦,舌淡苔白。方药:金匮肾气丸、肾气丸。

(2) 肝肾阴虚型。症状:阳痿伴有早泄,腰膝酸软,头晕耳鸣,口干咽燥,舌红少苔。方药:六味地黄丸、左归丸。

(3) 湿热蕴结型。症状:阳痿伴有阴茎疼痛,尿黄短赤,口苦口干,舌红苔黄腻。方药:龙胆泻肝丸、五苓散。

(4) 痰湿阻滞型。症状:阳痿伴有阴茎困重,湿气重,精液稀薄,舌苔厚腻。方药:健脾化湿汤、苓桂术甘汤。

(5) 血瘀阻滞型。症状:阳痿伴有阴茎硬度差,性交时间短,舌质紫暗或有瘀斑。方药:活血化瘀汤、血府逐瘀汤。

需要注意的是,辨证论治和方药的选择应根据患者的具体情况进行个体化调配,并由经验丰富的中医医师进行判断和指导。在接受中医治疗时,应遵循医师的建议,按时服用药物,并定期复诊以调整方案。

2) 针灸疗法

针灸是中医常用的治疗方法之一,通过刺激特定的穴位来调节气血运行。在阳痿的治疗中,可以选择一些与肾经、脾经、肝经等相关的穴位进行针灸刺激,以促进阴阳平衡和血液循环,以下是一些常见的阳痿辨证类型及相应的针灸疗法常用穴位:

(1) 肾阳虚证。症状:阳痿伴有腰膝酸软、精神疲乏、畏寒肢冷等。常用穴位:肾俞穴(BL 23)、关元穴(CV 4)、中极穴(CV 3)、气海穴(CV 6)、命门穴(BL 4)。

(2) 肝肾阴虚证。症状:阳痿伴有头晕目眩、耳鸣健忘、腰膝酸软、五心烦热等。常用穴位:肾俞穴(BL 23)、肝俞穴(BL 18)、太溪穴(KI 3)、阴交穴(SP 6)、神阙穴(CV 8)。

(3) 湿热蕴阻证。症状:阳痿伴有尿黄短赤、口苦口干、舌苔黄腻等。常用穴位:关元穴(CV 4)、气海穴(CV 6)、大椎穴(GV 14)、足三里穴(ST 36)、三阴交穴(SP 6)。

(4)血瘀阻滞证。症状:阳痿伴有阴茎冷硬、色暗无光、舌质紫暗、脉细涩等症状。常用穴位:关元穴(CV 4)、气海穴(CV 6)、命门穴(BL 4)、血海穴(SP 10)、足三里穴(ST 36)。

以上所列的针灸疗法常用穴位仅供参考,具体的治疗方案应根据患者的具体辨证和个体情况进行调整。因此,建议咨询并接受专业的针灸医师的指导和治疗。

3)中医按摩和推拿

中医按摩和推拿可以通过按摩和刺激特定部位来促进血液循环,舒缓身心。对于阳痿患者,可以采用特定的按摩手法和推拿技术来刺激阴茎和周围组织,以促进血液流动和增强性功能,以下是一些常用的中医按摩和推拿治疗技术:

(1)肾俞按摩:以拇指或掌心按揉肾俞穴(位于腰部后正中线,第 2 腰椎棘突下方约 1.5 寸处),每次按摩 5~10 min,可促进肾气的运行和阴阳平衡。

(2)关元按摩:用手指旋转按摩关元穴(位于下腹部正中线,脐下三横指的位置),每次按摩 5~10 min,可调节气血运行和促进生殖系统功能。

(3)肺俞按摩:用拇指或掌心按揉肺俞穴(位于背部第 5 胸椎棘突下方约 1.5 寸处),每次按摩 5~10 min,可改善气机运行,增强肺脏功能。

(4)肝俞按摩:用手指旋转按摩肝俞穴(位于背部第 9 胸椎棘突下方约 1.5 寸处),每次按摩 5~10 min,可疏肝理气,平衡阴阳。

(5)足三里按摩:用拇指或掌心按揉足三里穴(位于小腿前外侧,当膝盖下方三横指的位置),每次按摩 5~10 min,可调节气血运行,增强身体的功能。

以上按摩和推拿治疗技术仅供参考,具体的治疗方案应根据患者的具体情况和中医师的指导进行调整。

4)调节生活习惯

中医强调调节生活习惯和饮食习惯对身体的影响。建议阳痿患者保持适度的运动,避免长时间坐卧不动,保持情绪稳定,避免过度疲劳和压力。饮食上,适度摄入一些有助于健康的食物,如黑豆、核桃、蜂蜜等。

需要注意的是,中医治疗阳痿需要制订个体化的方案,根据患者的具体病情和体质进行针对性的治疗。中医治疗通常需要一定的时间和持续的调理才能达到效果,患者需有耐心和坚持。

二、临床研究实例介绍

有 4 项关于针灸治疗阳痿的人体临床试验,包括 2 项随机对照试验和 2 项非随机对照试验。共有 70 人接受了针灸治疗,其中 3 项研究包括非器质性阳痿,其中两项标记为心理性阳痿。其余研究包括 9 名心理性阳痿患者和 4 名器质性阳痿患者。穴位和干预措施不同。奥地利 Engelhardt P E 等[1]调查了针灸对心因性阳痿患者的潜在疗效,其团队将 21 名受试者随机分为针灸组(10人)和安慰剂针灸组(11 人)。在安慰剂针灸组中,所使用的穴位是治疗头痛的穴位(悬钟、解溪和天枢)。每次针灸持续 20 min,每周 1~2 次,疗程为 5~20次,其中 20 次被视为最大治疗次数。由 2 名持有认证的针灸师进行操作,治疗被认为有效是指能够达到足以进行插入和性交的勃起。平均而言,在安慰剂针灸组的 11 例患者中,经过 6 次针灸治疗(范围为 4~10 次),只有 1 名患者有所改善。根据研究方案,安慰针灸组中其他 10 名未见改善的患者被转为接受针灸治疗。最终,共有 19 名患者完成了针灸治疗(1 名失访),其中 13 名患者有所改善。土耳其 Aydin S 等[2]评估了直流电对针灸效果的影响。研究中针灸组的 15 例在插入针头后受到 3 Hz 直流电以产生电刺激,针灸针的效果得到提高。每次治疗持续 20 min,每周 2 次,持续 6 周。安慰剂针灸组 14 例采用与针刺组不同的非传统穴位。针灸组 15 例患者中有 9 例治疗 6 周后有明显改善,总缓解率为 60%,安慰剂针灸组 6 例改善明显,总缓解率为 43%。荷兰 Kho H G 等[3]评估了一项针对 16 名阳痿患者针灸作为单一疗法的疗效。其团队研究中 16 名患者接受了每周 2 次、连续 4 周的针灸治疗。每次治疗在每个穴位上进行 8 个针刺。得气后,在关元、百会和三阴交双侧进行低频电刺激(5 Hz,10 mA),持续 30 min。为了评估应激激素浓度的变化,根据固定的时间表进行了血液采样。其团队研究发现治疗后,2 名患者取得了更好的勃起(15%),4 名患者在性活动方面有所增加(31%)。研究进一步发现,从首次治疗开始的 2 个月后,5 名患者在性生活的活动性和勃起的整体质量方面继续改善(39%)。总体改善率为 54%(13 名患者中的 7 例)。美国 Yaman L S 等[4]评估了针灸治疗对纯心因性阳痿患者的疗效。其团队选择了 29 名无器质病变的阳痿患者,在不同的临床操作中选用了不同长度的针灸针和不同部位。针灸针在针刺得气后保留 20 min。所有患者在第 1 周接受了 3 次针灸治疗,然后每周 2 次,共进行 10 次固定疗程的治疗,如果治疗失败,则再进行 10 次针灸治疗。如果患者每周有 2 次或 2 次以上的性行为,治疗被认为是有效的。在针灸治疗后,20 名患者(69%)对治疗有反应。

上述研究虽然 4 项研究选择的穴位不同,但它们也有一定的共性。对每项研究涉及的穴位频率进行统计分析。发现穴位主要位于四肢远端(9/24)和腹部(7/24)。穴位经络主要为 CV(6/24)和 KI(4/24)。

在结果评判指标方面,所有研究都使用自我报告的性活动作为指标,其中一项研究增加了 IIEF‐5 评分,另一项研究使用了伴侣满意度和激素水平的指标。所有研究均表明,针灸对阳痿有益,有效率为 54%～69%[5]。针灸的工作原理是刺激经络的各个点,以纠正疾病并缓解症状,而无须使用药物。上述 4 项研究均未提及任何不良反应的发生。众所周知,针灸是安全的,相对没有不良反应,且没有不良的生理影响[6]。大多数临床研究倾向于关注干预方法与结果之间的线性相关性,因此忽略了针灸作为一种复杂干预方法的综合协同作用。穴位可以有效调节"气"的流动,导致更多的"气"被带到身体不足的部位或器官。如果一个区域"气"过多,在相应的穴位针灸也可以释放多余的"气",从而保持体内阴阳平衡。使用针灸调节阳痿的目标是减轻患者的局部症状(如勃起无力、难以维持勃起),解决整体症状(如疲劳、失眠、食欲不振和便秘),针灸可以影响多个器官或系统协同工作的功能,而不是仅仅简单地影响阴茎的勃起[7],这也符合中医的综合治疗和整体观念[8]。

三、预后

阳痿,又称勃起功能障碍,是一种常见的男性性功能障碍,其预后大致取决于病因、严重程度,以及患者的整体健康状况。

如果阳痿是由于心理问题(如压力、焦虑、抑郁)所引起的,那么通过心理咨询和治疗,预后通常较好。

如果阳痿是由于物理或医学问题(如糖尿病、心血管疾病、神经病变或手术后遗症)所引起的,治疗可能会比较复杂,需要针对性地解决这些基础病症。这种情况下的预后取决于基础病症的控制程度。

有些情况下,阳痿可能是由于药物的不良反应引起的。这种情况下,预后较好,只要找到合适的药物替代品或调整药物剂量,就可能恢复正常的性功能。

糖尿病勃起功能障碍的预后主要取决于糖尿病控制情况和个体身体状况。一般来说,通过中医药的调理,可以明显改善勃起功能,但需要长期坚持治疗,同时,生活方式的改变(如戒烟、限酒、健康饮食、适度运动、控制体重、管理压力和焦虑)也有助于改善阳痿症状,以达到更好的治疗效果。

参考文献

［1］ ENGELHARDT P F, DAHA L K, ZILS T, et al. Acupuncture in the treatment of psychogenic erectile dysfunction: first results of a prospective randomized placebo-controlled study ［J］. Int J Impot Res, 2003,15(5):343 - 346.

［2］ AYDIN S, ERCAN M, ÇASKURLU T, et al. Acupuncture and hypnotic suggestions in the treatment of non-organic male sexual dysfunction ［J］. Scand J Urol Nephrol, 1997,31(3):271 - 274.

［3］ KHO H G, SWEEP C G J, CHEN X, et al. The use of acupuncture in the treatment of erectile dysfunction ［J］. Int J Impot Res, 1999,11(1):41 - 46.

［4］ YAMAN L S, KILIC S, SARICA K, et al. The place of acupuncture in the management of psychogenic impotence ［J］. Eur Urol, 1994,26(1):52 - 55.

［5］ WANG H, ZHAO M, ZHANG J, et al. The efficacy of acupuncture on patients with erectile dysfunction: A review ［J］. Evid Based Complement Alternat Med, 2022, 2022:4807271.

［6］ MURRAY J B. Evidence for acupuncture's analgesic effectiveness and proposals for the physiological mechanisms involved ［J］. J Psychol, 1995,129(4):443 - 461.

［7］ LI N C, LI M Y, CHEN B, et al. A new perspective of acupuncture: the interaction among three networks leads to neutralization ［J］. Evid Based Complement Alternat Med, 2019,2019:2326867.

［8］ CHANG S. The meridian system and mechanism of acupuncture—a comparative review. Part 1: the meridian system ［J］. Taiwanese J Obstet Gynecol, 2012,51(4): 506 - 514.

第十二节　中医药治疗糖尿病性胃轻瘫

一、概述

胃轻瘫是一种以胃排空延迟和上消化道症状为特征的综合征,是糖尿病的慢性并发症之一,临床特点是在排除机械性梗阻的条件下出现胃排空显著减慢。依据临床习惯,目前,糖尿病性胃轻瘫已被用来描述糖尿病的上消化道表现。

(一) 病因病机

目前现代医学认为糖尿病性胃轻瘫的动力异常主要是胃-幽门-十二指肠动力异常,其机制主要有四方面:①自主神经病变;②肠神经系统病变;③胃平滑肌形态学病变;④高血糖对胃动力的影响。

中医古籍中没有糖尿病性胃轻瘫这一病名,根据恶心、呕吐、腹胀等临床症状可将其归属于"消渴""痞满""呕吐"等范畴,属于脾胃系统疾病,其病位在胃,与肝、脾关系密切。基本病机是消渴日久,久病伤脾,则脾胃升降运化失职,使食积、气滞、痰浊等阻于中焦脾胃而伴发糖尿病性胃轻瘫。本病为本虚标实、虚实夹杂之证,虚证多为脾胃虚弱,或中气不足,或胃阴亏虚,胃失和降;实证多为因虚致实,使食积、气滞等阻于中焦脾胃,以寒热错杂型多见。

(二) 临床表现

胃轻瘫的主要症状包括恶心、呕吐、餐后饱腹感、腹胀、腹痛和体重减轻。

(1) 恶心、呕吐:通常是糖尿病胃轻瘫患者的主要症状。糖尿病性胃轻瘫的呕吐发生率高于其他类型的胃瘫,且程度更重(更严重的恶心及更长的呕吐时间)。呕吐的严重程度与延迟性胃排空的程度有关。与胃轻瘫相关的恶心通常位于上腹部,通常在进食后更严重,且呕吐物含有咀嚼过的食物。

(2) 餐后饱腹感:严重的早饱感和餐后饱足感在糖尿病性胃轻瘫中很常见,50%～60%的患者有早饱感和餐后饱足感,其严重程度与体重、胃排空情况有关。

(3) 腹胀:部分患者会出现腹胀症状,以女性多见。腹胀的严重程度与女性的体重是否超重有关。

(4) 腹痛:少数患者会出现腹痛或腹部不适症状。疼痛的出现常与进食有关,多发生于夜间。与胃排空试验结果、糖尿病神经病变或糖尿病控制情况无关。焦虑或抑郁可能加重腹痛的程度。

(5) 体重减轻。

(三) 诊断

(1) 参考中华医学会糖尿病学分会《中国 2 型糖尿病防治指南(2020 年版)》要求,符合糖尿病诊断标准。

(2) 参照罗马Ⅳ诊断标准:并结合其他辅助性检查项目综合判定。

A. 符合以下标准中的 1 项或多项:①餐后饱胀不适;②早饱感;③上腹痛;

④上腹部烧灼感。

B. 无可以解释上述症状的结构性疾病的证据（包括胃镜检查等），必须满足餐后不适或上腹痛综合征的诊断标准。

（3）上腹痛综合征：必须满足以下至少1项：

A. 上腹痛（严重到足以影响日常活动）。

B. 上腹部烧灼感（严重到足以影响日常活动），症状发作至少每周1天。

（4）餐后不适综合征：必须满足以下至少1项：

A. 餐后饱胀不适（严重到足以影响日常活动）。

B. 早饱感（严重到足以影响日常活动），症状发作至少每周3天。以上诊断前症状出现至少6个月，近3个月符合诊断标准。

（四）辅助检查

实验室检查可以排除感染性、代谢性、免疫因素导致的上消化症状。辅助检查主要目的为明确是否有延迟性胃排空及胃排出口梗阻。

（1）胃排空闪烁扫描技术是诊断胃排空延迟的"金标准"。

（2）胶囊内镜：优点是患者可以走动，无射线照射，可测量整个消化道的运动性。缺点是费用高。

（3）碳13呼气试验。

（4）胃电图描记法：对胃动力和胃排空能提供有价值的资料，可作为糖尿病性胃轻瘫的一种重要筛选试验，75%的胃轻瘫患者胃电图描记结果异常。

（5）MRI。

（6）超声检查技术：为无创性检查，患者易于接受，可动态观察液体胃排空、胃蠕动及消化食物通过幽门的情况，能多次重复进行。

（7）X线钡餐检查：提示胃蠕动减弱，胃排空延迟（>6 h）。

（8）胃镜、B超检查：可排除食管胃结合部流出道梗阻、消化道溃疡、肿瘤及肝胆胰肠等器质性病变。

（五）鉴别诊断

1. 慢性假性肠梗阻

严重的胃轻瘫在临床上必须与慢性假性肠梗阻进行区分。慢性假性肠梗阻是由于肠道肌肉神经病变引起的肠道运动功能障碍性疾病，表现为反复发作或持续存在的肠梗阻而无肠道机械性梗阻的证据。这两种疾病的临床表现相似,即胃肠道运动异常和某种形式的潜在神经肌肉疾病,胃轻瘫患者与慢性假性肠梗阻患者的主要区别是慢性假性肠梗阻患者有发作类似于机械性肠梗阻。

2. 胃下垂

胃下垂主要表现为脘腹胀满、嗳气、食欲缺乏、乏力等,胃肠蠕动减弱变慢,患者常有腹胀及上腹部不适;腹痛多为持续性隐痛,常于餐后发生,与食量有关;恶心、呕吐常于饭后活动时发作,尤以进食过多时更易出现。

3. 反刍综合征

反刍综合征是指毫不费力的反复将部分未消化食物反流到口腔,反复咀嚼和吞咽,或者吐出以前摄入的食物。不伴有恶心、胃灼热,但体重减轻可能会发生,男性为多,通常为年轻患者,反刍可能会被误认为是呕吐。诊断时需要仔细鉴别。

(六) 治疗

1. 中药辨证分型论治

(1) 脾胃虚弱证。症状:以胃部痞满,乏力为主,伴恶心,纳呆,面色㿠白,便溏,舌质淡,脉细弱。方药:香砂六君子汤加减。

(2) 胃阴不足证。症状:以口干咽燥,食后饱胀为主,伴干呕,呃逆,舌红少津,苔薄黄,脉细数。方药:麦门冬汤加减。

(3) 肝气郁滞证。症状:以脘胁满闷,易怒,伴嗳气,喜叹息,舌淡,苔薄白,脉弦为主,每因精神因素而加重。方药:四逆散加减。

(4) 痰湿内阻证。症状:以胸脘痞塞,眩晕为主,伴纳呆,呕恶,身重,咳痰不爽,舌苔白腻,脉滑。方药:平胃散加减。

2. 针灸疗法

主穴:中脘、关元、足三里。配穴:肝郁化火者加太冲、风池;合并脾胃失调者配伍三阴交;阴虚火旺应用太溪、大钟;痰热内扰者加用内庭、曲池。

针刺操作每日 1 次,每次留针 30 min。

二、临床研究实例介绍

实例 1　国内黄国栋等[1]评估了健胃愈疡片对糖尿病性胃轻瘫的治疗效果。其团队将 90 例糖尿病胃轻瘫患者随机分为治疗组、对照组和空白对照组,每组各 30 例。治疗组用降糖治疗加健胃愈疡片(湖南九芝堂制药有限公司生产,国药准字:Z10960017,生产批号:20030605,规格:0.3 g×36 片×1 盒)。对照组用降糖治疗加吗丁啉（多潘立酮，西安杨森制药有限公司生产）每次10 mg，每日3次，餐前30 min服用；空白对照组只用降糖治疗。其中降糖治疗指原先采用的西医口服降糖药或皮下注射胰岛素的治疗不变（口服降糖药有格列喹酮、格列吡嗪等；胰岛素用诺和灵30R）。其团队研究发现，健胃愈疡片可以明显改善糖尿病性胃轻瘫患者的临床症状，增加胃排空率，改善胃肠蠕动功能，明显缩短胃排空时间，有利于血糖（餐后2 h血糖及果糖胺）的控制。

实例2 国内杨林等[2]观察了半夏调中颗粒联合养元通络针法在糖尿病胃动力障碍方面的临床效果。其团队将符合标准的68例患者按照随机数字表分为研究组和对照组。对照组在常规治疗的基础上，予以枸橼酸莫沙必利片口服治疗，5毫克/次，3次/天。研究组在常规治疗的基础上，予以半夏调中颗粒，3次/天，1袋/次；并联合养元通络针灸治疗，每2天治疗1次，针灸操作方法选择百会、关元、气海、命门、腰阳关、双侧足三里、阳陵泉、中脘、胃俞、脾俞、肝俞、肾俞、太冲穴、三阴交，针刺每隔10 min进行平补平泻操作30 s，留针30 min，连续治疗4周。其研究团队发现，半夏调中颗粒联合养元通络针法治疗寒热错杂型糖尿病性胃轻瘫，患者消化道症状明显改善，不仅延缓了消化道症状复发，还通过调节紊乱的胃肠激素水平，改善胃电节律，协调胃肠动力，从而促进胃肠功能恢复而发挥治疗作用。

实例3 国内Song Y J等[3]评估了"调理脾胃"针法治疗糖尿病胃轻瘫疗效。其团队研究共纳入128例糖尿病胃轻瘫患者，随机分为2组，每组64例。观察组选中脘、足三里、阴陵泉、血海、三阴交、地机等穴位，对照组口服枸橼酸莫沙必利分散片。两组患者均根据病情予以降糖药或皮下注射胰岛素，使空腹血糖控制在6～8 mmol/L，餐后2 h血糖控制在8～10 mmol/L。观察组采用"调理脾胃"针法加减治疗，主穴取中脘、足三里、阴陵泉、血海、三阴交、地机、曲池、合谷、丰隆、太冲；配穴取内关、公孙。针刺操作每日1次，每次留针30 min，每周6次，治疗4周。对照组口服枸橼酸莫沙必利分散片（成都康弘药业集团股份有限公司，国药准字H20031110，规格5 mg）5 mg，每日3次，餐前口服，每周治疗6 d，治疗4周。其团队研究发现，经过4周治疗后，与对照组相比，观察组在嗳气、腹胀、食欲不振、恶心呕吐等症状改善方面优于对照组，观察组总有效率为86.7%，研究结果表明，"调理脾胃"针法可明显改善患者胃轻瘫症状，提高治疗总有效率，并降低其血清跨膜蛋白16A水平。其机制可能与减轻卡哈尔间质细胞损伤相关，由于降低了血清跨膜蛋白16A水平，可进一步推论减轻了卡哈尔间质细胞的损伤,进而增强了胃电活动,改善了临床症状,而具体机制有待于进一步实验研究。

实例4　国内 Li G M 等[4]设计了一项单盲对照交叉试验,其团队共招募并筛选了94例年龄在40～65岁糖尿病(1型或2型)患者,其中25例被纳入研究。患者使用胰岛素($n=11$)、口服降糖药($n=7$)、口服降糖药加胰岛素($n=2$)或单独饮食($n=1$)来治疗和控制糖尿病。在至少1周的无胃活动药物期后,进行症状评分评估和胃排空试验。符合条件的患者被随机分配到接受1周的真实针刺(A组)或假针刺(B组)(4组)的盲法治疗(患者和评估者均为盲法)。

为了避免针刺治疗的持久效果,包括至少1个月的洗脱期。然后将两组交叉,接受真实针刺的患者接受假针刺,反之亦然。两组患者均由相同的针灸治疗师进行治疗。在真实针刺或假针刺治疗的每个疗程开始和结束时,均进行症状评分评估和胃排空试验。采用无菌一次性针灸针(直径 0.30 mm,长度40 mm)。

在纳入的25例患者,有21例患者完成了研究,其中11例接受真实针刺治疗(A组),10例接受假针刺治疗(B组)。在基线时,两组患者的空腹血糖、糖化血红蛋白、糖皮质激素受体、胃轻瘫基本症状指数和 GVAS 评分均无显著性差异。其研究结果显示,短期针刺可以增加胃排空和改善糖尿病性胃轻瘫的症状,但是,短期针刺是否可以作为糖尿病性胃轻瘫的治疗策略,尚需进一步研究。

实例5　国内孟娜等[5]采用隔药灸"翻胃"穴治疗糖尿病性胃轻瘫患者,其团队选取2017年2月至2019年3月在唐山市工人医院内分泌科住院的脾胃虚弱、湿浊内蕴型糖尿病胃轻瘫患者134例,应用随机序列发生器生成1～134的随机序列数字,入组患者按就诊顺序读取随机序列数,能被2整除者入观察组,否则入对照组。观察组给予隔药灸"翻胃"穴治疗。取穴:翻胃上穴(两乳下1寸)、翻胃下穴(内踝尖与隐白穴连线上,距内踝尖3寸)。药饼制备:将香附20 g、砂仁5 g、陈皮10 g、姜半夏10 g、党参15 g、茯苓10 g、炒白术5 g、炙甘草10 g碎成粉末,用筛网过筛后和姜汁调匀成糊状,捏压成厚约5 mm、直径约2 cm的药饼。用清艾条的艾绒做成底面直径为1 cm、高为1 cm的圆锥形艾炷。操作:嘱患者取仰卧位,充分暴露翻胃上穴及下穴,75%乙醇常规消毒。将药饼先放在左侧翻胃上穴上,把艾炷放在药饼上,点燃艾炷顶端,当艾炷燃至患者感觉烫时即用镊子取下放入弯盘,另换一艾炷,继续点燃。后依次于右侧翻胃上穴、右侧翻胃下穴、左侧翻胃下穴施灸。每个穴位灸 10 min,共灸 40 min。每日 1 次,每周 5 次,共治疗 6 周。对照组给予盐酸伊托必利片口服,每次 50 mg,餐前 30 min 服用,每日 3 次,共治疗 6 周。该研究所选穴位为"翻胃"穴,《医宗金鉴》曰:"翻胃上下灸奇穴,上在乳下一寸也,下在内踝之下取,三指稍斜向前者。"翻胃上穴位于足阳明胃经循行路线上,与不容、承满、梁门穴相邻,具有调中气、和肠胃、化积滞作用。翻胃下穴位于足太阴脾经,与商丘、公孙、太白相近,具有祛湿浊、和肠胃、调中气之功效。上下穴配合可以补脾胃阳气、降湿浊阴邪。

团队研究结果显示,观察组和对照组总有效率分别为 92.5%、74.6%,观察组优于对照组。其团队研究显示隔药灸"翻胃"穴可以明显改善糖尿病性胃轻瘫临床症状、提高 4 h 胃排空率,临床疗效明显优于口服盐酸伊托必利片,同时能有效降低血浆胃动素、血清胃泌素水平。隔药灸"翻胃"穴在艾灸、药物刺激、穴位传导的三重作用下,恢复经气的正常运行,从而达到脾升胃降的正常状态。

三、预后

积极、有效地治疗糖尿病,是预防糖尿病性胃轻瘫的最佳方法。糖尿病性胃轻瘫患者多数没有症状,由于胃瘫程度的不同,其预后亦不同。大部分患者预后比较良好,经过科学规范的治疗可以控制症状,提高患者的生活质量。多数轻症患者经积极治疗后,症状能缓解,但易出现焦虑、抑郁的情况。

此外,糖尿病性胃轻瘫患者要注意戒烟、戒酒,避免暴饮、暴食,需养成低糖、低脂的饮食习惯,并且适当进行锻炼。

参考文献

[1] 黄国栋,杨治芳,游宇,等. 健胃愈疡片治疗糖尿病性胃轻瘫的临床研究[J]. 中成药,2009,31(1):10-13.

[2] 杨林,汪念,石拓等. 半夏调中颗粒联合养元通络针法治疗寒热错杂型糖尿病胃轻瘫的随机对照研究[J]. 中国中西医结合消化杂志,2023,31(3):209-213,219.

[3] Song Y J, Wang X, Li X J, et al. Effect of *Tiaoli Piwei* needling technique on diabetic gastroparesis and transmembrane protein 16A [J]. Zhong Guo Zhen Jiu [J]. 2020,40(8):811-5.

［4］Li G M, Huang C, Zhang X, et al. The short-term effects of acupuncture on patients with diabetic gastroparesis: a randomised crossover study ［J］. Acupunct Med, 2015, 33(3):204 - 209.

［5］孟娜,石志敏.隔药灸"翻胃"穴治疗糖尿病胃轻瘫及对血浆胃动素、血清胃泌素的影响 ［J］.中国针灸,2020,40(4):361 - 364.